中医临床辨治实录

『潘树和 著』

U0232300

U023722ㄱ

人民卫生出版社
·北京·

图书在版编目（CIP）数据

中医临床辨治实录 / 潘树和著 . —北京：人民卫生出版社，2021.9

ISBN 978-7-117-32096-2

Ⅰ. ①中… Ⅱ. ①潘… Ⅲ. ①辨证论治 Ⅳ. ①R241

中国版本图书馆 CIP 数据核字（2021）第 193462 号

人卫智网	**www.ipmph.com**	医学教育、学术、考试、健康，
		购书智慧智能综合服务平台
人卫官网	**www.pmph.com**	人卫官方资讯发布平台

中医临床辨治实录
Zhongyi Linchuang Bianzhi Shilu

著　　者：	潘树和
出版发行：	人民卫生出版社（中继线 010-59780011）
地　　址：	北京市朝阳区潘家园南里 19 号
邮　　编：	100021
E - mail：	pmph @ pmph.com
购书热线：	010-59787592　010-59787584　010-65264830
印　　刷：	三河市尚艺印装有限公司
经　　销：	新华书店
开　　本：	710×1000　1/16　　印张：14　　插页：4
字　　数：	237 千字
版　　次：	2021 年 9 月第 1 版
印　　次：	2021 年 11 月第 1 次印刷
标准书号：	ISBN 978-7-117-32096-2
定　　价：	69.00 元

打击盗版举报电话：010-59787491　E-mail：WQ @ pmph.com
质量问题联系电话：010-59787234　E-mail：zhiliang @ pmph.com

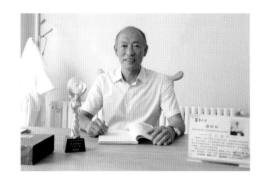

　　潘树和，男，1951年生，河北省承德市中医医院专家委员会副主任、主任中医师，原承德市中医院副院长，华北理工大学中医硕士生导师、校外实践指导教师。河北省首届名中医，全国第六批及河北省第二、四批老中医药专家学术经验继承工作指导老师，承德市专业技术拔尖人才，承德市专家协会副会长、医疗分会会长，河北省中西医结合学会第三届活血化瘀专业委员会副主任委员，河北省中医药学会肿瘤专业委员会常务委员，中华中医药学会名医学术研究分会常务委员，世界中医药学会联合会疫病专业委员会副会长。河北省中医药学会第三届仲景学术思想研究会副主任委员，河北省中医药文化科普巡讲专家及中医药文化传播作品评审专家，承德市第二批自然科学领域医学临床中医肿瘤专业学术技术带头人，河北省科技厅科研成果鉴定专家，河北省高级职称评委，江西中医药大学姚荷生研究室特约研究员，姚梅龄全国名老中医药专家继承工作室特约研究员。

　　师从中国中医科学研究院博士生导师、世家名医、首都国医名师、全国名中医余瀛鳌教授；陕西中医药大学名誉校长、全国老中医药专家学术经验继承工作指导老师、首届国医大师张学文教授；江西中医药大学教授、博士生导师、岐黄国医书院原院长、全国名老中医传承工作室指导老师、伤寒名家姚梅龄教授。

　　从事中医临床五十多年,对疑难杂症有较高的诊治水平和独特的诊疗方法。近年来,对《伤寒论》六经辨证理论有了深刻理解,用经方治疗心脑血管疾病、脾胃病、发热性疾病、过敏性疾病、心身性疾病等疗效显著提高。从六经表证、焦膜病入手治愈众多难治性疾病。

　　在核心期刊发表论文 50 多篇,出版著作 8 部,获得省、市科技进步奖 9 项,研制国家Ⅱ类新药一项,获振兴承德市杰出人才贡献奖,获评承德市专业技术拔尖人才。

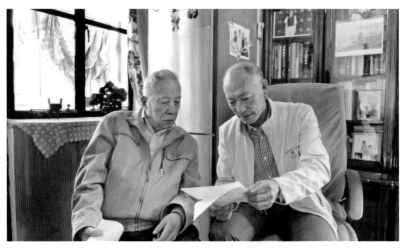

▌ 余瀛鳌老师(左,家中)与入室弟子潘树和共同研讨中医临床

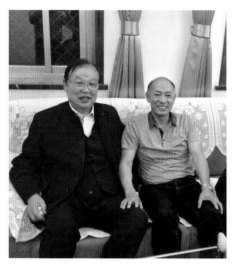

潘树和参加张学文老师（左）经验传承
讲习班与老师合影

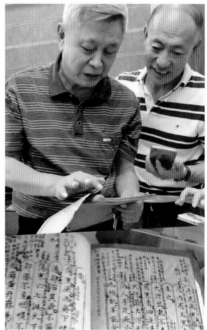

姚梅龄老师（左）在书房向学生潘树和
介绍姚荷生先生生前研究《伤寒论》的
手抄本

余瀛鳌序

　　光阴荏苒,潘树和主任医师的医学生涯匆匆已近五十年,他以诊治内科杂病为主,兼及其他诸科,以仁心仁术为怀,受到病人及其家属的盛赞。近些年,他将多年来所诊案例予以精选研究,撰著了《中医临床辨治实录》以飨读者,其撰写主旨在于术业传承和学验交流,既符合中医药学整体发展的需求,也体现了现代我国弘扬传统医药要旨并对此精粹文化内涵的重视。

　　作为河北省首届名中医之一的潘教授,他力求在诊疗实践的基础上,博采诸家之长。从他的临证方治中能看到较多的圆机活法,目的在于提高诊疗疗效。我比较欣赏的是,他平生重视"学不可以已",这是他能不断取得进步和提高医疗水平的指导思想。

　　再者,作为一名医生,其职责当以"治病救人,恫瘝在抱"为主旨。潘教授与患者的关系融洽和谐,受人敬重与推崇,达到了孟子所说的"爱人者,人恒爱之;敬人者,人恒敬之"的境界。

　　我对他的力作——《中医临床辨治实录》总的印象是,该书所记述的学术经验,多能力求规范并力图增进疗效:在辨证、辨病施治中,"循法守度"(《素问·示从容论》),不违经旨;但对若干疑难重症,又能遵循现实而予以变通、创用新方。这也是他在医疗实践中所获得的重要启示。

　　我和潘树和教授,既是师生,又是道友,兹述杂感以为序。

中国中医科学院　余瀛鳌

2017 年 4 月

前言

中医有着悠久的历史，乃是我中华文化之精粹，传承数千载，惠及亿万人，在人类文明史上绽放着独特的光华，因而后世的中医学人，无不以"艺传卢扁，术绍岐黄"为己任，无不以"杏林春暖，橘井泉香"为荣光。医者，心怀宇宙万物，顺乎天行地势，究五味四气，知阴阳五行，道存于心，深行望闻问切、辨证论治之技，熟悉药性产地、组方配伍之艺。

笔者临证五十载后，方觉得对先贤、古籍有了心有灵犀之感，深知"医虽小道，关乎人之生死安危，故行此道者，务必精通医道经法。以仁行道，医德至上"（张大昌语）。而清代名医吴鞠通说："进与病谋，退与心谋。"这一名言，体现了这位温病大家敬畏专业之心和精益求精的态度。

悠长的时光隧道里，一代代医家次第闪耀、薪火相传，他们的名言著述，深藏瑰宝，历久弥新，令我辈高山仰止，心向往之。笔者临证运用《内经》《伤寒论》《神农本草经》等经典理论，潜心钻研，勤于临床，辨证论治。其间虽多奇中，亦有久治不应，也因尝于冥思苦索后有感，叹读书之未达。之后，重启《伤寒论》等经典，仔细精读，每每深得奥旨。于是，乃于诊读余暇，旁搜近验，追溯往昔医案，将经验体会归纳整理，选疗效能重复之验案，编成书稿，分为上、下两篇。上篇为"医学心悟"，阐释临床思维；下篇为"临证辨治实录"，以病案形式记录内、外、妇、儿等科疑难杂症的治疗经验。

一、医学心悟部分

1. 中医临证思维 中医思维必须遵循阴阳五行术理，中医辨证方法,以元气论为基础,以天人合一的生成整体观来把握,其所生成的关系,乃是"道"创生万物的过程。即《道德经》所言"道生一,一生二,二生三,三生万物"。道是和谐,一是整体,二是阴阳,三是协调,其中蕴含着彼此差异,形成矛盾的对立统一。因此,认识人体疾病,要考虑整体和局部关系,将宏观与微观研究结合起来,把定位、定性和定量结合起来,使中医学的"证",保持传统的系统整体性。病证是多变的,临证时面对某些疾病,要考虑个体遗传背景,是否对某些药物有不良反应,所处环境不同,病人有没有证候群变化,还有对疾病认识,要把握恒动动态观。需要说明的是,病人的化验指标、病理改变,不能代表其脏腑功能,也不能说明疾病的本质。

此外,中医药治病,主要是运用中药学的四气、五味和归经理论,不能单纯地说是药中的某种成分起效,所以临证中一定要用中医思维去审因辨证论治,立方遣药。

2. 读经典,勤临床,拜名师　传承名师的学术经验很重要,因为临床经验不能完全靠自己积累,要善于学习名家经验,站在巨人肩膀上,这是让自己在临床方面早日成熟的捷径。

吾退休后拜了三位临床大家为师,第一位恩师是余瀛鳌教授。

余教授对我讲:"要想治愈更多疑难杂症,必须要学好《伤寒杂病论》,这是中医诊疗的根基和灵魂,此书作为第一部临床经典医著,给我们树立了永世的丰碑。"

余老送给我他主编的《中医临床必读名著30种》,其中罗列的书目我都认真阅读。《余瀛鳌通治方验案按》一书,是余老六十余年临证经验之总结,也是余老对他的老师秦伯未先生教诲的铭记和感悟。秦老说"学问的增长,学术经验的丰富,主要靠学习、钻研、积累、探索",这八个字,可谓是余师的座右铭。

余老的"通治方",系针对不同病症所提出,其中既有辨中医所指之病,又包含辨西医学的病,因此成为治疗某病之基础方或特效方。

对于治疗某病之基础方或特效方,《伤寒杂病论》也有记载,《金匮要略·黄疸病脉证并治》对于黄疸病症的记载为:"诸黄,猪膏发煎主之。"余老指出,所谓"诸黄",指的是无辨证分型的含义。也就是说,仲景先道的著述中,也有一些病症的通治方。又如在《金匮要略·呕吐哕下利病脉证并治》中,有"诸呕吐,谷不得下者,小半夏汤主之"。是说,各种病因所致的呕吐,均可用小半夏汤作为病证的通治方。

笔者几十年临证治病与余老应用"通治方"的思路与方法不谋而合。

第二位恩师是张学文教授。我在临证遇到一些疑难病时,经常会请教张老,老师都会在辨证和选方用药方面,给予详细讲解。张老还应我邀请,到承德市中医院做学术报告、会诊疑难病人,提升了全院的临床水平。

第三位恩师是姚梅龄教授。姚老是伤寒大家,也是一位世家名医,他与其父依据两代人的临床经验,结合研究《伤寒论》的理论成果,创新提出"六经皆有表证",系统创立了"三焦腑病证治"学说,并用纯中药治愈了不少西医公认的"不治之症"和疑难病症。姚老的这些学术思想对我影响深远,使我能较为透彻地理解《伤寒论》原著原文,提高了辨证论治水平。几年来,我的临床水平的显著提升,得益于姚老的倾囊相授和悉心指点。

二、临证实录部分

湖南老中医赵守真曰:"医案,乃临床经验之纪实,非借以逞才华尚浮夸也。盖病情变化,隐微曲折,错综复杂,全资医者慎思、明辨、审问之精详,曲体其情,洞悉病服何药而剧,更何药而轻,终以何方而获安全,叙之方案,揆合法度,俾读之者,俨然身临其证,可以启灵机,资参证,融化以为己用。"

古往今来,习医者无不从历代医案中汲取精华和启迪思维,长期以来中医学子,尤其一些大专院校毕业的学生,甚至博士生,面临的最大困惑是毕业后看不好病,其主要原因就是对辨证论治的精髓未能真正掌握,脱离中医思维,导致不会精确辨证,因为在学校学习疾病的"病症"是描述典型的症状,但是还会出现大量"似是而非"的非典型症状,这就需要临证有经验的医生列举实际医案,让学生思辨、体悟,而不是给学生固定的标准答案。因为临床病因是多样的,由于人、地、时的差异,疾病的表现也十分复杂,用简单固定的方法解决复杂问题,难免以偏概全。事实上,临床疾病表现比教材更复杂,例如中医内科学的"胸痹",教材一般分为七个证型,但是病人患病时,并非患某单一证型,而且常常表现虚实夹杂、寒热相兼,既表现心胸疼痛的心血瘀阻,又可以表现心气不足,还有的兼有痰浊痹阻,表现为胸闷、舌苔白腻等,所以不能拘于一方一法,这就应该遵循《伤寒论》"观其脉证,知犯何逆,随证治之"的法度,临证才会取得理想的效果。所以,通过医案最能发现医生准确辨证论治和知常达变的心法,正如清代著名医家余震所纂辑的《古今医案按》中所言,"多读医案能予医者治法之巧",这也是医者掌握学习的窍门,登堂入室的钥匙。

潘树和

2020 年 10 月 15 日于承德

目 录

下篇　临证辨治实录

引言　我的中医路

2019 年 6 月的一个早上，我到避暑山庄晨练，遇见一位比我年长的病人，见到我后，他高兴地称我"救命大夫"，然后对我讲："从上次您给我治疗后，一直很好，之前每年都因心衰住一两次医院，如今三四年过去了，再没住过院，也没吃过一片西药。我今年 75 岁了，当年和我一块住院的几位病友都已故去了。"

这是我几年前诊疗过的一位病人。病人因扩张型心肌病并发顽固心力衰竭，长期气短乏力，全身浮肿。2014 年，在我市某医院住院治疗，心血管超声检查示：左心室内径增大，室壁运动弥漫性减弱，射血分数减小；M 型超声心动图检查：左室短轴缩短率降低；X 线检查示：心影扩大呈球形；心电图检查：左、右心室肥大，心肌劳损，ST 段压低，T 波倒置。诊断为扩张型心肌病，心力衰竭Ⅲ度。西医应用强心、利尿对症治疗无明显改善，出院后慕名找到我。根据病人当时症状、体征及辅助检查，按照《伤寒论》六经辨证为：太阴、少阴合病，心肾虚衰，水湿泛滥兼瘀血内停，选用真武汤、五苓散、膈下逐瘀汤加减，重用北五加皮、葶苈子、生黄芪治疗。病人口服中药 20 多剂，浮肿消退，心衰纠正，恢复了正常生活。

从那以后，他给我介绍了很多位心脏病和疑难杂症的病人。给我印象最深的，是一位患有扩张型心肌病伴有顽固性心力衰竭的病人，该病人在某三甲医院住院 8 个月，经强心、利尿、扩容、扩张血管各种方法治疗，全身高度浮肿无缓解，心衰也未纠正，邀我会诊。

扩张型心肌病，全心扩大，心肌收缩功能不全，出现反复心力衰竭，目前国内治疗心力衰竭多采用洋地黄类强心药增加心肌收缩，利尿剂减轻心脏前负荷，应用盐酸多巴酚丁胺减轻心脏前后负荷，但药物难以纠正，治疗棘手。这时,我想到多年前在北京西苑医院进修时,全国著名中西结合专家戴梅芳教授所讲的"老年性心脏病中西结合临床、试验研究",戴梅芳教授在心肌病、心力衰竭的临床治疗及实验室研究方面有较深的造诣,用实验室心肌图的研究证明:生脉饮能减轻心肌细胞损伤,提高心肌耐缺氧能力,减少心肌氧气消耗,提高心肌细胞的 DNA(脱氧核糖核酸)合成,使 cAMP(环磷酸腺苷)增加,改善心肌细胞功能等。对这个病人我详细询问病史,根据其症状体征,决定采用中西医结合治疗方案。

中医辨证治疗:中医辨证为心肾阳衰、水湿泛滥兼血瘀,本虚标实。以益气温阳活血治其本,因"血不利则为水",行气利水以治标,治疗心肌病仍需重视调气活血。治疗采用经方、时方化裁,因有实验室理论研究支撑,应用了生脉饮(以增加心肌收缩力);合四逆汤振奋心阳;合五苓散利水渗湿,通阳化气,减轻心脏前负荷;合血府逐瘀汤改善心血瘀阻,再重用北五加皮、葶苈子、桑白皮、生黄芪。实验药理证明:北五加皮具有强心苷作用;葶苈子含有毒毛旋花子苷元,葶苈子醇提取物有强心作用;桑白皮具有镇咳利尿作用,对血管有扩张作用,能减轻心脏前后负荷;生黄芪能显著提高心排血量等,黄芪多糖可减轻缺血心肌损伤。北五加皮、葶苈子、桑白皮、生黄芪也均有中医应用指征。

西医治疗:应用非洋地黄的正性肌力药甲巯丙脯酸静脉滴注,通过降低血管紧素Ⅱ和醛固酮水平,使心脏前后负荷减轻,故用于顽固性慢性心力衰竭。

病人经过中西医治疗 20 多天,顽固性心衰得到纠正,胸腹水、全身浮肿消退,治愈出院。

此时,我又想起大学刚毕业时,治疗一位肾病综合征的病人。西医应用激素、利尿药物治疗,中医根据肾阳虚兼湿热、血瘀的辨证处方,治疗二月余,临床症状、化验指标均无改善。诊断准确,中医按照书本辨证分型也没错,为什么没效,当时很困惑。究其原因,病人患病不是按书本得的,只有详细地"观其脉证",分析病因、病机、病位,准确应用方药,才能取得疗效。

今昔比较,几十年临床艰辛历程,有成功的经验,也有失败的教训,这时想到清代龚自珍《夜坐》诗中写到的"万一禅关砉然破",突然悟出从医生涯奥秘,那就是"读经典、勤临床、拜名师"。从毕业以来,读书心得笔记、老中医临证学术经验笔记记录有几十本,门诊病志保存了几大纸壳箱,现在我治疗各种疑难杂症能够得心应手。

天道酬勤,有耕耘就会有回报,2008 年我获得首届"河北省名中医"称号,让我更欣喜的是近十年来,通过学习《伤寒论》,传承姚梅龄教授"六经表证"学术思想,用纯中药治愈了不少西医公认的"不治之症"和疑难病症,如过敏性鼻炎、急慢性荨麻疹、银屑病、哮喘、心肌病、肾病等,还有各种原因不明发热病证,用纯中药一两剂多可退热。2017年我被评为第六批全国老中医药专家学术经验继承工作指导老师。

"须知极乐神仙境,修炼多从苦处来",我愿把几十年的临床学术心悟、临床经验撷华归纳,以飨同仁。

一、经典与实践增添了中医自信

笔者1976年毕业于黑龙江中医学院(现黑龙江中医药大学),被分配到黑龙江生产建设兵团二师中心医院。一次,我值班收入一位急性肾绞痛的病人,经超声、尿常规检查诊断为左输尿管结石(0.8cm×0.7cm×0.7cm)。当时病人少腹绞痛,大汗淋漓伴血尿,舌质红、苔薄黄,脉弦数。这时我想到《金匮要略》:"淋之为病,小便如粟状,小腹弦急,痛引脐中""小便不利,蒲灰散主之,滑石白鱼散、茯苓戎盐汤并主之"。病人因湿热,尿液煎熬成石,阻塞尿路,排尿困难并因瘀阻而致绞痛,结石损伤血络则血尿,采用清热利湿、活血通络法,应用蒲灰散、滑石白鱼散、茯苓戎盐汤加减化裁:蒲黄15g,滑石20g,茯苓20g,白术12g,戎盐6g,金钱草①30g,海金沙20g,鸡内金15g,车前子(包)30g,石韦20g,三棱12g,莪术12g,甘草梢9g,泽泻15g,桂枝10g,大黄6g。急煎!病人服1剂后,晨起排出一颗结石,痛止病愈。

这是我毕业后第一次治疗急诊的病人,心里格外高兴,也坚定了我对中药治疗的信心。西医医生也对中医改变了看法。实践证明中医不但可以治疗慢性病,对急性病人疗效也是很好的,以后内科大部分病人也都要求服中药治疗。

在临床中,也遇到过疑难病人,使我困惑,带着问题,我参加了黑龙江中医药大学举办的全省中医师提高班,进行了一年半的四大经典学习,此间附属医院各科主任的临床经验介绍,使我的中医理论和临床水平得到很大提高。

学习回来,我又治疗一例病人,胸闷、心悸,心率42次/min,伴有心律不齐,有时夜间心律停跳4~5s。经西医检查,诊断为病态窦房结综合征,医生告知病人,需做两次手术,首先除颤,再安一个起搏器。病人刻下:面色萎黄,神

---

① 江苏盱眙县金钱草。江苏盱眙县金钱草为道地药材,功能清热利湿,散瘀消肿,利尿排石,常用剂量:30~40g。

疲乏力,四肢逆冷,脉结而微,舌胖边见齿痕,苔薄白。这是心阳不振,阳虚阴凝,心脉失畅的表现。《伤寒论》第 317 条:"少阴病,下利清谷,里寒外热,手足厥逆,脉微欲绝……或利止脉不出者,通脉四逆汤主之。"方后注并指出:药后若"其脉即出者愈",说明此方对脉微欲绝或脉不出者有良效,于是我应用通脉四逆加减,温阳通脉,药用:附子(先煎)20g,干姜 15g,炙甘草 12g,细辛 3g,砂仁(后下)6g,麻黄 6g,桂枝 15g,黄芪 30g。水煎服。病人服药 7 剂后,肢冷、胸闷、乏力减轻,心率达到 46 次 /min,加减治疗 20 天,症状明显改善,心率54 次 /min,自觉周身有力,精力较前明显改善,病人免去了手术治疗,随访一年良好。

二、科研引领,临床实践

20 世纪 70 年代,在国内治疗肝癌没有理想药物的情况下,我与同事谢邦和教授合作,对中药剂型进行改革,大胆提出用石流法提取中药制剂,将红参、黄芪、蟾酥、斑蝥四味中药制成注射液,当时命名为"参芪抑癌注射液"。

国内外研究结果表明,恶性肿瘤病人免疫功能受到抑制,而中医学最大的优势就是着眼整体,治疗中注意保护、调动机体的内在抗病能力,配合放化疗,提高病人生存期。

实验药理研究证明:人参皂苷、黄芪多糖能提高人体抗病能力;蟾酥含蟾蜍内酯具有抗肿瘤作用;斑蝥含斑蝥素有抗癌活性,对小鼠腹水型肝癌有抑制作用,相互配合有较好的抗癌作用。但是临床观察,在口服治疗中效果却不明显,其原因是中药有效成分复杂,特别是高分子化合物难以被胃肠吸收。于是我们将红参、黄芪、蟾酥、斑蝥四味药提取有效成分,制成注射液静脉给药,治疗中晚期肝癌。经黑龙江中医研究院药理研究证明:红参、黄芪、蟾酥、斑蝥中药复方制剂,可以增加动物胸腺和肝脏重量,加强巨噬细胞的吞噬功能,并有一定的抗肿瘤作用。

"参芪抑癌注射液"临床应用以来,取得较好疗效。起初,我们治疗一例肝癌,病人于 1993 年 6 月 12 日入院,超声显示肝右叶占位病变:8.2cm×8.0cm×7.8cm,肝穿刺病理诊断肝细胞性肝癌。入院后应用参芪抑癌注射液治疗一个疗程(45 天)后,经 B 超复查,肿块为 5.1cm×4.5cm×4.4cm,病灶呈现部分缓解。随访至 1995 年,无症状生存 1 年 2 个月。相关论文在1997 年第 1 期《中国实验方剂学杂志》上发表,产生了很大影响。

但是在应用参芪抑癌注射液治疗各种恶性肿瘤的过程中,很多病人出现血管局部疼痛,血管硬化、变细的情况,被迫停止治疗。面对新的难题,我们查阅了国内外资料,认识到锁骨下静脉穿刺是一种相对安全简便的方法。锁骨下静脉管腔大,血流丰富,药物进入即被稀释,对血管壁刺激小,能减轻疼痛,使治疗能顺利进行。通过锁骨下静脉穿刺置管给药,我们治疗了650例各种肿瘤,取得理想效果。此后全国各地恶性肿瘤病人纷纷慕名前来诊治。为此,医院为我们成立了中医肿瘤科,设立了80张病床,我担任中医肿瘤科主任,谢邦和负责制剂研究,此后我们又治疗了很多肿瘤病人。1985年黑龙江省农垦总局召开科技大会,授予我们"集体一等功"。

我被调到承德市中医院后,加快了中晚期肝癌的临床研究步伐,主持的参芪抑癌注射液治疗中晚期肝癌被列为河北省中医药管理局研究项目;谢邦和调入北京市朝阳区桓兴肿瘤医院,继续开展此项目研究。根据新药评审要求,参芪抑癌注射液改为得力生注射液并进行了三期临床试验,通过国家卫生部新药评审成为国家Ⅱ类新药[(96)卫药证字 Z-39 号](图1),我是第二研制者。

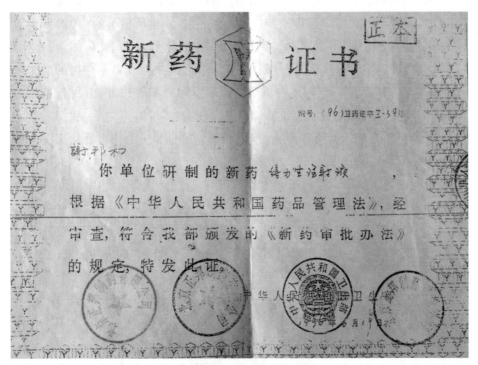

图 1　新药证书:得力生注射液

三、进修学习,含英咀华

1991年,我到中国中医科学院西苑医院进修深造。

我首先跟施奠邦教授临诊,他是全国著名脾胃病专家,对中医经典有较深研究,具有独特的辨证论治方法。我随施老出门诊、抄方,学到了许多脾胃病辨证的独到技巧和有效方剂,为我以后擅长治疗脾胃病打下了良好基础。

在心血管内科方面,陈可冀院士倡导以活血化瘀为主治疗冠心病,跟随陈老,我在冠心病治疗方面,学到了很多经验。

伤寒名家时振声发挥中医药治疗肾病的优势,吸取现代科学成果,在慢性肾病方面形成了一整套辨证论治体系。他提出正虚为主,邪实兼夹处理的辨证分型方案,符合临床实际,并取得较好疗效。时老大查房的特点是,让病人到科里的宣教室,我们同坐在他旁边,住院医师汇报完病情,时老详细审阅病历,然后切脉、问诊,每个病人都看得非常仔细,时老每次大查房持续两三个小时,讲辨证用药经验。一年的时间我获益良多。

到承德后我拜见了大学老师中国中医科学院中医基础理论研究所的孟庆云教授,他给我讲了中医理论新进展,并送我一本他所撰著的《中医百话》,老师以独特视角,采用医话题材,展示了对中医理论的见解、临床体会和读书心得,对我理解中医诊疗精髓有较大的指导作用,也拓展了我对中医的全面理解,提高了临床水平。老师还告诉我:"除了学习经典著作外,山西有三杰名家,即门纯德、李翰卿、刘绍武,临床都有很好的参考价值。"之后,我都一一研究。老师还向我推荐何绍奇著的《读书析疑与临证得失》,作者师从国医大师朱良春先生,得到倾囊相授,有20多年基层临床经验。

我在西苑医院研究生部研究生班学习时,听过何绍奇老师讲课,同学们都钦佩他渊博的学识和高深的医术。在《读书析疑与临证得失》这本书的读书析疑篇中,他评点诸家之得失,探析学术源流,如数家珍,切中肯綮;在临证得失篇中,他列举了120多个病案,既有辨证精准、疗效确切的成功病案,又有错判错辨的病证,以示他人,引以为鉴。

何老讲,在学习他人经验时,要"师其法,不泥其方",因为"方"有数,而"法"无度。"师其法"是指学习他人有效的治病法则和方法。"不泥其方"就是指不为他人某方某药之经验所拘泥。例如何老对痞满证的辨证方法是:①多食多胀,少食少胀,不食不胀者,病在脾胃,和胃消食、健脾助运或辛开苦降,可用半夏泻心汤加减;②与饮食无关,不食也胀者,其病在肝,疏肝理气,复其条达之常则愈。从脾胃治不应,改用疏肝,其效不显,改用活血通络而愈。所以应该学习何老治疗脾胃病的规律方法,我按照这种思维临证辨治脾胃病,多有良效。再如,对于补肾活血法治疗杂病,何老认为,中老年衰老,多因气虚血瘀和肾虚引起,他常用熟地、淫羊藿、鹿角胶、怀牛膝、山萸肉、丹参、川芎、赤芍、白芍、当归、桂枝、红花,疗效显著。学习了何老的临床经验,我临证治疗一例乳腺增生病人,女性,50岁,乳腺触及硬结。病人肾气不足,治以疏肝活血无效,因局部无红肿、疼痛,考虑阴证,结合西医学考虑内分泌失调,中医冲任虚寒,补肾以阳和汤加二陈汤、丹参,服20剂,病人肿块全消。

何老讲颈椎病,表现肢体麻木疼痛,补肾药可以减轻血管压迫,改善骨质营养;腰椎骨质增生,加川断、骨碎补、威灵仙;颈椎骨质增生,加葛根升阳、活血治疗眩晕,威灵仙善行通络止痛;治疗雷诺综合征,由于阳虚血瘀而致肢端青紫、手指冰凉,在补肾的基础上加附子、干姜、细辛,疗效显著。

读书,是借鉴别人经验;临证,是验证别人经验,积累自己经验。拜师,经老师悉心指点,站在巨人肩膀上,起点高、进步快,有利于总结经验,吸取教训,少走弯路。

四、博学笃志,切问近思

2002年国家中医药管理局组织、聘请全国著名中医学家邓铁涛、焦树德、朱良春、路志正、张灿玾等十几位名家,举办为期半个月的"全国名老中医临床经验高级讲习班",我参加学习,获得受业、解惑机会,坚守了中医方向。

(一) 坚定纯中医临证思维

国医大师张灿玾说,纵观中医现状,很难令人乐观。"怪当今居世之士,曾不留神医药,精究方术",中医临证不按中医辨证,以西医思维以药套病。如感冒用抗病毒药,简单的感冒若不按中医思维用药,就会久而不愈,甚至加重。如临证见到外感表证,必须辨清楚是太阳伤寒,还是太阳中风。太阳伤寒治疗则应解表发汗,给邪以出路,以麻黄汤主之;太阳中风治疗应解肌、调和营卫,桂枝汤主之。若服药汗出病瘥,不必尽剂,古人治表证1~2剂而愈。如果太阳伤寒,应用大量清热解毒的大青叶、板蓝根,这些药性味苦寒,使腠理闭塞,不利于发汗,就会使邪陷于里。另外,有些老人因感冒病死率很高,就是因为邪陷少阴的表阴证。由于病人真阳不足,寒邪束表。这时临证再用苦寒药,或输入大量抗生素等,使真阳更虚,以致阴阳离决。这时必须抓住时机,采用温阳解表,微汗祛邪,麻黄附子细辛汤加减方可治愈。

(二) 博学穷思,方不罔殆

在学习班里,聆听了名家的临床经验,给我印象最深的是朱良春教授治疗疑难病的诊治技巧,他说,《内经》"言不可治者,未得其术也",所谓"疑难病",是辨证之"疑",论治之"难"。其实,大部分还是可辨可治的,关键是我们如何熟练掌握中医基础理论,临床实践中灵活运用,不断探索总结,找到"证"的本质,明晰客观规律,辨"疑"不惑,治"难"不乱,自可得心应手。

半个多月各位老师的授课,他们把几十年宝贵经验无私奉献给学员,当代中医名家焦树德,研读古今医籍,学识渊博,善治疑难重病,他给我们讲了他治愈一例脑部结核瘤经验。

李某,男,38岁,于1987年7月23日劳动后自觉头晕,在去医院途中,突然昏倒,神志不清,右侧偏头疼,呈阵发性胀痛,经医院CT检查诊断脑部占位性病变,考虑结核瘤。病人不同意手术,找到焦老,根据脉证辨证为:肝郁生风痰,气血瘀滞。治以调肝散瘀消痰,处方:白蒺藜12g,当归12g,赤芍12g,红花9g,地龙6g,橘红12g,半夏9g,白僵蚕6g,茯苓18g,黄芪18g,川芎12g。病人此方加减服70剂,右侧偏头痛减轻,但在劳累时仍有发作。面色红,舌尖红,舌苔根部黄腻,脉弦。辨证为肝阳上亢,气血上逆,经络失畅,血脉不通,证随药变,治以平肝潜阳,活络降逆,处方:生石决明30g,代赭石30g,白蒺藜12g,夏枯草10g,荆芥穗10g,蔓荆子10g,赤芍15g,红花10g,莪术10g,半夏10g,橘红12g,茯苓20g,白僵蚕10g,川芎5g。共服药140剂。病人1988年1月25日经CT复查:右颞叶后部皮层区结节状占位已消失。焦老强调治病一定要辨证用药,不能按病下药,并给我们详细分析方药主辅佐使作用。最后焦老告诫我们:"中医并没有专门消除瘤子的药,而瘤子却在整个病情都好转的同时消除,这就是中医学从整体出发而取得的效果。"

焦老又给我们讲了一例,治愈患有肝内胆管结石的某国驻华大使,病人辨证为肝经湿热蕴结,久滞不散,治以疏肝散结,清热利湿,佐以化石,采用自制燮枢汤加减药用:北柴胡10g,炒黄芩10g,炒川楝子12g,茯苓30g,片姜黄10g,皂角刺6g,泽泻20g,猪苓20g,鸡内金12g,郁金10g,生明矾2g,金钱草30g,海金沙20g,珍珠母30g,车前子12g,土茯苓30g。经过两个月治疗,超声复查肝内胆管结石消失,解除了病人胁肋隐痛15年之苦,大使兴奋地跟焦老说:"先进的医学在东方,而不在西方,中医不仅是传统中国医学,而且也是世界医学,盼望中医早日传到法国来。"焦老又给我们介绍了他的经验方"推气散",片姜黄加枳壳,此方领姜黄引入两胁,对肝郁气滞,两胁胀痛,非常有效;

"转舌散"，羌活配全蝎，对声带麻痹、迷走神经障碍、脑血栓、脑出血后遗症，口舌活动不利也非常灵验。

国医大师、全国著名中医妇科专家，"朱氏妇科"第三代传人朱南孙教授，介绍了她祖父朱南山治疗子宫黏膜下肌瘤出血过多的经验，她采用攻补兼施方法，药用党参、丹参、白术、生蒲黄、五灵脂、炮姜、海螵蛸、三七粉治疗，可以抑制肌瘤生长。还介绍她祖父对于妇女经漏不止，通过通因通用、攻补兼施方法，采用自制将军斩关汤治疗：熟大黄炭3g，蒲黄9g，阿胶9g，炒当归9g，黄芪4.5g，仙鹤草18g，巴戟天9g，生熟地各9g，茯神9g，白术4.5g，焦麦芽4g，藏红花0.1g(红茶汁送服)，三七粉0.1g(红茶送服)。此方祖传三代，对顽固性经漏，屡用屡验。同时还介绍了她自己治疗顽固性痛经，采用自制的加味化木汤：蒲黄15g，生山楂12g，小青皮6g，三棱15g，莪术15g，延胡索6g，血竭2g，乳香、没药各3g，徐长卿15g。此方活血化瘀，通经止痛，适用实证的子宫膜性痛经。实验研究证明，此方可扩张血管，降低雌激素，使内膜溶解，降低前列腺素水平，达到止痛作用。

朱老在谈及治疗月经病经验时讲："病有夹杂，动静失匀、虚实寒热相兼，制其动则静益凝，补其虚则实更壅，故临证需寒热并调，七补三消，通涩并举，药应兼用，喜用药对组方，如仙鹤草配益母草通涩并用，有调治月经周期不准之功用；熟大黄炭配炮姜炭，寒热并调，一走一守，治崩漏经久不止；莪术配白术消补相伍，治脾虚痰凝，经闭积聚；血竭协三七，化瘀止痛止血，疗癥瘕积聚之疼痛，出血之重症。用之得当，得心应手。"

在课余的一个晚上，我们去宾馆看望白天授课的老师们，我带了一例晚期肺癌病案和临证疑惑，向国医大师邓铁涛教授请教，他详细给我讲了治疗此病的思路方法，然后又把他擅长治疗的皮肌炎、硬皮病治疗机制、处方作用详细讲给我，还非常谦虚地说，我们来一块攻克难关，可以随时和他联系，并把他家的地址、电话告诉我。

名老中医的经验传薪，凝集了几十年的心血体会，汇集成《砭石集》，现已出版十几册，笔者都认真学习，赋予实践，用之神验，如朱良春治顽痹，用虫类药以提高疗效，我在朱老经验基础上，结合临床应用补肾壮督、活血通络法，治疗腰椎间盘突出症，获市级科技进步二等奖。

上篇／医学心悟

第一章 《伤寒论》辨证论治之思考

当前中医治病以脏腑辨证为主导,这样认识疾病原则固然不错,但是是不全面的、僵化的,与《伤寒论》的辨证思维是不同的,和临床实际也有很大差距。

第一节 回归《伤寒论》辨证思维

自从金代成无己《注解伤寒论》以来,目前已有数百家注释《伤寒论》,我们现在所学的《伤寒论》课本大多在学注释本,这与仲景时代的临证思维模式还存在一定距离。现在人们学习《伤寒论》辨证方法,一定都会想到六经辨证,即三阴三阳辨证,但是在《伤寒论》中并没有三阴三阳这个词,最早见于宋代朱肱的《类证活人书》,朱肱在仲景散乱之书中,提纲挈领地总结出三阴三阳辨证,使读者易于领略。朱肱认为,《伤寒论》所论的太阳、阳明、少阳、太阴、少阴、厥阴之为病,是足三阴、足三阳经络为病,并因此以六条经络的循行及生理特点,来解释伤寒三阴三阳病证的发生、传变及转变机制,首创伤寒传足不传手说,主张脉证合参辨别病证的表里、虚实、阴阳的性质,为发扬仲景学说作出了一定贡献。朱肱用经络学说解释六经为病的理论,笔者认为不够全面,不能完整解释六经为病的临床各种疾病机制。

张仲景强调"观其脉证,知犯何逆,随证治之"的辨证论治方法。"观其脉证"是通过四诊认识病人脉证。"知犯何逆"是准确观察和认清疾病,并细致地辨别生理与异常疾病现象,明确各种疾病机制。"随证治之"是根据发病机制而进行治疗。

目前经方的辨证体系大致分为以下几种,各有偏重及优势:①以刘渡舟教授为代表：强调主证与病机对治疗的共同作用,在抓主证辨病机后,应重视主证在治疗中所起的作用。②以胡希恕教授为代表：先辨六经,继辨方证,方证对应治愈疾病。首先根据目前病人症状,按六经的表、里、半表半里辨证,然后找出对应疾病的方法,治愈疾病。③以姚梅龄教授为代表：结合原文重视抓脉证、辨病机、病因、病所,这比较接近仲景时代的辨证原意。④以余瀛鳌教授为代表：认为疾病有共性和不确定性,通过病证结合研究确定性,用"通治方"治疗;把握不确定因素,随证加减。这是由博返约的辨治思想。

一、用正确思维应用经方

中医把天地的大宇宙,引用到人体(小宇宙)中,即天地自然变化对人有着影响。人气要和天气相合,是中医基本哲学概念,人体的气最终也要合于自然,才能达到体内阴阳平衡。《素问·宝命全形论》："人以天地之气生,四时之法成。"人依天地之大气和水谷之精气以生存,并按照四时生长收藏规律而生活。

仲景对宇宙的阴阳观及人体阴阳观认识是一致的,认为阴阳的概念是具有物质内涵的,如《伤寒论》23条："脉微而恶寒者,此阴阳俱虚,不可更发汗、更下、更吐也。"阴阳如果不具物质性,怎能"俱虚"呢? 这是其一。其二是通过脉象定人体阴阳虚实。其三,阴阳相对关系,阴平阳秘的有序状态。《素问·生气通天论》曰："阴平阳秘,精神乃治;阴阳离决,精气乃绝。"大凡阴阳的关键,以阳气的致密最为重要。阳气致密,阴气就能固守于内。阴阳协调配合,相互为用,维持正常生理状态。仲景为《伤寒论》创立了三阴三阳辨证方法,把人体阴阳观引申到临床,创立三阴、三阳,脏为阴,腑为阳。仲景创立表、里、半表半里三个部位,各含阴阳,即现在六经辨证体系,疾病万变不离这三个部位。六经辨证,将错综复杂的病证归纳分类,作为辨证纲领。

要提高中医药服务能力,首先应继承仲景认识疾病思维方法。在仲景时代,外感热病多发,所以仲景以伤寒为例撰写了《伤寒论》,当前由于疾病谱变化,人体三高、肿瘤、免疫性疾病高发,临证要适应医疗模式转变,还要与时俱进创新发展。

时方以脏腑辨证,如对感冒的认识,强调病邪在表,而经方以六经辨证,是根据病人目前脉症,制定相应方药。比如时方用脏腑辨证,对病人恶寒发热,无汗,头身疼痛,咳喘病症,用辛温解表,如发热不退,出现大汗如洗,身热口渴,口苦咽干,会再用辛凉解表、清热解毒治疗;六经辨证则认为是太阳表证未解,病邪深入少阳、阳明合病,采用麻黄汤、小柴胡汤、白虎汤加减治疗。

《伤寒论》的六经辨证是理论与实践的紧密结合,《伤寒论》317 条:"病皆与方相应者,乃服之。"临证注重病证与方证对应,主证与病机识别,把病人目前所有症状用六经归纳,因为病人症状是客观存在的证据,"证"有"本质"的含义,选方是病证与方剂匹配,这种方法直率、质朴,临床操作性强,疗效如桴鼓之应。

二、辨证论治概念及内涵

"辨"就是分析、辨别;"证"就是证据、凭证;"论"就是思考、推断;"治"就是确定治疗方针。

辨证论治是医生临床诊治病人操作程式和综合分析的思维过程。这个过程,需要证候鉴别诊断学的知识,其终极目标是确定"证",证是客观存在的,是与疾病相关的所有证据,是疾病发展中某一病理总和,通过辨证确定疾病的病因、病机、病所。张仲景撰写的《伤寒杂病论》理法方药完备,是理论联系实践的医学经典著作,它较为系统地总结了外感热病及内伤杂病的诊治规律,标志着辨证论治体系的确立,成为中医临床医学奠基之作。

中医治病为什么要辨证呢?因为同一种病,在人身上的表现不同,就会有不同证候。北京协和医院内科教授张孝骞说,我看了一辈子病,没有两个一样的病。

姚梅龄教授讲:"世界西医学,在很久以前,是用不变的眼光看待每种疾病的,西医一旦诊断为某种病,治疗的理念是不变的,其临床医学建立在固定不变的单一模式上。而中医博大精深之处在于,张仲景早在 1800 年前就认识到了疾病是变化的,在不同人身上不一样。"由此而建立了辨证论治的理念,这就是祖国医学辨证论治的源头。根据辨证论治的理念,不仅要辨病,还要辨证。同为伤寒,仲景采用"六经辨证",例如:太阳伤寒,头项强痛;阳明伤寒,头痛连额;少阳伤寒,往来寒热,胸胁苦满;寒中太阴,腹满而吐,食不下,自利,时腹自痛。所以伤寒可以有寒化、热化、燥化、湿化等多种。姚梅龄教授还讲:"如果把疾病固定为几个型去治疗,那就把中医客观性、科学性及合理性的真谛、内核丢掉了。张仲景为我们医生认识疾病制定了一套比辨病论治认识疾病更全面、更客观、更科学的诊疗方法,理应引起中医学人的重视和研究。"

现在有一些大专院校的中医学生,甚至博士生,毕业后为什么看不好病,其主要原因就是对辨证论治的精髓未真正掌握,脱离中医思维导致不会辨证,教材理论脱离实际。只有回归经典,才能提高临床疑难杂病的疗效。

2013年至2014年,我在"第四届全国经方论坛暨经方应用高级研修班"上聆听了姚梅龄所做的学术报告,受益匪浅。姚老对辨证论治内涵、辨证方法论述精辟,我崇尚姚梅龄先生之学识、学术,颇感自己学识不足,2014年正式拜姚梅龄先生为师。几年来姚老倾囊相授,悉心指点,使我临证水平显著提高。谨遵师训,没齿不忘教诲。

三、辨证论治精髓

姚老对辨证论证的认识和治疗方法,比较接近《伤寒论》的辨证原意。

(一) 全面取症

首先,详细询问病人临床症状,观察主要脉证表现,包括起病经过,主症和兼症,个人生活史、既往史,诊疗的变化等。

病人述说不全时,医生应当有目的地追问病史,如太阳伤寒,病人只讲发热、头痛、鼻塞,医生应追问是否有恶寒,有无汗出,这就能鉴别是太阳伤寒还是太阳中风。如果身热伴有汗出、口渴、喜饮是属阳明。疑难病还应遵从中医十问歌,有顺序、有目的地询问。

例如,《伤寒论》第41条:"伤寒,心下有水气,咳而微喘,发热不渴。服汤已,渴者,此寒去欲解也,小青龙汤主之。"这个病人是说外有寒邪,心下有水气,内有水饮,他不渴,服小青龙汤后,表解饮去,他就会渴了。所以病人服完小青龙汤后,医生要追问是否口渴了,如果病人自觉渴,就是服药后效验的表现。

以上这些都是通过病人叙述、医生的追述获得的客观证据,为我们辨证论治提供病理信息。

(二) 辨脉证是认识疾病的切入点

《伤寒论》通篇都是讲用脉证来认识疾病的,姚老以太阳中风为例讲述临床怎样辨证论治[1],都是根据病人全身症状和医生获得病人的脉象进行辨证论治的。

1. 平脉辨证 张仲景把脉学引进辨证论治体系中,给这一体系注入了灵魂。姚老非常重视脉诊,曾撰写《临证脉学十六讲》,认为脉诊是中医诊察疾病

---

[1] 引自姚梅龄先生在第四届全国经方论坛暨应用高级研修班上的讲座——《从〈伤寒论〉太阳中风证治探讨辨证论治精髓》。

的关键手段。姚老认为疾病是会变化的,同一病人,同一病种,同一个证,因时间推移,气候变化,体质不同,疾病的性质会发生变化,转归也是不同的。示人以规矩准绳,欲其触类旁通,以应变于无穷。

2. 全面客观地观察收集与疾病相关的脉证证据

(1)辨别:准确取证分辨正常和异常现象。如辨"恶寒"与"恶风"之别,"恶寒"有寒怕冷,无寒仍怕冷。"恶风"是遇风怕风,无风无不适。"恶寒"与"畏寒""怕冷"有别,"畏寒"是得衣则减,"怕冷"是人体生理现象。

(2)辨析:在全面取症辨别后,还需思考同一症状、体征产生差别的原因,再具体区分部位和性质。如头痛是"头项痛"还是"眉棱痛"。又如头痛性质是"头痛如裹""头胀痛""刺痛"等。又如太阳中风,营卫不和病机的分析:"啬啬恶寒",病人感受风寒,侵犯太阳经,肌表毛窍仍欲闭拒,则啬啬恶寒。"淅淅恶风",肌表感受风寒,欲闭而不能自充,藩篱空疏。"翕翕发热",表证的热弥漫全身,合而不开,形成时汗时收,汗出不彻状态。所以分析病因、病机、病所对治疗有重要价值。

(3)辨识:认识疾病,通过症状、体征,发病性质、原因和机制,综合分析证候,认识病位属于哪一脏,哪一腑,这是张仲景在《伤寒论》每篇标题写的"辨某某脉证并治"以及文中所写的"观其脉证"的本意。

(三)辨证的核心目标

1. 怎样识证　"仲景在《伤寒论》太阳篇里,以麻黄汤证为例,通过三十多条直接相关条文,论述太阳伤寒表实证的主证、发病机制、鉴别要点、发展变化、证候来龙去脉、服药反应及煎服法、预后护理等",说得非常清楚。

(1)太阳伤寒八症:《伤寒论》35条:"太阳病,头痛发热,身疼腰痛,骨节疼痛,恶风无汗而喘者,麻黄汤主之。"指出太阳伤寒表实证的八症。

(2)太阳伤寒病机:《伤寒论》第3条:"太阳病,或已发热,或未发热,必恶寒,体痛,呕逆,脉阴阳俱紧者,名为伤寒。"指出太阳伤寒表实证的病机是"必恶寒""脉阴阳俱紧"。

(3)服药反应、煎服法、禁忌:在《伤寒论》12条太阳中风证方后注,把服药反应及煎服法、禁忌、预后护理等详细说明。

2. 怎样辨证

(1)辨证的三要素:首先辨清单纯太阳经的病,如麻黄汤证的病因是风寒,病机是风寒闭表,病位是太阳之表,这是辨证的三要素。

(2)辨兼夹症:因为麻黄汤证最常见,而外感伤寒的病人,兼夹饮、湿、痰、瘀的很多,如小青龙汤证的表寒里饮、麻黄加术汤证的外寒夹湿、射干麻黄汤证的外寒内饮夹痰等。只有知常才能达变。

3. 抓主症 识别主症很重要,因为主症不同,辨证亦不同。如:

(1)恶风寒:太阳伤寒表实证,恶风寒是必备症状,因为卫阳闭表,卫失温煦,有一分恶寒就有一分表证,恶寒不除发热是除不掉的。

如麻黄汤或桂枝汤证表现的恶风寒,"表寒"是外寒进入人体的,还是外寒在体内化生的?根据标本中气学说认为,外寒伤人多犯人体太阳生理之气,即"太阳之上,寒气主之",外寒伤人易产生"同气相求"的效应,即外寒引动体内的寒气,寒化太过形成的表寒,而不是病因的外寒所形成的表寒。再如为什么有的病人受了寒,出现咽喉肿痛、发热,标本中气学说认为太阳本寒标阳,可以从本从标化,这里它是从标化,因为太阳是三阳、巨阳,从本化则出现寒证,从标化则出现热证。懂得标本中气理论对临床有指导意义。

(2)寒动其水:姚老从过敏性鼻炎,鼻流清涕为例,讲述"寒动其水"的机制。人体感受外寒,寒邪阻遏阳气,一旦阳气受损或被郁,卫阳不行,聚而形成"清涕"导致气不布津,水津聚而为水邪,造成体内化生停蓄的水邪(废水)和饮邪;另外有些太阳风寒表证,因发汗不当,导致表寒不解,甚至寒邪入里伤阳停水,或误吐误下伤及里阳而停水,或饮水过多,致心下停水。诸如此类,终致形成表寒里水之证。

另外,外寒侵袭人体,当人体阳气不足,不能耐受寒气,体内寒化太过形成表寒。从人体上,外寒侵袭人体,体内从化形成表寒,寒邪带走人体热量,阳气不足,人体卫外能力下降,不能温化布散水津,产生"寒动其水"。如果寒邪动在体表,则无汗,风水,溢饮;寒动上焦则咳喘,痰呈白泡沫样;寒动中焦则心下痞满、胀,干呕;寒动下焦则入肠伴有下利。

(3)太阳经病可以传任何经:如《伤寒论》144条:"妇人中风七八日,续得寒热,发作有时,经水适断者,此为热入血室,热入血室,其血必结,故使如疟状,发作有时,小柴胡汤主之。"本条是妇人中风,在七八日时候,发热恶寒没了,但"续得寒热,发作有时",变成寒热往来,这是少阳气分之表陷入厥阴血分之里的热入血室,是见病知源,必须掌握认清这些道理。

4. 理清初始病因、直接病因、关键病机之间的关系 首先应明确什么是"证"。姚老认为:证是"中医综合具体病变过程、直接病因、关键病机及症结病所的最小疾病类别的概念。"

(1)初始病因:人体初始感受外寒,没有演变直接病因引起症状,就是初始病因。

（2）直接病因：正常人感受外寒,由于人体处于表阴偏盛状态,在体内化生太阳表寒,产生的症状为直接病因。即初始病因与正气相搏斗争的结果,直接病因是直接导致疾病过程的推手及动力的来源,正气是人体免疫力的本能,直接病因不能绕过人体免疫形成疾病,它具有始动因素,具有相对性,太过、不足是相对耐受直接病因而言。

（3）表寒定义：姚老对表寒下的定义:"表寒指人体表阴偏盛状态或体表阴盛阳缺的倾向。"《素问·阴阳应象大论》曰:"阳胜则热,阴胜则寒。"

（4）表阳功能：具有宣发、固护的作用,一但表阳功能低下,寒邪就会凝固,产生表寒。

（5）太阳表寒证形成机制：①卫外之气闭遏(体表处于阴盛状态),恶寒是卫气不行而致,体表得不到卫气充养。②《金匮要略·水气病脉证并治》曰:"寸口脉弦而紧,弦则卫气不行,即恶寒,水不沾流,走于肠间。"脉弦则卫气不行,表阳功能低下,寒邪就会凝固,产生表寒。

5. 关键病机

（1）注重初始病因、直接病因、关键病机之间的关系：人体感受外寒,体内化生太阳表寒后,所产生的症状是直接病因,而引起身体变化,决定疾病发展的方向、性质是初始病因,所以,治疗时既要考虑直接病因,又要考虑初始病因,不解决初始病因,疾病是不能治愈的,这是疾病产生的源头。

例如,过敏性、病毒性疱疹初期,需要用中药发表药,而用西药抗过敏药、激素,往往会造成中医理论层面的表证陷里、湿毒内陷,就很难治愈;肠伤寒、肝炎、非典、禽流感、过敏性鼻炎等,发病初期都会有"恶寒发热"的表证,《医宗金鉴·伤寒心法要诀》:"六经为病尽伤寒,气同病异岂期然,推其形藏原非一,因从类化故多端。"人体六经患病,大都因伤寒引起表证,不解表,针对初始病因,而去治疗目前形成疾病的各种症状,疾病是不能治愈的。再如,《伤寒论》106 条:"太阳病不解,热结膀胱,其人如狂,血自下,下者愈。其外不解者,尚未可攻,当先解其外。外已解,但少腹急结者,乃可攻之,宜桃核承气汤。"本证是太阳表寒证化热入里发展而成,若里热虽成,而太阳表寒未罢,则禁用本方攻下,此时,宜先采用桂枝汤加黄芩解表,待表解后再以桃核承气汤攻之。

仲景时代辨证论治内涵,治则包括护理,服辛温解表药如桂枝汤,不加衣、喝稀粥能取汗有效吗?

（2）正确认识初始病因、直接病因：人体感受外寒,正气足体内未产生表寒就不会生病,如冬泳虽然感受外寒没生病,只有正气虚感受外寒,体内变异化生表寒才会产生疾病。还有人体受湿邪或感染细菌、病毒也会形成表寒,这也是发病机制和疾病产生的源头,是很多疑难病的第一切入点。

6. 知常达变 人体六经患病,大都因伤寒引起,同样感受寒邪,临床表现各异,由于人的体质强弱、五脏的虚实各异,虽然感受邪气相同,临床病人表现变化多端,有寒化、热化、虚化、实化之不同。

例如病人开始发热,恶寒,头身痛,脉浮紧,经过二三天又出现咽痛而干,开始症状就是原始病因所致,目前症状就是直接病因所致,因寒邪化热,风热上表,治疗就是针对目前的症状所见;如果传经,开始是太阳表证,过了四五日,又出现心烦喜呕,口苦咽干咳嗽,就是因为"少阳之上,火气主之",故传入少阳,这是标本从化的结果;如果伤寒六七日,又出现不恶寒反恶热,口渴,就可能传入阳明,因为"阳明之上,燥气主之"。如果太阳经已罢,就应该按目前直接原因出现的少阳经或阳明经症状治疗。如果出现并病,如《伤寒论》第163条:"太阳病,外证未除,而数下之,遂协热而利,利下不止,心下痞硬,表里不解者,桂枝人参汤主之。"太阳病发热、身痛外证未解,还应服桂枝汤解外,而医生误用下法,损伤胃气,遂使表热内陷,并与里虚相协,致使腹泻不止,心下痞硬,形成虚其里,表虚邪不解的太阳、太阴合并,用桂枝人参汤治疗,这个病人直接病因是太阴里虚证,但表尚未解,也就是原始病因还要顾及,需表里双解,桂枝甘草汤解其外,主要以人参汤理其中,救其里。

结合《伤寒论》第35条:麻黄汤证,其关键病机是寒邪伤表,全身卫阳之气闭阻,表现恶寒发热,头身痛,骨节疼痛,呕逆而喘等,在临床太阳伤寒证中,大多能见到鼻塞、流清涕,那么为什么《伤寒论》第1条、3条、35条没有记载鼻塞、流涕,这就与关键的病机有关。有鼻塞、流涕,说明鼻子卫气闭阻。骨节痛,是经脉的经血闭阻。过敏性鼻炎是卫气闭阻,反复发作,严重可发生哮喘,表现呼吸气促,喉间哮喘。

(四) 辨证的分类框架

1. 病因 中医病因,大多数无形,如六淫、七情、起居等;西医病因,多为有形可见,例如细菌、病毒等。病因属性属寒属热,感受外邪多为六淫,在体内内生多为七情。

2. 病位分类 病位包括病之所在和病之所属。病之所在,疾病作用在五脏六腑、十二经脉、形体、五官九窍、奇恒之府(脑、髓、骨、脉、胆、女子胞)。奇恒之府不是孤立的,比如,脑和肾、心、肝的作用彼此协调联系,如脑病中风,就涉及"脑",还关系到奇经八脉,临床治疗考虑到脑,脑髓通过元神、神机、经络,行使统御生命的"神明之主"功能。用药必用血肉之品,疗效才显著。要重视三焦病位:它不是上、中、下三焦部位概念,而是病在焦膜部位。例如间质性肺炎、胸膜炎、胆囊炎等。辨清病位标本源流作用:胃炎如果是肝气犯胃证型,是肝郁气滞或横逆,引起胃脘胀闷而痛,嗳气打嗝症状,原发在肝,继发在胃,临床治疗不仅考虑胃病之所(病位),还要想到,肝是胃病之源。

3. 病机分类

(1)性质变化:《金匮要略·胸痹心痛短气病脉证治》曰:"夫脉当取太过不及,阳微阴弦,即胸痹而痛。"胸痹病机是"阳微阴弦",由于阳气、津液不足,痹阻而痛,临证胸痹而引起的疼痛,不仅是寒,可能还有湿邪、饮邪,均可致胸痹。

(2)病态变化:表现气机升降出入、升清降浊失常,例如情志病,肝主疏泄与郁证密切关系,因郁怒、思虑、悲哀七情所伤,所致肝失疏泄,表现精神抑郁,善太息、嗳气呕吐,脉弦属实证。《证治汇补·郁证章》:"郁病虽多,皆因气不周流,法当顺气为先。"疏通气机为郁证总治则。《灵枢》:"肝气虚则恐,实则怒。"肝阳是肝气生发条达生理活动的动力,肝阳不足,也是肝气郁结的重要病机。

（五）追究发病机制（病机）

认识疾病的性质,必须追究发病机制。如患感冒、过敏性鼻炎、哮喘、风湿病、红斑狼疮这些病,必须从《伤寒论》的第1条、3条、35条、49条等至少30条条文中,认识太阳伤寒正治、失治、误治之后变生的他证,及发病机制与治疗。

首先掌握太阳伤寒证治,病人感受风寒,化生外寒,其主症恶风寒、发热、头痛、骨节疼痛、无汗脉浮。太阳经统营卫而主肌肤,主一身之表,风寒伤人,太阳必首当其冲,而太阳经以寒为本气,即所谓"太阳之上,寒气主之。"(《素问·天元纪大论》)风寒客邪,复从外犯,以寒引寒,内外相引,导致太阳经本气寒化太过,形成太阳表寒,遂成太阳伤寒表证。

寒郁肌肤,卫阳被遏,必恶寒;太阳经从头下项,挟脊抵腰,行人身之表,寒邪凝闭,闭阻肌表营卫,如鼻部卫阳闭阻,就会鼻塞、流涕、打喷嚏。这与过敏性鼻炎等相关。

太阳经气郁阻,营气亦因之有所阻滞,故见头痛,项强,身体疼痛,骨节痛,腰痛,与风湿病、红斑狼疮相关。

卫气闭遏,毛窍则阖而不开,故身虽有发热而无汗;太阳主卫气,主皮毛,肺亦主卫气,主皮毛,肺司呼吸,寒邪闭表遏卫,致肺气失宣,进而肺壅阻失降,亦见咳喘、胸闷、呕逆,与咳喘、哮喘相关。

我们只有把《伤寒论》这些条文分析清楚,才会对感冒、过敏性鼻炎、哮喘、风湿病的治疗,找到真正的入手处。

又如探求热入血室发病机制:《伤寒论》第 144 条:“妇人中风七八日,续得寒热,发作有时,经水适断者,此为热入血室,其血必结,故使如疟状,发作有时,小柴胡汤主之。”妇人中风七八天,发热恶寒没有了,变成了往来寒热,这是少阳证,此时来的月经又中断了,邪热乘往来之虚内入血室,其血必结,则谵语,舌红,不识人,如见鬼状。这是气从下走,此时气血相对少,由少阳陷入厥阴。热入血室较重时出现谵语不识人的血分证,为什么用治疗气分证的小柴胡汤而愈呢?追究它的发病机制,热入血室,是由于气分未完全陷入血分的原因,所以温病大家叶天士治疗热入血室,采用柴胡清肝饮,气分药加入一些生地、丹皮、红花、赤芍等凉血活血药。

所以,临床辨证只有追究疾病的发病机制,才能深刻认识疾病本质,才会取得事半功倍的效果。

(六) 鉴别诊断(诊断依据)

中医最突出的核心就是鉴别诊断,姚老讲:“只有严格鉴别诊断,才可能有丝丝入扣的辨证论治。”姚荷生先生把《伤寒论》中的五六百个证候,七八百个症状按疾病分类梳理清楚,通过鉴别,把所有的信息挖掘出来,如病位表、里、半表半里;病因寒、热;病机虚、实,为临床辨证论治提供了极大方便。

鉴别诊断包括症状鉴别和证候鉴别内容。症状鉴别诊断的主要目的是分析症状的本质属性,以疼痛为例,桂枝汤证的疼痛是中度或轻度的,一般是轻度酸痛,因为病因是以风邪为主,且病人本身又有营卫不足,但麻黄汤证的骨节疼痛几乎跟痹痛的疼痛是一样的,疼痛厉害,是寒闭经脉气血,其发病机制是正邪相搏,这是诊断的入手处。

1. 症状鉴别诊断 分析症状病因、属性,是诊断的入手处。

(1)病位:①阳经。“发热恶寒,发于阳也”;②阴经。“无热恶寒,发于阴也”。这是疾病的大分类。

(2)病因:发热恶寒,太阳伤寒在表;发热不恶寒,口渴反恶热是温病,或病在阳明经。

(3)病机:病机的鉴别诊断是衡量医生辨证水平、中医基本功的重要标志,掌握好病机鉴别诊断,使理论有效指导临床,不会造成主观臆断的错误,对各种疾病诊断有广泛指导意义,分为本证鉴别和伴随症鉴别。

[举例]

Ⅰ.喘证

有寒热虚实不同。

(1) **本证**:①喘息不得卧:病人躺下或卧位喘重,原因是水液流动卧位时对肺产生压迫,辨证为水饮射肺(属实)。②发作性喘息:表现半夜常憋而喘,原因是半夜少阴之时 1~3 时(夜)心肾阳气弱,辨证为水气凌心(心性哮喘)。③动则喘甚:表现活动后喘重是由于呼气在心肺,吸气在肝肾,辨证为肾不纳气(属虚)。

(2) **伴随症**:热扰胸膈证,表现咳喘伴身热,心中懊恼;喘气粗响而有力,喘而憋闷,辨证为痰浊痹阻,胸中阳气不振。

Ⅱ.自汗、盗汗

①心血不足:表现汗出伴怔忡,因为血汗同源,治疗用归脾汤。②心气不足:表现汗出神倦,因为汗出耗气,气不摄津,治疗用保元汤。③肾阳不固:表现汗出肢冷,因为肾中元阳温煦全身,治疗用参附汤。④肾阴虚:表现汗出而烦热,因为阴不潜阳,治疗用当归六黄汤。⑤肝气不足:因为肝气对肾气有统领作用,故汗出,面青白,胆怯而面青主肝气不足,色白主肺气虚。胆怯而烦是因肝气虚,升发不足。

Ⅲ.眩晕

①风热上扰:表现眩晕伴头痛咳嗽。②风火上扰:常伴口苦耳鸣。③阳明燥热上扰:表现解大便闭眼烦,睁开舒服。④肝阳化风:表现视物而转,因为风主动。⑤肝气不足:表现视物昏花。

2. 证候鉴别诊断(证型鉴别) 所谓证候鉴别诊断,是指以多个症状,病史情况以及与证候的产生和变化相关的因素为综合依据,运用中医理论对证候的本质属性进行鉴别的诊断方法。在作证候鉴别时,需要运用多种鉴别方法,这些方法大致可分主症鉴别、谛症鉴别、或然症鉴别等。

(1) **主症鉴别(必备条件)**:出现概率高、价值大,如伤寒论六经提纲证,太阳病,脉浮,头项强痛而恶寒。恶寒是主症,其他症在其他经也可以出现。

(2) **谛症鉴别(具有充分条件)**:有确切的意思,对诊断有特异性,如舌瘀斑,提示瘀血;舌深绛,提示热入营血;舌水滑表示有水湿。痰湿舌苔厚腻是谛症,苔不厚不一定不是痰湿,肥胖人苔不厚,但多有痰湿,当症状或舌苔厚腻出现不能放过它,没出现不能依赖它。

（3）或然症鉴别：在条件不充足时发挥作用，但概率不高。例如，小青龙汤、四逆汤、小柴胡汤均有或然症，小青龙汤的或然症，是干呕发热而咳，或渴、或利、或噎、或小便不利等，因为疾病有多样性。主症少，就与或然症有关，例如，太阳病主症：发热恶寒，头痛，脉浮紧，无汗。或然证是鼻塞、喘、腰痛、骨节痛是寒闭经脉，不是太阳必备症。

（4）反现症鉴别：这种病不能出现的症状，一旦出现了就可以否定这个病。例如，太阳病脉浮，出现了脉沉就否定了太阳病，诊断为少阴伤寒证。

（5）概率鉴别：与经验相关，在症状不足时靠经验。例如，江西伤寒大家陈瑞春，治咳经验。①以咳为主：病机肺经受寒多见，用二、三汤即二陈汤、三子养亲汤合方。②咳不在肺：病机与上焦气机不宣有关，方用小柴胡汤。③风热犯肺：方用桑菊饮。④痰热壅肺：用清金化痰汤。另外不能认为久咳、干咳就是肺阴虚，应注意兼有恶风是风寒留恋，舌苔厚腻是夹痰饮。

江西中医药大学教授、博士生导师刘英锋根据姚荷生症状鉴别诊断方法结合临床介绍以上体会。

（七）六经分证

分证是对证的归纳，六经这种简洁、实用的辨证方法，教人直观快捷地辨证识证，达到准确实用目的。清代柯琴认为："仲景之六经为百病立法，不专为伤寒一科。"

1. 疾病变化 疾病万变，反映到人体就三个部位，或是表，或是里，再就是半表半里三个部位，它反映病情，太过的为阳，不及的为阴。表里各有阴阳，就这六个基本类型，这是不会变的。

2. 六经分证的实质 六经是人体脏腑、经络、气血、津液等生理活动的概括，六经分证是对病理表现的归纳与施治。

四、治则

三阳病以祛邪为主，三阴病以扶正为主，三阴三阳病均贯穿"保胃气、存津液"和"扶正固本"治则。

（一）治法

1. 常法 指常用治疗方法，有汗、吐、下、和、温、清、补、消八法。太阳病治以汗法；阳明病治以清和下法；少阳病治以和法；病理产物（瘀、湿、水饮、痰）治以吐法和消法。太阴病治以温法；少阴病治以补法；厥阴病治以清、温并施法。

2. 变法 《伤寒论》的变法很多，原则是"知犯何逆,随证治之"。

(二) 药物煎服法、禁忌及服药后的护理

1. 煎服法及禁忌 《伤寒论》第 12 条桂枝汤方后注:"上五味,㕮咀三味。以水七升,微火煮取三升,去滓,适寒温,服一升。服已,须臾啜热稀粥一升余,以助药力。温覆令一时许,遍身漐漐,微似有汗者益佳,不可令如水流漓,病必不除。如一服汗出病差,停后服,不必尽剂。若不汗,更服依前法。又不汗,后服小促其间。半日许,令三服尽。若病重者,一日一夜服,周时观之。服一剂尽,病症犹在者,更作服。若汗不出,乃服至二、三剂。禁生冷、黏滑、肉面、五辛、酒酪、臭恶等物。"

古人煎药用微火,即用柴火慢慢煎,加多少水,服多少量,都交代得很清楚,服药后喝稀粥,这样精气能更盛,才足以祛邪。但不要大发其汗,"温覆令一时许",服药后再盖点被约两小时,身上微似有汗为佳,"如一服汗出病差,停后服",若服一剂,汗出病愈,就"不必尽剂",如头一剂不汗,"若不汗,更服依前法"。又不汗,后服小促其间。半日许,令三服尽。"这时再给病人服药,半天内两小时服一次服完。如病重,白天晚上一起服,服后禁生冷、黏滑、肉面、酒酪、臭恶等物。

还有十枣汤服药时间为平旦服,如晚上服影响病人睡眠;调胃承气汤,常人服药量和瘦弱人服药量之间有区别,某些药要求先煎、后下等。

2. 煎药时间 麻黄汤方后注:"上四味,以水九升,先煮麻黄,减二升,去上沫,内诸药,煮取二升半。"九升水煮取二升半,这个煎药时间,姚荷生研究室实验证实,至少需要煮 40 分钟,现在说解表药煎十几分钟是不行的。

3. 服药后反应 《伤寒论》第 46 条:"太阳病,脉浮紧,无汗,发热,身疼痛,八九日不解,表证仍在,此当发其汗。服药已微除,其人发烦目瞑,剧者必衄,衄乃解。所以然者,阳气重故也。麻黄汤主之。"病人伤寒八九日,表证仍在,仍可发汗,如果病情重,"其人发烦目瞑,剧者必衄",这是吃中药有效的反应,这病就要好了,因为汗血同源。

再看《伤寒论》第 50 条:"脉浮紧者,法当身疼痛,宜以汗解之。假令尺中迟者,不可发汗。"如果病伤寒,发汗后,出现"尺中迟者",这是里虚,"以荣气不足,血少故也"。再发其汗,则亡血亡津更重,禁发其汗,用桂枝加芍药、生姜各一两,人参三两新加汤安中养液,鼓舞胃气。

4. 服药后护理 《伤寒论》第 9 条:"太阳病,欲解时,从巳至未上。"从巳至未时,就是上午 9 时至午后 1 时,这时是太阳生理之气最旺时,太阳病这个时候服药易解。这时候也是正邪相争的高峰,可表现体温增高、烦热、身疼痛,如正能胜邪则愈；正不胜邪，症状加重，体温继续升高，这是人体的防御反应。所以服发汗解表药后，热不退，这是邪甚正盛，正邪激烈相争的表现，护理要交代，这时不要用退热药、冷敷或用激素。因寒主收引凝滞，不利于邪气透表，易使邪气内陷，加重病情，还要禁用激素（从中医角度分析，滥用激素可以干扰阴阳变化，聚湿化热）。

我们如果能全面掌握《伤寒论》辨证论治内涵及辨证方法，结合临床实际，懂得药物煎服法、禁忌及服药后的护理，树立疾病的动态观、系统观，我们的辨证论治水平就会显著提升。

第二节 经 方 应 用

姚老讲："首先，分析病症要符合经方，理解经方组成作用，及组方形成合力，经方作用趋势及方向，用好经方。"正像伤寒学家刘渡舟所言："认识疾病在于证，治疗疾病在于方"，只有认识经方并选好经方，临证才会取得满意疗效，做到"一剂知，二剂已"。

一、先议病

仲景是怎样认识疾病的，仲景首先以六经为纲，以条文形式记载，在《伤寒论》太阳病篇通过脉证来认识太阳病的病位、病因、病机。

1. 病位在表 《伤寒论》1 条："太阳之为病，脉浮，头项强痛而恶寒。"表现：脉，脉浮，证，头项强痛，太阳主营卫，主一身之藩篱。

2. 病因主寒 《伤寒论》1 条 "……而恶寒。"《伤寒论》3 条："太阳病，或已发热，或未发热，必恶寒、体痛、呃逆，脉阴阳俱紧者，名曰伤寒。"表现，脉阴阳俱紧，证是必恶寒、体痛。

3. 病机寒邪闭表 《伤寒论》35 条："太阳病……无汗而喘者，麻黄汤主之。"《伤寒论》3 条："脉阴阳俱紧。"表现，脉紧，证是无汗。

另外，治疗顺序也对治疗有指导意义，受了外寒可以患太阳中风，受寒风也可以患太阳伤寒，如《伤寒论》38 条 "太阳中风，脉浮紧，发热恶寒，身疼痛，不汗出而烦躁者，大青龙汤主之。"38 条就是先受了寒风，转化风寒重症，不汗出而烦躁，外寒郁而化热。从方中看出，大青龙汤是桂枝汤去芍药，说明开始中风，由于外寒郁而化热，表现伤寒重症而重用麻黄六两，里有郁热加石膏如鸡子大。再如，小青龙汤的外寒里饮，饮是表寒动水而来，寒邪伤阳不能温化布散饮邪所致，所以治疗只祛饮不行，还要散寒，用麻黄桂枝散风寒，干姜温里寒，若单纯散寒解表不祛里饮，发汗药会激动里水变证百出，所用干姜、细辛、半夏祛饮在里、在下的寒水之疾。故解表祛饮同用，才会达到小青龙汤治疗的目的。

我们再分析一下《伤寒论》中调胃承气汤是怎样先议病后议药的，《伤寒论》29条："伤寒脉浮，自汗出，小便数，心烦，微恶寒，脚挛急，反与桂枝，欲攻其表，此误也……若胃气不和，谵语者，少与调胃承气汤。"这段开始是伤寒，而出现自汗出，小便数，心烦是亡津液了，用桂枝汤是错误，而调胃承气汤这里甘草用二两，以减少汗出，另外他说小便数是胃虚，后世所谓上虚不能治下，则小便数，甚至遗尿，若胃气不和谵语者，少与调胃承气汤治以泻热和胃，大黄配芒硝，泻热泻下力大，配上甘草就缓和多了。

大承气汤，《伤寒论》208条："阳明病，脉迟，虽汗出不恶寒者，其身必重，短气，腹满而喘，有潮热者，此外欲解，可攻里也。手足然汗出者，此大便已硬也，大承气汤主之。"

此条阳明病见汗出不恶寒则表证已解，此汗出乃里热津液外泄所致，经气不利则身重，内壅气机，则短气腹满而喘，更见潮热则表解里实之象明矣，可以治里，再见手足微汗却连绵不断者，则燥屎内结之明证，大便必硬，可用大承气汤攻下里实，把缓急的甘草去掉。所以既辨病形，就是六经；然后再分析八纲，就是寒热虚实表里阴阳。

然后在这种病形上，如果是阳明病，分析寒热虚实，比方说有潮热，可攻了，应该用哪个方剂。还要辨方证，如三承气汤都是下实救阴方法，这仅是一个法规而已，还要细辨三承气汤每个方子适应证。

大承气汤：大黄，枳实，厚朴，芒硝。大黄、芒硝通下泄热，加上行气消胀的厚朴、枳实，攻下力量相当猛峻，治疗大实，大满，大痛，腹胀得厉害；小承气汤：《伤寒论》213条："阳明病，其人多汗，以津液外出，胃中燥，大便必硬，硬则谵语，小承气汤主之。"这是阳明病里热炽盛，汗出多津液外泄，致胃肠干燥，便硬腑气不通，方中大黄攻下实热，厚朴行气除满，枳实下滞消痞，通便导滞；调胃承气汤：大黄泻热，芒硝泻热润燥，甘草缓急和中，治阳明胃肠燥热且能软坚通便不伤胃气。

总之，临床辨证论治是遵循仲景观其脉证，先议病后议药的。

二、后议药

学习张元素《脏腑标本虚实寒热用药式》用药经验。根据姚老六经表证辨证思路,结合易水开山鼻祖张元素,把十二经脏腑标本虚实变化与药物使用密切联系起来,尤其标本用药详于记载,突出了标病(表病)用药经验,借鉴学习张元素用药规律。

张元素认为:"经络发源于脏腑,经络与脏腑,脏腑在内,经络在外,故脏腑为本,经络为标。脏腑之病为本病,经络之病称标病。"追本溯源,有助于理解姚老六经表证、十二表证用药,提高临床疗效。

1. 肝所主病症

(1)标病:寒热疟状,头痛吐涎,目赤面青多怒,耳闭颊肿。筋挛,女人少腹肿痛。

(2)肝病用药

1)有余泻之:①泻子:甘草。②行气:香附、芎勞、瞿麦、牵牛、青橘皮。③行血:红花、鳖甲、桃仁、莪术、京三棱、穿山甲、大黄、水蛭、虻虫、苏木、牡丹皮。

2)本热寒之:①泻木:芍药、乌梅、泽泻。②泻火:黄连、龙胆草、黄芩、苦茶、猪胆。

3)标热发之:①和解:柴胡、半夏。②解肌:桂枝、麻黄。

2. 心所主病症

(1)标病:肌热,畏寒战栗,舌不能言,面赤,目黄,手心烦热,胸胁满,痛引腰背肩胛肘臂。

(2)心病用药

1)本热寒之:①泻火:黄芩、竹叶、麦冬、芒硝。②凉血:生地黄,栀子、天竺黄。

2)标热发之:散火。甘草、独活、麻黄、柴胡、龙脑。

3. 脾所主病症

(1)标病:身体浮肿,重困嗜卧,四肢不举,舌本强痛,足大趾不用,诸痉项强。

(2)脾病用药:标湿渗之:开鬼门:葛根、苍术、麻黄、独活。

4. 肺所主病症

(1)标病:寒热,伤风自汗,肩背痛冷,臂前廉痛。

(2)肺病用药

1)本热清之:清金。黄芩、知母、麦冬、栀子、沙参、紫菀、天门冬。

2)本寒温之:温肺。丁香、藿香、款冬花、檀香、白豆蔻、砂仁。

3)标寒散之:解表。麻黄、葱白、紫苏。

5. 肾所主病症

(1)标病:发热不恶热,头眩头痛,咽痛舌燥。

(2)肾病用药

1)标寒解之:解表。麻黄、细辛、独活、桂枝。

2)标热凉之:清热。玄参、连翘、甘草、猪肤。

6. 命门所主病症

命门用药:泻相火。黄柏、知母、牡丹皮、地骨皮、生地黄、茯苓、玄参、寒水石。

7. 三焦所主病症

(1)标病:恶寒战栗,如丧神守,耳鸣耳聋,嗌肿喉痹,诸病胕肿。

(2)三焦用药

1)本热寒之:①上焦:黄芩、连翘、栀子、知母、玄参、石膏、生地黄。②中焦:黄连、连翘、石膏。③下焦:黄柏、知母、石膏、牡丹、地骨皮。

2)标热散之:解表。柴胡、细辛、荆芥、羌活、葛根、石膏。

8. 胆所主病症

(1)标病:寒热往来,胸胁痛,耳痛鸣聋。

(2)胆用药:①泻胆:龙胆草、猪胆、生蕤仁、生酸枣仁、黄连、苦茶。②温胆:人参、细辛、半夏、炒酸枣仁、当归、地黄。③和解:柴胡、芍药、黄芩、半夏、甘草。

9. 胃所主病症

(1)标病:发热蒸蒸,身前热,身前寒,发狂谵语,咽痹,上齿痛,鼻痛衄衄,赤齇。

(2)胃用药:①湿热:苍术、白术、半夏、茯苓、橘皮、生姜。②寒湿:干姜、附子、草果、官桂、丁香、肉豆蔻、人参。③降火:石膏、地黄、犀角(现已禁用)、黄连。④解肌:升麻、葛根。

10. 大肠所主病症

(1)标病:齿痛,喉痹,颈肿,口干,目黄,发热寒栗。

(2)大肠用药:①热:大黄、芒硝、牵牛、巴豆、郁李仁、石膏。②气:枳壳、木香、橘皮、槟榔。③温:白术、苍术、半夏。④解肌:石膏、白芷、升麻、葛根。

11. 小肠所主病症

(1)标病:身热恶寒,口糜耳聋。

(2)小肠用药

1)本热寒之：降火。黄柏、黄芩、黄连、栀子。

2)标热散之：解肌。蒿本、羌活、防风、蔓荆子。

12. 膀胱所主病症

(1)标病：发热恶寒，头痛，腰脊强。

(2)膀胱用药

1)本热利之：泻火。地黄、栀子、茵陈、黄柏、牡丹皮、地骨皮。

2)标寒发之：发表。麻黄、桂枝、羌活、苍术、防己、黄芪、木贼。

第二章　经方实践思考

吴鞠通曾说:"进与病谋,退与心谋",这一名言体现温病大家敬畏专业和学习态度的严谨不苟,促使医学精益求精。

笔者毕业后,一直用历代医家名言激励自己,遵循《内经》理论体系,学习收集很多历代名老中医临床经验,从医五十年来,坚持长期读书思考,继承前人学术,博采众长,临证注重脾胃,临床治愈很多疑难病症,临床中常遇到一些疑难病,使我感到困惑、迷茫。为了走出迷惘,学习《伤寒论》仲景时代的辨证论治思维、治病方法,应用经方疗效显著,所以临证要善于学习勤于思考,悟出其中道理,提高临床治疗水平。

第一节　经方理论升华与临证

笔者经多年临床体悟发现,仲景的六经辨证,最接近人体生理功能,适应疾病变化,治疗效果显著,是辨证论治的关键环节。以《伤寒论》六经提纲来分类,别阴阳,明六经,辨证析脉,最终要落实到一个"治"字,而治愈疾病是由于方证对应、药与证对应,做到恰到好处,才能收到理想之效果。这对于一般疾病,证比较容易找到方的对应,但是疑难病症还需按照《伤寒论》第16条:"观其脉证,知犯何逆,随证治之",并以此作为辨证论治的切入点。

长期以来,多数中医医家存在着巨大的认识误区,似乎认为只要阐明每一证候的症状体征,然后对这些症状体征进行病因病机分析,最后列叙治则方药(或其他治疗方法),即算完整论述了每证的辨证论治的全部内容,学生也就可以凭学到的这些内容临证了,其实这是对仲景制订的辨证论治原理、准则和方法的巨大误解。

　　经姚荷生教授系统研究整理《伤寒论》的第一个证候——太阳伤寒表实证，就可以发现惜墨如金的仲景，至少花了二十九条条文讨论此证候，在这些条文中，仲景除了像我们教科书那样，讨论了太阳伤寒表证的现症、病因病机和治则方药以外，还明确指出了此证的发病原因、发病机制、发病时间、主症与诊断的主要依据，此证与类似证及疑似证的鉴别要点，治疗禁忌，药物的煎煮方法与服法，护理的宜忌，用药后可能出现的反应及应对办法，太阳伤寒表证症状显现的高峰期与痊愈的时间，此证的预后与转归等等。不仅如此，仲景还在《伤寒论》的其他众多条文中论述了太阳表寒证的变化与传经，上述这些内容，不但是医生乃至医学生学习应用辨证论治时必须了解和掌握的，而且对建立动态、变化的系统的中医疾病观，也是必不可少的。

一、辨证分型与经方六经辨证路径差异

　　辨证分型始于 20 世纪 50 年代一些西学中的学子，以西医学手段解读中医创立的辨证分型，论述症状、体征、微观检查，依据中医辨证理论分类论治。辨证分型经权威性的《中医基础理论》《中医诊断学》教材确定后，被推崇为"中医认识和治疗疾病的基本原则"，其优点是便于统计资料，其弊病是分型，通过罗列总结的症状来分型，缺少主症、或然症、鉴别诊断，因为疾病是变化的，不是固定不变的，因为世界没有两个一模一样的病人或证型，所以诊断治疗应树立疾病的动态观。

　　现举胡希恕会诊的肺炎病案：吴某，男，22 岁，病人晨起体温 38.2℃，下午在 39℃以上，呈往来寒热，并见口苦、咽干、目眩、咳嗽、汗出如洗、不恶寒、舌红苔黄、脉弦数。脏腑辨证用时方的医生认为肺炎属风温肺热，予以辛凉解表，宣肺泄热，由于解表，连续发汗，体温不降反升，经方六经辨证则认为表未解，邪传少阳、阳明（都禁发汗），治以和解少阳，兼清阳明郁热，予以小柴胡汤加石膏，上方一剂退热。

　　经方与时方存在明显理论差距，辨病分型更不尽相同，经方看病是根据病人目前症状反应，而不是根据病因治疗。

　　张文选教授讲："脏腑辨证论治的'证'是'辨'出来的，而辨证是医生主观思维活动，因此，'证'的可靠性完全由医生辨证水平决定的，正如对一个病人由两个医生辨证，辨得的'证'往往不同，甚至相反，这证明'证'不是客观存在，不一定反映疾病本质。"而经方辨的"证"是客观存在的临床事实，它能反映疾病的本质，如病人发热，汗出，恶风，脉浮缓，这一定辨证是太阳中风桂

枝汤证,你辨其他证就不对,方也会错。

方证论治的基本方法是在认真研究《伤寒论》著作中的有效方及适应证的基础上,将方与证的本质联系及方与证效应关系把握清楚,确定某方证而治疗。例如伤寒名家刘渡舟教授,从错综复杂的临床症状中,见微知著地抓住与某一方证特征性表现相一致的关键脉症而确定诊断,如他擅用苓桂术甘汤治疗各种疑难杂症。他根据《伤寒论》67 条 "……心下逆满,气上冲胸,起则头眩,脉沉紧,发汗则动经,身为振振摇者,茯苓桂枝白术甘草汤主之",《金匮要略·痰饮咳嗽病脉证并治》"膈间支饮,其人喘满,心下痞坚,面色黧黑,其脉沉紧……" 等条文,将苓桂术甘汤的适应证概括为:"水舌:舌胖大,苔水滑欲滴;水脉:沉弦或沉紧;水色:面黧黑或见水斑;水气上冲证:心悸或动悸,胸满、眩晕。" 临证不论什么病,只要见到上述指征表现,就投苓桂术甘汤,每可取得不可思议的疗效。

宋本《伤寒论》序曰:"仲景本伊尹之法,伊尹本神农本草之经。" 可见《汤液经法》《神农本草经》与《伤寒论》一脉相承。《伤寒论》方证包括伊尹、神农的单复方证。仲景经过临床反复、仔细、严密、准确观察的基础上,把有效方证记录下来,每个方子都是经过几代、几十代反复人体试验,反复验证取得的经验总结,其科学性通过历史的考验。故把《伤寒论》称为 "众法之宗,医门圣书,群方之祖"。

经方是先有方证,积累后经 "方以类聚,物以群分",逐渐产生八纲辨证,又发展到《伤寒论》六经辨证。方证本八纲之性,方证体现八纲辨证,怎样发展六经辨证,学习《伤寒论》可知,半表半里是产生六经的关键。汉代以前《汤液经法》《神农本草经》的病位只有表和里的概念。即疾病不在表,则在里,发展到东汉,仲景及其弟子应用方证对应经验而体会到病位表里之间,还有半表半里,这样病位由二变三,每个部位都含阴阳两类,那么三乘二,不等于六吗?疾病就是这六个类型,于是产生了六经辨证理论,更具体、更准确地指导辨识方证。

二、时方与经方辨证体系的区别

中医治病的辨证体系主要有两种:一个来自《伤寒论》的六经辨证。它是 "知行合一",即理论和实践紧密结合的,体现在方证对应上,每个证都有相应的方;另一个来自《内经》的脏腑辨证,它是 "知行脱节" 的,《内经》只有中医辨证理论,仅有 13 首方剂。另外,脏腑辨证的方剂,都是后世补充的,所创作的众多名方,多数出自后人的临床体会,有时也会使人陷入无从选择的难题,因为它不像经方是经过几十代,在人体的试验所获得的经验。

经方六经辨证体系强调的是"方证",《伤寒论》317 条:"病皆与方相应者,乃服之。"其核心就是方证对应,把病人目前反应用六经归纳,病人症状是客观存在的,而领事物之先,其"证"包含本质性含义。辨方证同时,不忘辨病机,首先辨六经,继辨方证对应,治愈疾病。

时方辨证体系强调的是"病机",通过四诊全面了解病人证候,概括判断某种病机的"证"。如脾虚、阴虚证,它是通过医者主观思辨得出结论,往往因医者视觉、水平不同而差异,存在一证多义,具有抽象性和不确定性。

例如,李某,女,67 岁,因反复心衰,诊断为扩张型心肌病心衰病人,经西医治疗二十余天无改善,慕名欲中医治疗。

刻下:心悸气短,困倦嗜睡,全身浮肿,夜间咳喘不能平卧,肢冷便溏,纳呆,胸憋闷,脉结代微细,舌苔薄白水滑,舌下络脉增粗紫黯,经六经辨证为太阴病则心悸气短,浮肿,便溏,纳呆,舌水滑;少阴病、阴阳不和则困倦嗜睡,脉结代微细;痰阻气逆、胸阳闭阻则胸憋闷;瘀血内阻则夜不能平卧,舌下脉络紫黯。证属太阴、少阴合病,兼痰饮瘀血。治以宣痹通阳,温化痰饮,益气活血利水,方拟四逆汤、小青龙汤、苓桂术甘汤,加人参、生黄芪、葶苈子化裁:制附子15g,干姜 6g,炙甘草 6g,细辛 9g,姜半夏 12g,桂枝 10g,炙麻黄 4g,白芍 12g,五味子 6g,生黄芪 30g,北五加皮 9g,葶苈子 15g,茯苓 12g,苍术 12g,丹参30g,5 剂,水煎服。

病人经服上方治疗,反复性心衰,经久不愈的心衰得以纠正,诸症悉除。

由于受教材影响,中医辨证以理法方药为思维定式,所辨的"证"与方药,临床疗效并不完全符合临床。

例如时方辨证为气滞血瘀,应用血府逐瘀汤,其实气滞血瘀证概念远大于血府逐瘀汤概念,在辨气滞血瘀证时,要具体分析是否符合血府逐瘀汤指征才能取效。本方的"血府"专指膈上胸中瘀血,临床以胸痛、头痛、急躁善怒、舌黯脉涩或弦为辨证要点,这些特点俱备,才能取得较好疗效。

经方辨证,如《金匮要略·妇人妊娠病脉证并治》:"妇人怀娠,腹中疠痛,当归芍药散主之。"凡是妇人怀娠,腹中绞痛,这是胞阻血不下,用当归芍药散,方证对应屡用屡验。

仲景的六经辨证论治方法,适应人体生理功能,适应人体抗病机制,通过经方理论学习,认识六经辨证论治比脏腑辨证、辨证分型更接地气、更接近实际。

三、药证对应是方证用药的关键

古人对药物功效认识是从单味药治疗单个症状开始,随着对疾病认识深化,在治疗上相应出现了复方。从《本草经》中记载看出:黄连主治"肠澼腹痛下利"等,这就形成中医学方证对应的古朴原貌。

药证是药物使用之客观证据,即指药物与所主治的症状、体征之间存在特殊对应关系,每味药都要有十分严格的证据作支撑。"有是证,用是药"。例如《伤寒论》中理中丸临证加减明示"若脐上筑者,肾气动也,去术,加桂四两。吐多者,去术,加生姜三两。下多者,还用术。悸者,加茯苓二两"。说明《伤寒论》根据症状体征加减用药的风格,与现行的根据病机、治则选方用药加减的风格迥异,六经辨证强调临证时重视"方证用药"思想,不但没有否定辨证论治病机用药思想,反而对症状、体征认识上进行细化和升华。

第二节 经典著作对临床指导作用

余老对我讲,要想当个称职中医,必须学好临床经典著作《伤寒杂病论》,虽然过去学过《伤寒杂病论》,但对仲景认识疾病、处理疾病方法尚未完全掌握,《伤寒杂病论》虽然大学学过,但对仲景应用经方的原意、思路尚未有所掌握,几年的临床经典学习,使我认清了过去虽然也使用经方,遇到一些疑难病没有按经方理论辨证,这就是疗效不好的原因。

现在中医大夫大多数受西医思维影响,通过学习经典著作,认识到不仅要掌握经方治病的经验,更重要的是要掌握经典理论治病思路,通过原文脉证的理解,推导方子与原文一致的诊治病人过程,然后应用临床,做到知常达变、机圆法活,必须了解仲景时代认识疾病的方法,夯实中医基本功和提高临床疗效。

一、从《伤寒论》桂枝汤应用看经典价值

过去学习《方剂学》中的桂枝汤,只讲桂枝汤的常法应用,未谈到桂枝汤达变的拓展,而《伤寒论》中桂枝汤不仅治疗外感疾病,还应用于内伤杂病,从理论及临床达到一个新高度。

1. 方剂学对桂枝汤常法应用 桂枝汤病机是风邪犯表,卫强营弱;功效是解肌发表,调和营卫;主治是外感风邪,其症头痛发热,汗出恶风,鼻鸣干呕,

苔白不渴,脉浮缓或浮弱者;治疗太阳中风表虚证。

《伤寒论》12 条,"阳浮而阴弱,阳浮者,热自发,阴弱者,汗自出,啬啬恶寒,淅淅恶风,翕翕发热,鼻鸣干呕者,桂枝汤主之。""翕翕发热"是难开难合之貌,卫盛时汗自出,不发热;卫却时,汗收就无汗或发热。桂枝汤功效,桂枝与芍药发汗解肌,调和营卫,由于汗出,而营卫也伤了,既要发散风寒,又要考虑卫气虚,营血伤,故用桂枝与芍药为主药,又加上生姜、甘草帮助桂枝解表,大枣、甘草和芍药相配,滋阴养血,而生姜、大枣合用,鼓舞脾胃之气,这就是桂枝汤在临床典型的应用,也称为知常。

2.《伤寒论》对桂枝汤达变

(1)太阳伤寒亦可应用桂枝汤:《伤寒论》45 条:"太阳病,先发汗不解,而复下之,脉浮者不愈。浮为在外,而反下之,故令不愈。今脉浮,故在外,当须解外则愈,宜桂枝汤。"

太阳病,指是太阳伤寒,因为它用麻黄汤发汗,但病未好,大夫应该分析未好的原因,而这个大夫粗心,一看发汗未好,就"而复下之",吃泻下药时候应该看脉呀,脉还浮,外不解,由于复下之,造成利遂不止,又伤了正气,这时候你解外用麻黄汤,大发其汗,易伤阳气,所以这个太阳伤寒应该用桂枝汤。桂枝、生姜微发其汗,这两味药都有下达之性,往上升发力力量弱,故桂枝汤使人微发其汗;甘草、大枣补脾益气,那么这四味药都是甘温,又怕汗出太多,又误用下法,又加一味芍药"味苦、微寒",用苦以制辛,辛指桂枝、生姜,使辛散的力量更小,这个苦微寒药配上甜药,还能养液,所以用桂枝汤,发汗解肌,同时又可安中健胃,养液,增强精气。

(2)凡是有表证均可用桂枝汤加减化裁:①表证概念:凡是外邪侵袭四肢九窍,体表表现的症状均可称为表证,它不仅指太阳伤寒八证的麻黄汤,太阳中风的桂枝汤也是表证,而它们既有表证又有表邪,需要解表,仅有表证无表邪,仍需解表;②表邪概念:风、寒、湿引起的表证称为表邪。

水湿内饮引起三焦不利,水道不通,营卫不和而经输不利的寒热身痛;气虚阴火上冲,引起气高而喘,脉大无力,身热而烦,头痛,发热恶寒的补中益气汤证;湿热、秽浊之气阻遏,引起头身痛,发热,憎寒壮热,寒战,胸闷呕恶的达原饮证,均需解表。

3. 有表证用桂枝汤化裁应用 《金匮要略·血痹虚劳病脉证并治》:"血痹阴阳俱微,寸口关上微,尺中小紧,外证身体不仁,如风痹状,黄芪桂枝五物汤主之。"

(1)临证见到血痹：病人脉"阴阳俱微"，这里指寸、尺脉微，说明营卫不足，气血不足，"寸口关上微"指上中二焦俱虚，"尺中小紧"，由于表气虚外邪侵袭入里伤及血脉所致。表现为"身体不仁"。清·尤怡曰："不仁者，肌体顽痹，痛痒不觉，如风痹状。"《灵枢·寿夭刚柔》曰："病在阳者命曰风，病在阴者命曰痹，阴阳俱病命曰风痹。"

病在体表，由于外感邪气引起的属阳，称为"风"；病在体内，由于病邪在内，使气血阻滞不畅的属阴，称为"痹"；如果表里阴阳俱病的称为"风痹"。故由于人体虚，腠理开，受风邪也，出现身痛、麻木、汗出恶风等证，治以黄芪桂枝五物汤。本方是桂枝汤去甘草加黄芪，和营之滞，助卫之行，以针引阳气之意。周岩曰："血痹者，痹在表不痹在里，以甘药代针，亦调其表非调其里。芪桂姜枣，甘与辛合，所以补虚而宣阳，芍药佐桂，则能入营而调血，去甘草且加多生姜者，不欲其中守而欲其解表也。"

(2)《伤寒论》23条："太阳病，得之八九日，如疟状，发热恶寒，热多寒少，其人不呕，清便欲自可，一日二三度发。脉微缓者，为欲愈也。脉微而恶寒者，此阴阳俱虚，不可更发汗、更下、更吐也。面色反有热色者，未欲解也，以其不能得小汗出，身必痒，宜桂枝麻黄各半汤。"

太阳病，虽不见少阳和阳明证，只是如疟状，一日二三次发寒热，而且热多寒少，外邪已有欲罢之象，脉微缓更为邪衰正复之候，不可更发汗，更下，更吐也，而这个病人面色有热色者，这是郁热在表不能自解的证候，其人身痒，即是得不到小汗出的确证，宜与桂枝麻黄各半汤，使小汗出即愈。

临证曾治疗很多荨麻疹、药疹等病，其皮肤瘙痒起风团疹，时有寒热，无汗或微有汗，口中和，脉浮，苔薄白，此属营卫不和，外邪客表，"以其不得小汗出，身必痒"的太阳病，笔者多以桂枝麻黄各半汤加减治疗。桂枝10g，白芍9g，生姜9g，大枣2枚，麻黄3g，杏仁6g，炙甘草3g，荆芥9g，防风9g，浮萍9g，蝉衣6g。病人多以2~3剂显效。

(3)脾胃虚寒气血不足：可用桂枝汤倍用芍药加胶饴。《伤寒论》100条："伤寒，阳脉涩，阴脉弦，法当腹中急痛者，先与小建中汤。不差者，与小柴胡汤主之。"

涩脉为津血虚，阳脉涩，即脉浮而涩，为表虚荣卫不利；弦为寒，阴脉弦，即脉沉弦，为里虚有寒。伤寒得此脉，常是腹中急痛的反映，治疗首先考虑小建中汤，不差者，病多转属少阳小柴胡汤证。

《伤寒论》102条："伤寒二三日，心中悸而烦者，小建中汤主之。"伤寒二三日,而见心中悸而烦,是因为平素心脾不足,气血双亏,今感外邪,正气抗邪于表,里气更加虚弱,气血不足,心失所养则悸,神失所养则烦,此证属里虚兼表。依据"虚人伤寒建其中"原则,先建中补脾,益气血之源,用小建中汤,正气充盛,烦悸自止,外邪自退。

小建中汤由桂枝倍用芍药加胶饴组成,方中重用胶饴(饴糖),甘温补中,配以甘草、大枣之甘,补益脾胃,安奠中州,脾胃得复则气血生化有源,倍用芍药之酸,配胶饴、甘草、大枣之甘,酸甘化阴,以养血和营,缓急止痛,且芍药通利血脉,以和心脾之络,桂枝、生姜温通心脾阳气,诸药协同,具有建中补虚,阴阳双补,协调营卫,缓急止痛多种作用。

4. 桂枝法在临床广泛应用 扶阳大家卢崇汉先生认为:"桂枝法,有桂枝汤的意义,临床桂枝汤的效果,它都能达到,即是归阳。"卢崇汉先生还认为,太阳经是人体防御外邪的第一道屏障,风寒之邪,在太阳经未解,就可以传入他经,如果传入少阴就会由人体阳证转阴证,这时治疗就可以用桂枝加附子汤、四逆汤加减治疗,桂枝法临床能解决很多疑难杂症。

经方名家冯世伦教授,主编《解读张仲景医学经方六经类方证》的桂枝汤类方证就有33条,适应证概括为:①太阳中风证。②病常自汗出,或时发热汗出者。③发汗或下之,而表未解。④太阳阳明并病,汗多,脉迟表未罢者。⑤病下利而脉浮弱,或自汗出者。⑥霍乱、吐利止,而身痛不休者。

临床桂枝汤不但应用于急性病,也应用于慢性病,不但用于感冒、急慢性发热、风湿病等,也应用疟疾、肺炎、霍乱等。

桂枝汤化裁应用太阳病的各种变证,如太阳病兼表虚,项背强几几;外寒内饮,太阳、太阴合病;太阳病心悸、咳嗽兼痰饮、瘀血;水气上冲、脾虚水停、血虚寒凝、心下停饮,小便不利等。

水湿痰饮引起三焦不利,水道不通,营卫不和的寒热身痛;湿热、秽浊之气阻遏,引起头身痛,发热,憎寒壮热,寒战。胸闷呕恶的达原饮证,也在谈表证治疗。

总之,桂枝汤外证得之解肌,调营卫,需啜热稀粥温服。在《伤寒论》13条、15条、24条、42条、44条、45条、57条、95条凡是见到太阳病设有中风证,对有气上冲,病重针药并用,强调脉浮弱,伤阴,表里同病等各种变化均应用桂枝汤治疗。内证得之化气,和阴阳,所讲是内伤杂病,病机是营卫不和。53条:"病常自汗出者",是卫失固秘,开而不和。《伤寒论》54条:"病人脏无他病,时发热,自汗出",是里合表病,合而不开,治疗是在发热前,汗之则愈。

掌握《伤寒论》中桂枝汤达变拓展的临床应用,如果能把《伤寒论》六经太阳病(表阳证)类方证、阳明病(里阳证)类方证、少阳病(半表半里阳证)类方证、太阴病(里阴证)类方证、少阴病(表阴证)类方证、厥阴病(半表半里阴证)类方证的病因、病位、病机认识清楚,中医功底就会大幅度提高,临证服务能力就会登上新高度,这就是中医经典的魅力所在。即"中医生命在临床,临床根基在经典。"

二、从《金匮》血痹虚劳篇看中医治病策略

"虚劳"中医教科书称为虚损,以脏腑气血阴阳虚损为主。《金匮要略》在"虚劳"篇强调全身虚损状态,以虚实夹杂,甚至以实为主,如大黄䗪虫丸祛瘀生新就是治实的。

"虚劳"在《内经》治则是"虚者补之",而《金匮》虚劳篇在"夫失精家"用补法治疗无效时,改变策略制定新方案。

《金匮要略·血痹虚劳病脉证并治》曰:"夫失精家,少腹弦急,阴头寒,目眩,发落,脉极虚芤迟,为清谷,亡血,失精,脉得诸芤动微紧,男子失精,女子梦交,桂枝龙骨牡蛎汤主之。"

"夫失精家",阴精损耗太过,导致肾中真阳不足,虚阳上浮,真阳不能下沉,虚火妄动;"脉极虚芤迟",阴阳两虚;脾胃虚则"清谷、亡血";"脉得诸芤动微紧",脉紧为寒,芤为血虚,"动"是虚阳浮动,男子心阳动则失精,女子心阳动则梦交,故为心肾不交,情欲妄动。

原文是肾精亏耗本应用补肾,而仲景却用桂枝加龙骨牡蛎汤获效,放弃虚者补之,方证一体原则,推断经过补肾无效,而选择制定新的治疗方法。

分析"失精家"原因:虚不在肾而在心上,心动性欲妄动,消耗太过。因为肾自身能力正常,再补相火妄动,等于火上浇油,损其心者调营卫,和阴阳用桂枝汤加龙骨牡蛎。《长沙药解》龙骨:"敛神魂而定惊悸,保精血而收滑脱。"牡蛎:"敛心神而止惊。"故仲景采用桂枝加龙骨牡蛎汤取效。

学习经典著作不仅要理解原文内涵和仲景治病经验,更重要的是掌握经典治病思路、方法、策略,对临床指导价值,因为临床经验不能简单重复,由于因人、因时、因环境的不同,疾病也会产生不同的变化。例如,金代伤寒学家成无己撰写的《伤寒明理论》辨析伤寒50种证候的病象和病理:"使习医之流,读其论而知其性,识其证而别其病,胸中了然而无惑。"这样临床才能做到知常达变、机圆法活。

三、经方临证体会

(一) 学习经方,感悟经方

王某,女,69 岁。患慢性支气管炎,因胸闷、咳嗽、咳痰、气短十几年,近一周感受风寒出现恶寒发热 1 月余,体温在 38.2℃,咳吐白泡沫痰,痰液清稀,黄痰少许,剧烈咳喘不能平卧,影响休息,舌质淡黯,体胖有齿痕,苔白腻,脉沉滑。经西医输液抗感染、中药止咳祛痰治疗一月余无明显效果。欲余治疗,按照经方辨证,证属为太阳、太阴合病兼水饮,治以外解风寒,内散水饮,方以小青龙汤加减:炙麻黄(先下)9g,桂枝 10g,炙甘草 10g,干姜 12g,白芍 15g,黄芩 3g,细辛 9g,姜半夏 15g,五味子 15g,茯苓 15g,杏仁 12g。7 剂,水煎服,日一剂分两次服。

二诊:病人服 2 剂后,咳喘减轻,体温恢复正常,上方加厚朴 15g,继续服 4 剂,咳喘止。《伤寒论》第 40 条:"伤寒表不解,心下有水气,干呕发热而咳……"因饮邪偏重,又将上方茯苓加至 30 克,健脾利湿逐饮更强。由于方证对应,继服 7 剂诸症消除,表解饮除病愈。

以前诊治这样病人,肯定会辨证为风寒袭肺,肺失宣降,会用三拗汤合止嗽散加减宣肺止咳化痰,佐以清热,不会注意解表、温化痰液、逐饮,因为表不解,里饮泛滥变证百出,出现饮郁化热、化瘀等症。

临床实践使我认识到,当前的临床脏腑辨证与六经辨证治疗不同,比如,治疗次序,经方是先解表,同时逐里饮,如果病人表证重,解表药重用,用麻黄、桂枝解表,里热轻,清里热药量要轻,黄芩在方中仅用 3g,同时注意祛水气,而脏腑辨证没有这个思维,清里热药如黄芩至少用到 12g,因黄芩苦寒收敛,影响皮毛开闭以解表,所以病程迁延不愈。

(二) 实践经方,效如桴鼓

李某,女,72 岁,患糖尿病多年,以往用胰岛素控制,经常感冒,泌尿系统感染,全身浮肿,出现蛋白尿,继发糖尿病肾病,病人面色㿠白,颜面及四肢明显浮肿,腰疼,畏寒,尿少,头晕,心悸,活动后加剧,口渴不欲多饮,舌黯,舌下络脉增粗,苔白微厚而润,脉微细,辨证为脾肾阳虚夹痰饮、瘀血,治以温补脾肾,利水化瘀。拟真武汤和五苓散加减,症状减轻,但是浮肿一直不消,浮肿病机多与脾肺肾三脏相关,盖水为至阴,其本在肾,化而为气,故其标在肺,水唯畏土,其制在脾。病人主要病症在脾肾,脾虚则土不能制水,故气短、乏力、便溏、浮肿,肾阳虚水失蒸腾则浮肿,凡治肿者必先治水,治水者必先调气,若气不化水,则水必不利,唯下焦之真气得行,始能传化,唯下焦之真水得位,始能厘清。

《伤寒论》82条,"太阳病发汗,汗出不解,其人仍发热,心下悸,头眩,身瞤动,振振欲擗地者,真武汤主之。"对真武汤的认识,太阳病本应汗解,但汗不得法,或误发虚人之汗,损伤人体阳气,太阳与少阴相表里,发汗伤阳,导致少阴阳虚,肾阳被伤,虚阳外越,其人仍发热。肾主水,当少阴肾阳不足时,无力主水,水液不得排泄,泛溢表里,成为阳虚水泛之证,上凌于心,则心悸,上扰清阳,则头目眩晕,外伤筋脉,加之阳虚筋脉失温养,故身体筋肉跳动,震颤不定,势欲倒仆于地。阳虚水泛,治之当用真武汤温阳利水。

应辨清阳虚水饮在气分与水分,气分为主,水饮可由肺肾功能失常引起,少阴属肾,肾上连肺,肺气宣发和肾气的气化,通过三焦输布而联系的。阳气虚以真武汤为基础加肺药如桔梗、杏仁等治疗。例如肾炎浮肿病在气分,发汗利小便可用越婢加术汤。在以水分为主时可引起较严重的水液潴留,是由于阳气不通引起的水液代谢输布不利。《金匮要略·痰饮咳嗽病脉证并治》曰:"夫短气有微饮,当从小便去之,苓桂术甘汤主之。"邪在水分偏实的水饮用苓桂术甘汤,利小便而去其微饮;邪在水分偏虚兼瘀血的水饮,温阳利小便佐以活血用真武汤加减。

在阳虚基础上,可以引起瘀血阻遏血分造成浮肿。《金匮要略·水气病脉证并治》曰:"寸口脉沉而迟,沉则为水,迟则为寒,寒水相搏。趺阳脉伏,水谷不化,脾气衰则鹜溏,胃气衰则身肿。少阳脉卑,少阴脉细,男子则小便不利,妇人则经水不通;经为血,血不利则为水,名曰血分。"少阳脉卑,少阴脉细是由于十二经脉禀受于胃,胃为水谷之海,胃气衰微则少阳脉不足,少阴脉也不足。"三焦者,决渎之官,水道出焉",水道顺着三焦而下输膀胱,三焦虚则水道不利,少阴脉也虚,影响肾地道不通,男子小便不利,女子则经水不通。经为血,血不利则为水,是因为瘀血在里,引起浮肿。因此是先病血,继而瘀血,再病水,继而浮肿。因此临症治疗浮肿时需要在真武汤基础上温阳祛瘀,严重的需要温化瘀血,因此加入桂枝茯苓丸或当归芍药散。

通过对《伤寒论》与《金匮要略》原文的理解使我对浮肿病人有了新的认识。那个糖尿病肾病浮肿不退,一是因为当时只考虑到病人的浮肿,畏寒肢冷,便溏的脾肾阳虚证,未考虑到水饮夹实所致的头痛眩晕,气上冲的苓桂术甘汤证;二是未化水饮而温阳气,水饮不去阳气不可能起到温下作用,就会引起水液代谢输布不利,而使浮肿不消;三是病人患糖尿病多年,全身微血管变化,会有瘀血阻络,病人既有阳虚水泛的气分、水分证,又有"血不利则为水"的血分证。临床辨证属太阴太阳少阴合病兼水饮瘀血,治以温阳利水调畅三焦,拟方以真武汤、苓桂术甘汤、桂枝茯苓丸加减:制附子 15g(先下),茯苓 30g,白术 20g,生姜 15g,白芍 15g,生黄芪 30g,桂枝 20g,炙甘草 10g,丹皮 12g,桃仁 15g,桔梗 10g,杏仁 9g,大黄 5g,枳壳 15g。4 剂,一日二次,水煎服。病人服两剂后尿量增多,水肿减轻。4 剂后浮肿减半,继服 6 剂。浮肿已消,诸症痊愈。

(三) 提高经方疗效诀窍

临证应用经方每味药量一定要结合病因、病机、病所,遵循原文的配比,才能提高临床疗效。

五苓散中泽泻、猪苓、茯苓、白术、桂枝比例为 3∶2∶2∶2∶1。五苓散病机,三焦气化不行,水气内停,兼表不解,治以通阳化气行水,泽泻剂量必须大于其他药,泽泻得二苓则利水之功倍。前四味药都是利尿药,为什么配伍小剂量桂枝呢? 桂枝在这里的作用,一是治气上冲,二是解表,桂枝镇其上冲,诱导水往下走,达到小便行于下,起到四两拨千斤的作用。

泽泻汤在《金匮要略·痰饮咳嗽病脉证并治》中曰:"心下有支饮,其人苦冒眩,泽泻汤主之。"泽泻五两、白术二两,比例为 5∶2,泽泻汤病机为脾虚水饮内停,饮邪上蒙于心,心阳被遏,不能上会于巅,故头晕目眩。泽泻甘寒,生于水中,得水阴之气,而能制水,领水饮之气往下走,然犹恐水气下而复上,故用白术之甘温,崇土制水者以堵之,此方治疗高血压之头沉如裹疗效显著。

小柴胡汤在《伤寒论》96 条中,柴胡半斤、黄芩三两、炙甘草三两、生姜三两。柴胡与黄芩、炙甘草、生姜之比为 3∶1。病机为邪犯少阳,枢机不利。笔者临证柴胡用量为 24g,疏肝解郁一般以 15g 为宜,少阳病重症用量用至 48g,取得较好疗效。

真武汤在《伤寒论》316 条中,茯苓、芍药、生姜各三两、白术二两、附子一枚,治疗虚寒水盛。病机为肾阳虚衰,脾阳不足,水湿内停。临证不论急慢病症,水气停留全身或局部,只要见到虚寒证均可以大胆使用。笔者常用于以下疾病:①凡是因水气上冲于头引起,所致的高血压病、脑血管病、颈椎病及的头晕头沉等症。②肾源性水肿、心源性水肿。③真武汤方后注,若咳者,加五味子半升,细辛、干姜各一两,治疗水饮上逆而咳,一温、一散、一敛温化水饮,收敛肺气。

第三章　六经气化学说学习体会

六经辨证是伤寒论的总纲，从复杂的各种证候归纳分类，《伤寒论》的最大贡献，就是应用六经辨证理论，阐明了外感、内伤杂病发生发展治疗过程，正像仲景所言，"若能寻余所集，思过半矣"，治愈各种疾病，有效指导临床。

姚老祖孙三代（叔祖姚国美，父亲姚荷生）研究《伤寒论》110多年，推崇张志聪"六经气化"理论，这是符合六经实质及《伤寒论》的本意。

《素问·天元纪大论》所创的"标本中气"理论，是五运六气学说的重要内容，成为研究伤寒六经的主要思路，对指导六经病辨证论治有着重要价值。明代朱权在《乾坤生意》提示学人："古人云，治时病不知运气，如涉海问津。"意思是过大洋彼岸，你去问小河沟的人，他能懂吗，说明五运六气对中医如此重要。陈修园也曾经说："六气之标本中气不明，不可以读《伤寒论》"，提示我们掌握气化学说，对研读《伤寒论》具有重要意义。姚老也讲："不懂标本中气理论的标本从化，就不懂《伤寒论》，不懂《伤寒论》，就不懂中医。"

五运六气学说源于《内经》，清代医家张卿子及弟子张志聪、张锡驹把五运六气学说引入人体，后人借五运六气学说，运用标本中气理论，作为研究伤寒六经病的重要方法，被称为"六经气化学说"，对研究《伤寒论》六经病做出重大贡献。

《伤寒论》中虽无标本中气之说，但仲景却巧妙地将这一理论与六淫、脏腑经络病机，以及六经辨证用药结合在一起，使六经证治得到较合理的解释。仲景是如何将标本中气理论，转换为脏腑经络气化理论，并有效地用于辨证体系中呢？张景岳可谓是解读其中奥理最早者、最著者，张氏深谙其中之旨，指出："脏腑经络之标本，脏腑为本居里，十二经为标居表，表里相络者为中气居中。所谓相络者，乃表里互相维络，如足太阳膀胱经络于肾，足少阴肾经亦络于膀胱也。"这是张介宾运用标本中气理论解释脏腑经络之间的气化规律,也是用以阐发伤寒六经病变机制及治疗用药的生理基础,从而形成了研究《伤寒论》一个重要学派,即"六经气化学派"。这一学派的核心思想就是六经气化为病,正如张志聪所注:"治伤寒六经之病,能于标中求之,思过半矣。"现以《伤寒论》六经病为例,对标本中气理论在临床应用作以示范。

第一节　六经与临床

一、六经概念内涵

(一) 六与经概念

1. **"六"** 总和五相伴,如五脏六腑、五运六气。"五",根于五脏,根于阴。六对应六气,属气部分,表现为阳,或来自三,再分阴阳谓六,六经根于五脏,是所有物质所生的根本。

2. **"经"** 总要想到经脉,"经"在皮下,包括筋膜、肌肉、骨骼之上都称经。"脉"是营血所行的位置,"经"则是气所行的位置。五脏藏精化为气外出,首先归六腑,同时五脏自己还接经脉,五脏所连接的经脉实际上是三阴经,出六腑又连接三阳经,六腑以五脏为根。总之,三阴三阳作为六经来说,是五脏之精化生所填充六经。

3. **六经气化** "气化"是指风、寒、热、湿、燥、火六种物质在体内的运动变化。从标本中气理解"气化",是从标、从本化生的结果。自然界有外"六气",人体亦有内"六气"。《素问·天元纪大论》曰:"厥阴之上,风气主之;少阴之上,热气主之;太阴之上,湿气主之;少阳之上,相火主之;阳明之上,燥气主之;太阳之上,寒气主之。"很多疾病变化和人体内六气有密切关系。

4. **六经标本中气**

(1)本气:以风、寒、热、湿、燥、火六气为本。本,即事物的本质,因为六气是气候物化现象产生的根源,故谓六气为"本"。①太阳本气为寒:太阳本寒指布达于表的营血津液,标气三阳指在表卫阳之气,和肺宣发功能联系密切。②阳明本气为燥:阳明燥气主指大肠、胃的燥化功能,即对水谷精微的充分吸收,并产生相应的阳热,旺盛功能维护组织。③少阳本气为火:少阳运行气液,疏泄肠胃功能都离不开阳热,火能生热,所以称为"本火标阳"。④太阴本气为湿:太阴统津液、司输布,与阳明同主于里,由于津液为水湿之气,其性寒凉为太阴所统,濡养全身故"本湿标阴"。⑤少阴本气为热:本热言其心阳命火的主宰作用,少阴统阴阳,司神机,主宰全身,以阳气为主导运行精血,故"以热为本"。⑥厥阴本气为风:厥阴统血脉,司生发,其使血脉能通畅运行,有蓄有泄,起到调节和生发作用,故为"本风标阴"。

(2)标气:标,即标识、标象,三阴三阳作为标,因为三阴三阳本身只是一个标识,分别代表六气,厥阴代表风,少阴代表热,太阴代表湿等。

(3)中气:中,即中见之气,是与标本相互联系,表里关系者即为中气,三阴三阳相为表里,如少阳、厥阴相表里,厥阴为中见之气。就是相互表里两经互称为中气,通过表里两经络属而相互渗透,平衡协调本气,促进标气阴阳化生。

怎样理解中气? 中气为本气相关或相反的气。

《素问·六微旨大论》:"少阳之上,火气治之,中见厥阴;阳明之上,燥气治之,中见太阴;太阳之上,寒气治之,中见少阴;厥阴之上,风气治之,中见少阳;少阴之上,热气治之,中见太阳;太阴之上,湿气治之,中见阳明。"

少阳火的中气为厥阴风;阳明燥的中气为太阴湿;太阳寒的中气为少阴热。反之也一样。

为什么本气之中又可以出现与之相关或相反的中见之气呢?

一是因为六气变化到一定程度,常向相反方面转化。例如:热可以向寒方面转化,寒也可以向热的方面转化,所以"少阴之上,热气治之,中见太阳""太阳之上,寒气治之,中见少阴";湿可以向燥方面转化,燥也可以向湿方面转化,所以"太阴之上,湿气治之,中见阳明""阳明之上,燥气治之,中见太阴";风可以转化为热,火借风威,火可以转化为风,热极生风,所以"厥阴之上,风气治之,中见少阳""少阳之上,火气治之,中见厥阴"。

二是因为六气本身也有盛衰和太过不及。热气有余是热,热气不足就是寒,寒气有余是寒,寒气不及便是热,所以"少阴之上,热气治之,中见太阳""太阳之上,寒气治之,中见少阴";燥气有余是燥,燥气不及便是湿,湿气有余是湿,湿气不及便是燥,所以"阳明之上,燥气治之,中见太阴""太阴之上,湿气治之,中见阳明"。

总之,标本中气从阴阳之间,不但要注意到阴阳本身的特点,还要注意他们之间的相互转化,不管是推测气候变化还是分析疾病转变,都要从整体恒动的观点来认识。

这种以三阴三阳配六气的方法,是根据六气本身客观的相应表现制定的,风热湿火燥寒之六气之气化,可用三阴三阳识别,是以本气为依据,在本脏的气血推动和中气的渗透作用下,循三焦气化产生物质和功能。

(二) 六经标、本、中气内涵

《素问·至真要大论》曰:"气有从本者,有从标本者,有不从标本者也。帝曰:愿卒闻之。岐伯曰:少阳太阴从本,少阴太阳从本从标,阳明厥阴,不从标本从乎中也……是故百病之起,有生于本者,有生于标者,有生于中气者。有取本而得者,有取标而得者,有取中气而得者,有取标本而得者,有逆取而得者,有从取而得者。"疾病的发生、发展变化,"生于本""生于标""生于中气"的具体情况是怎样的呢? 在治疗用药过程中,怎样运用"取本""取标""取中气""取标本""逆取""从取"的治疗原则呢?

天体之气,天地的寒与人体的寒不同,应用到临床治病,还是张仲景转化的,他在《伤寒论》太阳病第 1 条讲:"太阳之为病,脉浮,头项强痛而恶寒",出现这些症状,即为人体的"表寒",因为当时气候处于小冰河时期,寒邪易伤人,人体受了外寒,随着时间推移、个体差异影响,引起一些变化。然后又把疾病分为阴阳两大类,即《伤寒论》第 7 条曰:"发热恶寒者,发于阳也,无热恶寒者,发于阴也",把疾病分成阴阳两大类,并提出 398 法,制定相应方药。

1. 标本同气,皆从本化　《素问·至真要大论》说:"少阳、太阴从本",王冰注曰:"少阳之本火,太阴之本湿,本末同,故从本也。"少阳之气为暑,证多热化,所以张仲景辨治少阳病时,总以少阳枢机不利,内郁化热为主要病机。或有胆热横犯于脾之"不欲饮食",或者犯胃而致胃气上逆之"喜呕",或有胆火上扰心神而见"心烦"不安或热迫胆汁外溢而有"面目及身黄",此皆为"少阳从本而化"之例,故仲景遣小柴胡汤,或大柴胡汤,或柴胡加芒硝汤治之。张志聪也有相同见解,他说:"少阳标阳而本火,则宜散之以清凉。"

太阴有湿为其特点,如脾虚水停之泄泻、浮肿、带下、痰饮、腹胀满,太阴之本为湿气,脾主运化水湿,为"水之制",喜燥恶湿为其特性。太阴为病,运化失司而致湿浊停聚为患,故太阴病无论热化、寒化,总以湿盛为其突出病机,临证所见的太阴湿热诸证,可选茵陈蒿汤、栀子柏皮汤、三仁汤、连朴汤之类以祛湿除热;或为太阴寒湿证,可选平胃散、茵陈四逆汤,以温中助阳利湿。这就是张志聪所注:"太阴标阴而本湿,故当治之以四逆辈。"后人亦有"治脾不在补,而在运其湿"之论。

2. 标本异气,从本从标　王冰注曰:"少阴之本热,其标阴,太阳之本寒,其标阳。"两者标本异气故其发病,有从其本者,也有从其标者。可见太阳本寒而标阳,标本异气,故太阳病既有"必恶寒"之太阳伤寒证(从本化),也有发热,"不汗而烦躁"之里热(从标化)。举例,太阳伤寒是麻黄汤或桂枝汤证,而表现的"恶风寒",争论焦点是表寒进入人体的外寒,还是体内化的外寒,根据标本中气学说,外寒伤人多犯人体生理之气,"伤寒一日,太阳受之""太阳之上,寒气主之"。外寒伤人易产生"同气相求"的效应,即外寒引动内寒,是太阳之气寒化太过形成的表寒,而不是病因的风寒所形成的表寒。

再如为什么有的病人受了寒,出现咽喉肿痛、发热,是由于太阳可以从本从标化,这里它是从标化,因为太阳是三阳、巨阳,从阳化热就会出现热象。

"少阴之本热,其标阴。"张志聪在论述其临证用药原则时指出:"如少阴病,脉沉者急温之,宜四逆汤,此少阴之病标也。如少阴病,得之二三日,口燥咽干者,急下之,宜大承气汤,此少阴之病本也。"由于少阴之本气为热,其标属阴为寒,因此临证常见伤寒少阴病;有从本而病的"少阴热化证",如仲景第303条所论的:"少阴病,得之二三日以上,心中烦,不得卧,黄连阿胶汤主之。"此为心火旺,肾阴虚证。少阴病亦有从标而化之"少阴寒化证"。

3. 阳明、厥阴,从乎中气 《素问·六微旨大论》:"少阳之上,火气治之,中见厥阴;阳明之上,燥气治之,中见太阴;太阳之上,寒气治之,中见少阴;厥阴之上,风气治之,中见少阳;少阴之上,热气治之,中见太阴;太阴之上,湿气治之,中见阳明。所谓本也,本之下,中之见也,见之下,气之标也,本标不同,气应异象。"

阳明、厥阴,从乎中气,王冰注曰:"阳明之中太阴,厥阴之中少阳,本末与中不同,故不从标本,从乎中也。"

阳明为多气多血之经,气血充盛,阳气最旺,故其从标而化,多为阳热主证。热盛伤津,大肠又能"主津",津液损伤,肠道失润,临证中,阳明病可从本而化,即燥化证,如《伤寒论》第212条、220条、241条、252条、253条、254条、256条皆是阳明腑实证,用大承气汤下之可愈。也可从标而化为阳热之证,如第168条、169条、170条、176条、219条、221条、222条,即所谓阳明经证者是,可用白虎汤类治之。也可从乎中气而化为太阴病,故在阳明经证之大热证或阳明腑实证之后,转化为太阴虚寒证,如《伤寒论》第194条:"阳明病,不能食,攻其热必哕。所以然者,胃中虚冷故也。"又在第259条说:"伤寒发汗已,身目为黄,所以然者,以寒湿在里不解故也,以为不可下也,于寒湿中求之。"在第243条也说:"食谷欲呕,属阳明也。吴茱萸汤主之。"这就是阳明"从乎中气"为病的实例。

正如张志聪所说:"阳明病,发热而渴,大便燥结,此阳明之病阳也。如胃中虚冷,水谷不别,食谷欲呕,脉迟恶寒,此阳明感中见阴湿之化也。"

厥阴之本属阳而标阴,其中见少阳之气,所以伤寒病有从本而化生阳热病者,如《伤寒论》第335条说:"伤寒一二日至四五日厥者,必发热,前热者,后必厥,厥深者,热亦深,厥微者,热亦微。",可用《伤寒论》的350条白虎汤治疗。厥阴病亦可从标而化生阴寒者,如仲景在353条说:"……下利厥逆而恶寒者,四逆汤主之。",在354条又讲"大汗,若大下利而厥冷者,四逆汤主之。"厥阴之病亦有不从标本而从乎中气(少阳)而病者。如仲景第326条所说:"厥阴之为病,消渴,气上撞心,心中痛热,饥而不欲食,食则吐蛔。"方用乌梅丸治之。因此张志聪总结说:"厥阴病,脉微,手足厥冷,此厥阴之病阴也。如消渴,气上冲心,心中疼热,此厥阴感中见少阳之火化也。"临证中,厥阴为病,常见寒热错杂,或相火妄行,肝阳上亢而有头晕、耳鸣、四肢抽搐之症,宜用清热泻火,息风止痉治之,亦属"从乎中气"的病理变化。

从上述仲景在《伤寒论》中对标本中气理论的应用情况来看,任何一经的发病,都有"从本""从标""从乎中气"三者。《内经》之所以说"少阳、太阴从本""太阳、少阴从标从本""阳明、厥阴从乎中气",一是突出其易生之病,如太阴之本湿标阴,其病多湿,少阳之本阳标阳,故多阳热之证等;二是强调病情的复杂,如少阴病有寒化、热化之证,太阳为病有从本而化的表寒,表里俱寒(如麻黄附子细辛汤证),也有从标从本之表寒里热证(如大青龙汤证);三是强调不为人们重视的疾病,如阳明多为实热证,但从中气者,也有寒湿证,《伤寒论》359条:"伤寒本自寒下,医复吐下之,寒格,更逆吐下,若食入口即吐,干姜黄连黄芩人参汤主之"和"食谷欲呕"的吴茱萸汤证,厥阴"从乎中气"则发寒热错杂证等。临证时应当权变圆活,不可拘泥。

二、脏腑应天本标中气对临床指导意义 [①]

《内经》讲的"五运、六气"之标本中气理论发源于《素问·天元纪大论》中,探讨五运六气与四时气候变化,万物生长衰老的关系。

《素问·至真要大论》叙述六气与气候变化,六气致病有从本、从标、从中气,有从取、逆取不同。金代河间学派的开山鼻祖刘完素,借用六气理论提出"六气皆从火化",归纳、总结了病机十九条。

---

① 引自姚梅龄先生2010年7月在北京的讲座报告——《浅谈标本中气对临床的指导价值》。

《素问·六微旨大论》阐述天体变化有衰盛,气候变化有太过、不及,天地间万物之间息息相应,与人体亦息息相应,即天人相应。把标本中气的理论引入人体,从人的气色、脉象谈及人体标本从化,丰富了中医辨证论治理论。

清代医家张卿子、张志聪、张锡驹系统总结了《内经》论述的"五运六气"之标本中气理论。清代医学家陈修园,归纳总结:变"天之标本中气说"为"人体六经六气之标本从化说",并绘出"脏腑应天标本中气图""上中下标本中气图"。这一理论为指导临床做出重大贡献。

(一) 理论内涵

1. 变"三阴三阳标本中气说"为"人体六经三阴三阳之标本从化说" 天之三阴三阳天之变,为人体六经三阴三阳;天之六气变成人体生理性的六气,以及人体六经化的病理性六淫。

2. 新创"脏腑应天本标中气说" 脏腑经络之标本,脏腑为本居里,十二经为标居表,表里相络者为中气;居中所谓络者,乃表里互相维络,如足太阳膀胱经络于足少阴肾经,亦络于膀胱也。

3. 清代柯琴创"六经各具六气" 从标本中气对天地气影响,引入对人体的影响,有效指导临床,使临证中辨证论治有了理论根据。清代柯琴曰:"六经各具六气""太阳之上,寒气主之",其他五气为次之,太阳也有五气之表证,所以临证从六经表证入手,治愈了众多疑难杂症。

(二) 理论价值

1. 进一步论治和充实了天人相应认识 中医学认为气是宇宙的本原,构成天地的要素,气也是生命的本源,构成生命基本物质。《素问·宝命全形论》曰:"人生于地,悬命于天,天地合气,命之曰人。"人理要符合天理,人道要符合天道,这就是"天人合一"基础理论源头,这个理论来自自然,所以人体的气也要合于自然。

2. 认识人体疾病的发病机制 能帮助我们较为客观和准确地认识人体疾病的发病机制和性质变化。

3. 能很好地解释《伤寒论》"六经提纲"与主证变证。

(三) 经气转输规律

经气靠六经传变,开阖枢通过三焦气化通道有规律转输。

1. 开阖枢概念 开是打开;阖是左右动作开关;门的开合有枢,枢是开阖枢的机关在枢,也是能量源头。

2. 开阖枢转输规律 ①太阳、太阴为开,言卫阳营阴之出表卫外。太阳经气特别是卫阳之气,是在上焦肺脏的宣发功能推动下布散于周身肤表皮毛,主要通过三焦气化通道实现。太阴所生的营血津液的转输敷布,主要通心脏布散血气津液功能完成的。②阳明为阖,言其维护阳热于肠胃,完成受纳腐熟水谷,传导排泄糟粕的功能,赖肺气清肃下行,脾通过转输津液以助阳明之燥化。③厥阴为阖,言阴血由心包下潜,蓄藏于肝脏,相火蕴含其内,受其疏泄调节,完成人体生命活动的物质需要,肾主闭藏,以助厥阴之阖。④少阳、少阴为枢。少阳为阳枢,以三焦为主输转气液;少阴为阴枢,以脉为主疏通运行气血,二者以君相之火为主持,内外交贯。

少阳为枢,外助太阳之开,内以助阳明之阖,故《伤寒论》230条:"可与小柴胡汤,上焦得通,津液得下,胃气因和,身濈然汗出而解"的论述;少阴为枢,通过心血的运行,外可助太阴之开以转输营血津液于周身,内可助厥阴之阖使阴血由心包下潜藏于肝脏。

六经的实质,是以六经气化为核心,用标本中气及从化,和升降出入、开阖枢、运气学说内容,阐释人体六经生理病理学说,掌握标本中气理论,有效指导临床治愈一些疑难杂症。

第二节　六经理论应用体会

一、六经病方在临床的辨证论治

临床治病,清朝陆九芝对温病的辨证论治,就是以应用六经理论,根据《伤寒论》阳明病治法为基础;《伤寒论》六经理论在治疗复杂的疾病中,曹颖甫最为符合张仲景的理论。

《伤寒论》六经理论临床应用主要体现以下六个方面。

1. 太阳病方证辨证论治　此病方主要包括五苓证类、桂枝证类、麻黄证类三种辨证论治,而葛根汤类也属于太阳病方辨证论治范围。本文主要对桂枝证类太阳病方详细阐述。张仲景在《伤寒论》中对"营卫不和"的表证治疗,主要是桂枝证类辨证论治。由于桂枝汤具有调和营卫,通阴和阳,发中有敛,以补为通的疗效,所以在临床中多应用桂枝汤治疗汗出异常的杂病,如多汗、冻疮、鼻炎等病症。

总之,当人们患有发热,汗出,恶风,无里热,苔薄白的营卫不和症状,应用桂枝汤都具有较佳的治疗效果。对于"营卫不和"之表证的病症不仅可以单纯应用桂枝汤治疗,更可以根据病人的病情配合其他药物,比如当病人具有表寒虚证兼有项背强痛,转侧不利症状,可以应用桂枝加葛根汤。

2. 阳明病方证辨证论治 此病主要分为阳明经、腑二证。一般情况下,患有急性热性病证往往会表现无形热邪弥漫上、中二焦当清等特征,治疗多运用白虎汤,而由于病人热证往往会耗津伤气,所以《伤寒论》治疗多应用白虎加人参汤。白虎汤不仅在急性传染病的初期,以及非感染急性热病初期应用比较广泛,在杂病中也广泛应用。如败血症、流行性出血热等,应用白虎汤治疗,主要用清热生津,除烦止渴的功效来控制病情。而在糖尿病属热属实病人中,则会应用白虎加苍术汤等进行治疗,并且急性风湿关节疼痛的病人应用更为广泛。对阳明病辨证论治中的"腑证",张仲景认为具有热邪与燥屎相合,搏结于里的临床特征,应用清法不能彻底治疗,而采用通腑治疗,应用三承气汤治疗才会彻底根治。因此在急性热病里热实证治疗中,三承气汤应用比较广泛。

3. 少阳病方证辨证论治 少阳病患病机制,是体内正虚邪恋所引起的,治疗主要应用扶正祛邪的"和解"治疗方法进行诊治。而小柴胡汤便是和法的代表处方,主要针对治疗具有心烦喜呕、胸胁苦满(闷)等不良症状的病人,比如低热、疟疾等病症。

4. 太阴病方证辨证论治 太阴病虽然有寒证与热证两种证候,但是常缺少胃虚寒证。太阴病在临床中未有明确的处方,在霍乱篇则具有理中一方。对于虚寒性胃炎等具有胃虚寒证病人应用理中汤、丸治疗,而对于具有湿热阻于中焦的实热证病人,则会用泻心汤进行治疗。

5. 少阴病方证辨证论治 少阴主要是指水火之脏,又分为足少阴与手少阴,即肾为水脏属足少阴,心为火脏属手少阴。少阴篇所概述的四逆汤处方,在抢救休克病人中具有较好的疗效,所以认为四逆汤具有强心、镇静、改善微循环等作用。临证应用附子药量,则应该根据病人的体质、病情决定。

6. 厥阴病方证辨证论治 厥阴病为"六经病"中最为复杂的一种,其发病机制是寒热错杂,所以对于厥阴病治疗比较繁琐。比如,虚而寒者,用温而兼补;寒热错杂者,寒热并用等等。而四逆散主要治疗患有肋间神经痛以及胃炎、慢性肝炎等病症。白头翁汤主要治疗急性肠炎、痢疾等。

二、六经实质是"六经生理体系"

(一)"六经生理体系"

姚氏三代认为六经实质是"六经生理体系"。即以六经气化为核心,以气血津液、精神为功用载体,以脏腑经络体窍为结构,对每经都要知道经气、经络、经域、经窍等概念内涵。这种体系以经典理论支撑,其内容符合临床实际。

以少阳经(手少阳三焦腑、足少阳胆)为例,它是《伤寒论》六大生理系统之一,掌握三焦、胆、腠理的部位功能及意义,拓展对少阳焦膜病诊断范围,治疗疑难病就可以找到入手处。

1. 手少阳三焦腑部位、功能及意义

(1)部位:三焦是六腑之一。所有脏腑都分布在上、中、下三个部位。外应腠理。

(2)功能:①通调水道:水液代谢靠脏腑气化功能,但必须赖于三焦水道通畅,故《素问·灵兰秘典论》曰:"三焦者,决渎之官,水道出焉。"②运行水谷:《难经·三十一难》曰:"三焦者,水谷之道路,气之所终始也。"三焦运化水谷精微,化为营气,传化糟粕,也是人体气化的开始和终了。③通行原气:《难经·三十八难》曰:"有原气之别焉,主持诸气。"元气是人体最根本的气,元气根于肾,发源于肾,又需要通过三焦经络为通路行于全身。④主持诸气:三焦通调水道、运化水谷精微、通行元气三大功能都要靠"主持诸气"得以实现。⑤气有六大功能:推动、温煦、濡养、防御、固摄、气化。气的运转机制出现障碍叫"气机失调",出现这种状况就要生病,所以《素问·举痛论》曰:"百病生于气",故三焦功能活动关系人体的营养代谢,水的代谢并调节整个生命活动。

(3)三焦内涵意义:三焦经气是火;经络是足少阳胆经、手少阳三焦经;经脏是胆、三焦;经域是少阳半表半里证、少阳里证、少阳表证;体窍是两耳、两目、胸中、腠理(指皮肤与肌肉交接处)。

由于少阳主表证、主里证、主半表半里证。少阳生理产生偏态,出现的病理状态,可以出现少阳风寒表证与少阳水饮郁火里证,就是《伤寒论》148条所说的"此为半在里、半在外也"(现在称半表半里证),邪犯少阳三焦、枢机不利的小柴胡汤证。

例如,手少阳上焦焦膜风湿热表证的喉痹银翘马勃散,就是风、湿、热侵害了手少阳经所循行体窍的人体浅表器官与组织,形成以咽与腠理病变为主的证候;主少阳里证有三焦腑的大陷胸证、胆腑的大柴胡证。

(4)三焦通行元气之道路:《金匮要略·脏腑经络先后病脉证》对三焦具体道路作了明确解释,曰:"腠者,是三焦通会元真之处,为血气所注;理者,是皮肤脏腑之文理也。"腠理是指脏腑及皮肤的组织间隙形成的纹理。人体的真元之气,就是通过这种组织纹理来运行敷布,从脏腑到血脉、经络、肌肉、皮肤,直至毫毛无处不到,以起到温肌肉、熏肤、充身、泽毛的作用。

总之，三焦总领五脏六腑、营卫、经络、内外、左右、上下之气血也。

2. 足少阳胆经部位、功能及临床意义 胆属奇恒之腑，经脉为足少阳胆经，胆寄于肝脏，主里，内藏精汁，为中精之府，主决断，参与情志活动，为中正之官，《素问·六节藏象论》曰："凡十一脏取决于胆也。"人体的其他脏腑正常功能都取决于胆气的生发。

胆气的生发对脏腑功能非常重要，因为胆不耐寒热，要保持常温，才能使少阳之气得以升发，发挥作用。胆气虚寒则心神不安，心慌，失眠，盗汗，恶梦，面色㿠白黯青；小儿则夜惊，哭闹，胆小，遗尿，抽动多动。治则温胆安神，药用温胆汤。

3. 腠理部位、邪入途径

(1)部位：指皮肤与肌肉交接处，它内通于脏腑，外发于肌肤。皮与肤之间谓之腠；理是皮肤、脏腑之文理也，为汗孔、毛窍所在之处。

(2)邪入途径："腠者，是三焦通会元真之处，为血气所注；理者，是皮肤脏腑之理也"，邪气从这里（腠理）就能入脏腑。

(二) 三焦焦膜病临证应用[①]

1. 三焦焦膜病范围 焦膜病常见于临床的胸膜炎、腹膜炎、胆囊炎、盆腔炎、间质性肺炎、心包炎、胸腹水、哮喘等，认识三焦部位功能，对这些疾病的治疗有指导作用。

2. 辨识病所 哮喘可辨手少阳三焦经表里及手太阴肺经表里。

3. 不同的病因 多为湿、痰、水、饮郁热或郁火于焦膜，少数为痰瘀交结或清浊交混于焦膜。

4. 不同的病机 哮喘多数为体表及肺中之邪传入留滞于焦膜，反过来影响肺气宣降而作喘，少数为焦膜之邪传之于肺而致喘，其具体的病机性质则有郁、结、停蓄、满溢、上逆及瘀阻之别。

5. 诊断要点（三焦病而致哮喘）

(1)往往有反复感冒、支气管炎及肺部感染，又经多次抗生素静脉滴注，甚至有物理退热和肾上腺皮质激素的治疗史。

(2)每次哮喘发作持续的时间较长，一般解除支气管痉挛、抗炎、排痰药效果很差，几乎非用激素（类固醇制剂喷喉为主）不可，然后则哮喘发作反而更频更重，直至每天都不能停用激素。

---

① 引自姚梅龄先生在 2014 年国家中医药继续教育项目讲习班上的讲座——《中医根治哮喘的几个问题》。

（3）往往有邪气（多为湿、痰、水、饮、火、热）闭阻上焦（如持续性胸闷、堵、痛、咳唾引痛胸胁或背）、中焦（如心下痞闷，腹满，难以深吸气，难以平卧，咳甚则呕恶痰涎，咳引心下及胁痛，寸脉浮关脉沉）的症状体征。

三、读懂六经实质才能掌握"六经表证"的临床价值

《素问·天元纪大论》所创的"标本中气"理论，是研究伤寒六经的主要思路，有效指导六经病辨证论治，姚氏认为六经实质是"六经生理体系"。读懂标本中气理论，才能掌握"六经表证"的临床价值。

如果不懂表证，就不会用纯中药治愈发热及疑难杂症。这需要具备一定的中医功底，需要有正确分析和判断的方法，这个思路、方法就是根本！本源一错，万虑皆失。如果连表里都错辨，那么用药的方向也会出错！这就是讲辨别表证的重要原因，表证对临床治疗疾病有重要指导作用，如果不会辨别表证，将无法治愈疾病。

几年来本人通过学习姚荷生"六经表证"学术思想及他讲的《伤寒论》证候分类纲目，学习姚老提出的"六经皆有表证"，系统总结了"六经表证"治疗方药，本人临证治愈众多疑难、重症，实践证明，理论有效地指导了临床。

第四章　姚荷生《伤寒论》疾病学分类纲目

中医临床学是建立在辨证疾病分类基础上，然而，一千八百年以来，从未有一部书将辨证论治的源头《伤寒论》的所有证候全部梳理清楚，源头不清，流何以洁？鉴于此，姚荷生先生从1937年开始，直至1997年去世为止，五易其稿，撰写了囊括《伤寒论》所有证候的《〈伤寒论〉疾病分类纲目》，再经姚梅龄老师等十五人历十三年的整理，才完成了这部医著的主要部分。

姚荷生先生《〈伤寒论〉疾病分类学纲目》是辨证论治核心，参考仲景原文六经六气结合八纲辨证作为疾病分类方法，采取六经主证、变证为纲，表、里、半表半里为目的分类方式，减少中间层次，切合实际需要，又参以《金匮要略》《温病学》时方代表类方，更容易看出伤寒六经辨证超出伤寒病之外，而六经表证具体详尽的分类恰恰能反映此点，实际是三大经典和寒温统一的精简和荟萃，而这些方证相继被分类在六经表证主证和六经表证变证里。

第一节　历代伤寒名家对六经表证认识[①]

姚老与其父依据两代人的临床经验，结合研究《伤寒论》的理论成果，及历代伤寒名家对六经表证认识，系统整理了六经表证学术思想，创新提出"六经皆有表证"。六经表证在《伤寒论》条文中均有记载，历代名家对六经表证皆有明确认识。

---

① 参考黄竹斋先生1982在陕西省中医药研究院内部印刷的《伤寒杂病论会通》。

一、太阳表证

《伤寒论》1条:"太阳之为病,脉浮,头项强痛而恶寒。"

明方中行:"太阳者……六经之首,主皮肤而统荣卫,所以为受病之始也。"

元滑寿:"脉在肉上行,主表也。表即皮肤,营卫丽焉。"

二、阳明表证

《伤寒论》182条:"问曰:阳明病外证云何?答曰:身热,汗自出,不恶寒,反恶热也。"

清柯琴:"阳明主里,而亦有外证者,有诸中而形诸外,非另有外证也,胃实之外见者,其身则蒸蒸然,里热炽而达于外,与太阳表邪发热者不同,其汗则濈濈然,从内溢而无止息,与太阳风邪为汗者不同,表寒已散,故不恶寒,里热闭结,故反恶热,只因有胃家实之病根,即见身热自汗之外证,不恶寒反恶热之病情……四证是阳明外证之提纲。"

《伤寒论》189条:"阳明中风,口苦咽干,腹满微喘,发热恶寒,脉浮而紧,若下之,则腹满小便难也。"

民国初年刘昆湘曰:"此示阳明经证亦有中风伤寒之辨。曰阳明中风者,言胃家本燥,外中于风;口苦咽干,证类少阳;腹满、脉浮而缓,证象太阴;发热、恶风、微喘,证似太阳;所以属阳明者,以胃实、大便难、脉大故也。以无头项、身体强痛,故不属太阳;以无目眩、往来寒热,故不属少阳;以无自利而复能食,故不属太阴。盖以胃气外布三焦,内溉脏腑,胃热浊升,津干燥化,咽路内焦,胆阳受灼,亦可见口苦,咽干之候。胃实而阳明内阖,津焦气阻,亦令腹满而兼微喘。以胃逆令肺失肃降,上迫为喘。但发热恶风,为在表之诊。脉浮而缓,举浮知风邪外鼓,按缓为胃气有余,不言汗出者,以阳明中风,法当无汗,与太阳中风自汗者不同。但宜从少阳阳枢以和表里,自濈然微汗而解。宜小柴胡汤加厚朴、杏仁,和其津液,降其逆气。若误认里实而早下之,则胃阳内陷,转系太阴。"

三、少阳表证

《伤寒论》264条:"少阳中风,两耳无所闻,目赤,胸中满而烦者,不可吐下,吐下则悸而惊。"

清程郊倩著有《伤寒论后条辨》指出,《伤寒论》为百病立法,"仲景非是教人依吾法去医伤寒,而是教人依吾法去辨伤寒,非单单教人从伤寒上去辨,乃教人合杂病去辨。"并曰:"风伤气,风则为热,气壅而热,故耳聋,目赤,胸满而烦也……此与伤寒脉弦细条,皆是表邪直犯少阳,不从太阳透迤来者,故总无四五日,六七日字。"

四、太阴表证

《伤寒论》274 条:"太阴中风,四肢烦疼,阳微阴涩而长者,为欲愈。"

清张令韶:"太阴中风,风邪直中于太阴也。四肢烦疼,风淫末疾也。微涩,阴脉也;长,阳脉也。太阴内主腹外主四肢,由内而外,转阴为阳,故为欲愈这候也。"

《伤寒论》276 条:"太阴病,脉浮者,可发汗,宜桂枝汤。"

明·方中行:"浮为在表,太阴之脉,尺寸俱沉细。今见浮,则邪见还表可知,然浮为风,宜桂枝汤者,以太阴之中风言也。"

五、少阴表证

《伤寒论》301 条:"少阴病,始得之,反发热,脉沉者,麻黄附子细辛汤主之。"

《伤寒论》302 条:"少阴病,得之二三日,麻黄附子甘草汤微发汗,以二三日无里证,故微发汗也。"

清周禹载曰:"此条当与前条合看,补出'无里证'三字,知前条原无吐利躁渴里证也。前条已有'反发热'三字,知此条亦有发热表证也。"《医宗金鉴》:"此二证,皆未曰无汗,非仲景略之也,以阴不得有汗,不须言也。"

清喻昌:"脉沉为在里,证见少阴,不当复有外热,若发热者,乃是少阴之表邪,即当行表散之法者也。但三阴之表法与阳迥异,三阴必以温经之药为表,而少阴尤为紧关,故麻黄与附子合用,俾外邪出而真阳不出,才是少阴表法之正也。"

六、厥阴表证

《伤寒论》327 条:"厥阴中风,脉微浮,为欲愈;不浮,为未愈。"

清尤怡曰:"此厥阴经自受风邪之证,脉微为邪气少,浮为病在经,经病而邪少,故为欲愈。或始先脉不微浮,继乃转而为浮者,为自阴之阳之候,亦为欲愈。所谓阴病得阳脉者生是也,然必兼有发热微汗等证候。仲景不言者,以脉该证也。若不浮,则邪着阴中,漫无出路,其愈正未可期,故曰,不浮,为未愈。"

姚荷生先生继承历代伤寒名家"六经表证"理论,系统研究、阐述和补充,仲景辨证论治内容才得以充分展示,并得到发展。

第二节 姚荷生六经表证、变证及里证分类纲目

几年来通过学习姚荷生"六经表证"学术思想及《伤寒论》证候分类纲目,学习姚老总结的"六经皆有表证",创新太阴风湿表证、太阳表证、少阳表证的理论,并系统总结了"六经表证"治疗方药,临证治愈众多疑难、重症病人,实践证明理论有效地指导了临床。几年来学到了大学教材中没有学到的知识,提高了中医理论功底和临证疗效。

一、六经表证主证证治[①]

太阳经生理:太阳经经脉禀天之阳气最足,应天之巨阳而为人身巨阳,故太阳经脉为三阳之经,亦即太阳经具"标阳"之性。

膀胱为人体州都之官,为寒水之腑,故其性寒,加之其秉承先天之本肾脏的寒水之气,故其生理寒性甚强;小肠为传化物之腑,其秉心火之余气,性亦属火,而能传化物,泌别清浊。两腑之气相较,膀胱之气强于小肠之气,"两经一气"合化的结果,是火从水化,热从寒化,最终形成的太阳本气为"寒气",故《素问·天元纪大论》说:"太阳之上,寒气主之。"由此可见,太阳经的"两经一气"为足经司令。

综上所述,太阳经的生理性质,是本寒而标阳。"阳者,卫外而为固也",太阳经为人身巨阳,自然肩负卫外之功,若要卫外,则必具统营卫之力,始能固护人身肌肤之表,而太阳经正具此力,故又云太阳统营卫,主皮毛,为人身藩篱而主表,外邪伤人,多首伤太阳。

太阳经病理:《伤寒论》是讨论外寒伤人所致各种病变的专书。

外寒为阴邪,最易伤人体之阳,加之外寒伤人,必从表入,故伤寒之为病,多首伤太阳经形成太阳病变,故张仲景云:"伤寒一日,太阳受之",且将"太阳病"列于《伤寒论》之首。太阳既主表,外邪伤人既多首伤太阳,而外邪又

---

① 引自姚梅龄、伍炳彩、邓必隆先生 2010 年在《江西中医药》杂志发表的文章——《〈伤寒论〉证候分类纲目》。

有风、寒、暑、湿、燥、火六淫之别,故太阳病中理应包括六淫伤太阳的六大类病症。

(一) 太阳主证表证分类及证治

1. 太阳伤寒

【临床现症】主症:恶风寒,发热,头痛,无汗,脉浮。或现症:项强,身痛腰痛,骨节疼痛,不欲食,呕逆,咳喘,或初病时暂未发热而仅恶寒。

【病因病机】太阳经统营卫而主肌肤,主一身之表。风寒之邪伤人,太阳必首当其冲。而太阳经以寒为本气,风寒客邪复从外犯,以寒引寒,内外相引,导致太阳经本气寒化太过,形成太阳"表寒",遂成太阳伤寒表证。

寒郁肌肤,卫阳被遏故"必恶寒",此为太阳伤寒表证必具之主症。病人虽厚衣覆被,亦觉寒冷难忍。《伤寒论》1条:"太阳之为病,脉浮,头项强痛而恶寒。"姚荷生在《伤寒论》1条的"恶寒"二字前加一个"必"字,即"必恶寒",强调"恶寒"二字,至于风温、风水是六经的变证。

寒邪闭表,营卫被郁,则卫阳必奋起以祛阴寒,以行营气,正邪相争,以致发热,"或未发热",乃属初起恶寒显著,病人暂时没有感到发热,原因是寒风闭表,卫阳被压抑过甚,一时不得伸张而暂时无法与寒邪剧争所致,但本证属邪实正盛,寒闭愈甚,则卫阳与之相争也就愈烈,因而,临床常表现为恶寒愈甚,发热愈甚。发热是机体抵抗疾病的应有现象。

太阳经脉从头下项,挟脊抵腰,行人身之表,寒邪凝闭,太阳经气郁阻,营气亦因之阻滞不行,不通则痛,故见头痛、项强、身体疼痛、骨节疼痛、腰痛,且因寒性收引凝敛,其疼痛的特点多为紧束牵强感。

卫气闭遏,毛窍则阖而不开,故身虽有发热却无汗,甚至"不能得小汗出"。

寒邪在表,卫气起而抗争于表,其脉当浮;紧脉之形成,缘于寒邪外束有力,卫气与之抗争,而现左右弹指有力之象;症现发热,则可脉数,可表现为脉浮紧而躁动,当属躁动弹指之象。

综上所述,本证属太阳主证表证,伤寒表实之证。

【鉴别诊断】

(1)诊断主要依据:恶寒发热同现,脉浮,头痛,项强,无汗。

(2)鉴别诊断要点:①与太阳中风证鉴别。本证无汗,中风证时自汗;本证脉不虚、不弱、不软,甚至脉紧,而中风证常"脉缓"。②与太阳风温表证鉴别。本证恶寒无汗,而风温表证多汗出不恶寒;本证多无口渴,而风温表证多口渴。③与太阳风湿表证鉴别。本证多为身紧痛而不重,风湿表证多为身酸痛而重。④与少阴伤寒表证鉴别:本证脉常浮而不沉,少阴伤寒表证脉必沉。

【治疗方法】

(1)治法:辛温发表取微汗。

(2)方药:麻黄汤。麻黄 10g,桂枝 6g,炙甘草 3g,杏仁 10g。

(3)宜忌:服药后注意避风,静卧温覆取微汗;饮食宜清淡,忌食生冷、荤油厚腻、奶酪、腐败恶臭之类食品;禁冰敷、冷敷、酒精擦浴。本证虽常有高热一证,但不宜用冰敷等物理降温法,本证为风寒闭表之证,且多为感受外寒所致,若用冰敷等法治疗,是以寒治寒,助邪闭表。从临床事实来看,无论是何种疾病,当其处于风寒闭遏太阳之表的阶段,若采用此种物理降温法,其后果轻则促发热难退,延长病程,重则促邪内陷,变生他病。

【预后转归】

本证邪实正盛,邪浅在表,服药如法,每可一剂知,二剂已。

临床上亦有部分病人服药后,会出现一时性的烦热欲去衣被的现象,且往往伴随热多寒少,体温升高(甚至超过 40℃),这是正邪相搏,卫阳借药力欲一鼓祛散风寒的正常现象,继则汗出寒除,热减而向愈。这与张仲景在 116 条中所说的"欲自解者,必当先烦,烦乃有汗而解"是一个道理。

因寒邪闭表,进而闭肺引起咳喘的病人,在服麻黄汤等辛温剂后,在一两天内可出现咳反频繁的转归,只需闻其咳声由紧而松,痰易咳出,则属病情趋好,咳必渐平,因咳为身体欲使肺气宣畅的反应,麻黄宣肺助身体之力可促其咳畅。此证病人大多在近中午时刻体温开始明显升高,因"巳(9 时)至未上(13 时)"是太阳经经气旺时,此时营卫之气亦旺于体表而与寒邪相搏较剧,故恶寒、发热等症均较显著。若正能胜邪,也往往是在此段时间内,继症状高峰之后随即汗出寒除热减乃至痊愈。

临床上有因用寒凉药、化学解热剂或冰敷法强行退热,以致热暂退而恶寒不除者,其后必发热。

2. 太阳中风

【临床现症】主症:头项强痛,恶风寒,发热,自汗出而不彻,身体酸疼,脉浮缓。或现症:鼻鸣,干呕,流清涕,喷嚏,四肢酸疼,腰酸疼,脉浮弱或浮数,舌苔薄白。

【病因病机】本证由感受风寒,侵犯太阳经所致。太阳经脉上额交巅,入络脑，还出别下项；而风主疏泄，寒性凝敛，风邪夹寒束表故而头痛项强；肌表感受外邪，毛窍仍欲闭拒而啬啬恶寒；欲闭而不能自充，蕃篱空疏而淅淅恶风；此难开难合形成翕翕发热，开则营弱汗出，而热势暂低，合则汗不得出，卫阳浮于表与寒邪相争则热势复高，同时，也就造成病人一时自汗出，一时又欲汗出而不得汗出，即所谓自汗出而不彻的征象；毛窍开合不利，鼻亦难独任呼吸，壅塞不通而或鼻鸣；肌肉受邪，影响脾胃升降失常而干呕。邪正相争于表，卫阳较强，故脉浮；营阴偏弱，稍按又觉弛缓无力，故脉又现缓弱之象，邪犯通体之卫气，营血因之阻滞，故而身体四肢及腰酸疼。

以上分析，本证与太阳伤寒表证在病因病机方面主要有三点明显区别：第一，本证的病因是夹有寒邪的风邪，与伤寒表证的病因是夹有风邪的寒邪相比较，主因有偏风与偏寒的不同；第二，导致本证的风邪，其性主动，主疏泄，所以即使是夹寒的风邪，也没有寒邪凝闭压抑卫气的作用强，故本证与太阳伤寒表证无汗而不同，时而能自汗；第三，正因为本证无寒闭卫气较甚的机制，故卫气奋起与邪争之力亦不强，卫气盛实的程度亦较表寒证稍逊，加之本证尚具营弱之机，则相对表寒的麻黄汤证而言，常被伤寒专家称为表虚证，然就其实质而言，本证乃属以风寒之邪偏盛为主，卫营不足为次的偏实证候。

【鉴别诊断】

(1)与伤寒表证实证鉴别：本证有汗，伤寒表实证无汗；本证脉浮缓或浮弱而不紧，伤寒表实证脉浮而紧；本证因卫气与邪争之力不强，加之时自汗出，故本证所现寒热、肢体疼痛较伤寒表实证为轻。

(2)与风湿鉴别：太阳风湿表证常现头身疼痛且沉重，或首如裹；风湿证汗出不能下达，甚至无汗，寒热都不太显著，只是不欲去衣被，手足温温发热而不能自觉；但风湿过重且体壮实者，亦有振寒壮热、头痛身痛呻吟不已。此类特征，太阳中风证均不具备。

【治疗方法】

(1)治法：辛温疏风散寒，和营解肌。

(2)方药：桂枝汤。桂枝10g，白芍10g，炙甘草8g，生姜10g，大枣6g。注意此方煎煮宜微火。

(3)宜忌：服药后宜饮热粥以助药力、避风寒，增加衣被。在饮食方面应忌生冷。桂枝本为解肌，若其人脉浮紧，恶寒发热汗不出者，不可服之。素喜饮酒者不可服桂枝汤，因为酒可使湿邪内蕴。本证忌物理降温。

3. 太阳表证寒风郁阳

【临床现症】发热恶寒,时作时止,一日发作二次或数次而不定时;无汗,或服药发汗而不彻;面红、身痒,不呕,大小便正常;舌质淡红,苔薄白,脉浮。

【病因病机】本证病因病机是寒风郁阳,正邪相争,势均力敌。寒风郁遏卫阳,正邪相争,本当恶寒发热;今恶寒发热时作时止,如疟之发作(即第23条、25条所谓"如疟状""若形似疟,一日再发者"),提示卫阳与表寒相争时有进退;其症又现无汗、面赤(面色反有热色者)、身必痒,又提示本证很难解,因面赤、身痒,是阳气怫郁在表,寒风欲透不透现象。

故本证病机,是寒风郁阳,正邪相争于表,治宜因势利导,发表宣郁,使体表之风寒得以宣散,郁闭于体表之卫阳得以宣通,则邪去正安,其病则愈。

【鉴别诊断】

(1)疟疾鉴别:本证发热恶寒阵作"如疟状",因此有必要与疟疾鉴别,有以下几点:①伤寒病属外感风寒致病,多有明显感受风寒史。②疟病为感受时疫之气所致。疟病多为邪犯少阳,其症多有往来寒热,恶寒与发热二症交替出现。③疟病常见先寒后热,继而汗出热退,然过一二日又作。④本证汗出透彻热退之后,不再发病。疟病脉多弦;本证脉浮。

(2)太阳风寒闭表与本证鉴别:两者均有风寒郁遏卫阳、卫阳奋起与风寒相争的机制存在;若卫阳被郁过久或过甚,甚至卫阳奋起过亢、阳复太过,又反可化热,进而形成表寒闭热证(例如"大青龙汤"证);均属太阳表证,其现症均有脉浮、恶寒、发热、无汗(常为"不能得小汗出"),甚至二者均可出现"面红赤"。然本证的病因病机仅为风寒郁阳,并无内热,其面赤身痒,乃属阳气怫郁欲发越而不得之故,治疗应须辛温助阳(须乃个桂枝汤辛温助表阳)散寒(又须同时用麻黄汤发散表寒)而不能用寒凉之品(如石膏、芩、连)。压抑和克伐阳气,这就与大青龙汤必须用生石膏,以清邪热有本质区别,因此,必须将本证如表寒闭热的大青龙汤证进行鉴别,鉴别要点如下:①表寒闭热证因有热邪内扰,会出现心烦,尤其是表寒闭热的重证大青龙汤证,明显烦躁不安;而本证属表寒郁阳,无热邪内扰,故无心烦,仅有部分病人在阳欲胜寒、汗欲出的短暂时间内,乍觉体表烦热欲去衣被而已。②正因本证无热邪,所以不会出现表寒闭热证如咽痛、口干渴、小便黄、苔黄等症状。③若症现发热恶寒,日二三度发如疟状,然脉微而恶寒较重(寒多热少)者(参考23条),则属少阴太阳俱虚,不属"寒风郁阳,正邪相争"的实证,不能采用麻桂合方的发散之剂,而单用桂加附子汤主之。

【治疗方法】

(1)治法:助卫达表,小发其汗。

(2)方药 ①已经发汗者,用桂枝二麻黄一汤。桂枝3~9g,白芍3~9g,生姜3~6g,炙甘草3g,麻黄0.6~1g,大枣5g,杏仁5g。每日一剂,日煎服二次。②未曾发汗者,用桂枝麻黄各半汤。桂枝3~6g,白芍3~6g,生姜3~6g,炙甘草3g,麻黄3~5g,大枣4g,杏仁6g。煎服法同上。

(3)宜忌:①药后静卧取汗,避风;②禁冰敷、冷敷、酒精擦浴等物理降温疗法;③禁下,如《伤寒论》44条所说:"太阳病,外证未解,不可下也,下之为逆,欲解外者,宜桂枝汤";④忌苦寒清热。

(二)阳明主证表证分类及证治[①]

阳明主证表证分类,姚老仍按柯韵伯"六经皆有主气"的观点,考虑"阳明之上,燥气主之"为主,而将风寒直犯阳明,列于阳明变证表证之中,且结合阳明中风、伤寒,胃气之强弱来细分阳明中风、阳明伤寒,别具匠心。

1. 阳明风温

【临床现症】发热,汗自出较甚,不恶寒,或恶寒二日自止而反恶热,但头眩,能食而咳,咽痛或气逆欲呕,或但欲眠睡,目合则汗,面合色赤,口苦咽干,腹满,微喘,脉浮大上关上,或浮数,或浮紧。

【病因病机与证候鉴别】

阳明为两阳合明之经,外感风寒每易化热,风温则更直接亲和阳明,而表现发热较甚而不恶寒,即使开始恶寒,二日止而汗出恶热,这不但与太阳伤寒之必恶寒有别,即阳明自受风寒,以与消化道直接相关能食为中风,不能食为中寒以别之,咽为食管,温热咽痛,自不足为奇,其所以咳者,亦因咽喉紧联,肺胃互络所致,风性涣散与寒邪紧束不同,故但头眩而不痛。原文201条实为阳明风温表证比较完备的描述,亦临床所见常见者,有的热盛昏昏思睡,目合则阳加于阴而盗汗出,热势在(偏)表,故脉仍浮为主,热势偏中上,大则上关上,面合(全)赤色,因为阳明盛于头面,由上盛所致结实转向中下,不复以面赤为突出。

【治疗方法】

(1)治法:论中虽甘寒清热(葛根芩连、麻杏石甘、竹叶石膏)不乏其例,初起每多嫌其苦重,轻清走表走上似嫌不足,若误下之,腹满小便难。

(2)方药:①银翘汤:金银花、连翘、竹叶、生甘草、麦冬、细生地。②桑杏

① 引自姚荷生编写的硕士研究生教学讲义——《〈伤寒论〉有关疾病分类纲目》。

汤:浙贝、生栀子、香豉、沙参、桑叶、杏仁、梨皮。③竹叶石膏汤:竹叶、石膏、半夏、麦门冬、人参、甘草、粳米。

2. 阳明风热燥表证 [①]

【主症】

(1)发热:《伤寒论》236 条:"阳明病,发热汗出者,此为热越。"《湿热病篇》薛生白曰:"阳明之表,胸中也,肌肉也。"

(2)不恶寒反恶热:《伤寒论》182 条:"问曰:阳明病,外证云何? 答曰:身热,汗自出,不恶寒,反恶热也。"

(3)多汗:《伤寒论》196 条:"阳明病,法多汗。"

(4)口渴、能食:《伤寒论》190 条:"阳明病,若能食,名中风,不能食,名中寒。"

(5)前额及目眶痛:《灵枢·经别》曰:"足阳明之正,上至髀,入于腹里,属胃,散之脾,上通于心,上循咽出于口,上额颅,还系目系,合于阳明也"。

(6)心中烦热,脉浮数:热扰心神,病在表并有热,故脉浮数或脉上关上、浮大。

【或现症】

(1)发热而汗自出或盗汗:《伤寒论》201 条:"阳明病,脉浮而紧者,必潮热,发作有时,但浮者,必盗汗出。"

(2)目合则汗:《伤寒论》196 条:"阳明病,法多汗。"

解:阳明风热鼓舞,常可多汗,寐时目合则因阳加于阴,阳逼津泄可现"目合多汗",小儿睡时,豆粒大汗出,是因小儿阳热盛,阳不能全入阴,余下的阳浮越于外则汗出。治疗用葛根芩连汤(单纯止汗药无效)。

(3)头眩不痛,不恶寒,故能食,而咳,咽痛:《伤寒论》198 条:"阳明病,但头眩不恶寒,故能食而咳,其人咽必痛,若不咳者,咽不痛。"姚老认为:阳明热上扰头,则头眩不恶寒;风热在阳明气分则能食;阳明病影响肺气则咳;鼻干而呼气烘热,鼻塞涕黄。《灵枢·经别》曰:"足阳明之正……上循咽出于口;上额颅,还目系。"

(4)多眠睡:由于"足阳明之正……属胃,散之脾,上通于心",《灵枢·经别》的经脉脏腑的连通性,热扰心神而多眠睡。

【病因病机】本证由阳明经受风热风寒引起或由太阳、少阳表证传变而来。

---

① 引自姚梅龄先生在第五届全国经方论坛暨经方应用高级研修班上的讲座——《阳明风热燥表证》

风热阳邪易和阳明亲和,即使风寒亦从阳明本气之燥而化热,形成阳明风热表证。

【鉴别诊断】

(1)诊断依据:症现发热,不恶寒反恶热,多汗,口渴,头昏或头胀痛,脉浮数者,可诊断本证。症现前额胀痛或眉或目眶胀痛,自汗,口渴,脉浮数者,亦可诊断为本证。

(2)类证鉴别:①本证发热、汗出、不恶寒而恶热、口渴等症,与阳明胃中燥热内盛应相鉴别。阳明里热炽盛,充斥内外,观外证现高热大汗如蒸,内证现大烦渴不解,脉亦因热势所鼓涌而显洪大有力;本证为阳明表热,热势稍轻,其发热汗出尚无蒸蒸之势,虽口渴而不至于"大烦渴不解",脉浮数不洪等,可资鉴别。②本证与手太阴风温的银翘散证或桑菊饮证相似,故须鉴别,由于本证常汗出较多,加之常现阳明经脉循行部位的症状,故可与后二者相鉴别。

【治疗方法】

(1)治法:轻清达表,苦寒清润。

(2)方药:银翘汤(《温病条辨·中焦篇》方)加葛根、黄芩。药用:金银花10~15g,连翘 8~10g,竹叶 6~8g,生甘草 3~6g,麦冬 10~12g,生地黄 10~12g,葛根 10~15g,黄芩 8~10g。水煎两次,分三次服。

(3)宜忌:本证虽可出现大便硬,但不可用下,正如《伤寒论》189 条所说"阳明中风……若下之,则腹满小便难也。"

(三)少阳主证表证分类及证治

少阳居于半表半里,手少阳三焦外合于腠理,若平素腠理不固,风寒邪气可直犯少阳,《伤寒论》97 条:"血弱气尽,腠理开,邪气因入,与正气相搏,结于胁下,正邪分争"可证,结合原文和临床可以见到少阳中风、少阳伤寒。

1. 少阳中风[①]

【证候】呕而发热,口苦,咽干,目眩,两耳无所闻,甚者耳前后肿,目赤,胸中满而烦痛。或胁热下利,脉浮弦而数。

【因机】风为阳邪,易与少阳主气之火亲和,故风从肌腠直中少阳,外则发热而未必恶寒,内则循少阳三焦焦膜,气逆胸膈烦满欲呕。风火相煽,上乘空窍,不独主消化之口,咽可以出现苦干,其主外窍,不仅目眩,而且出现火伤阳络之赤色,绕耳前后入耳中之经脉受到干扰而耳鸣,耳聋,甚则耳前后肿,目赤肿痛,这都是因为肝胆相火游行三焦得到风邪的鼓舞所致。如果三焦的决渎

---

① 引自姚荷生编写的硕士研究生教学讲义——《〈伤寒论〉有关疾病分类纲目》。

功能同时失职,则有时还可因体热而下利。

【鉴别】本病与风挟外寒火气内郁的少阳伤寒证不同,风从火化,在疾病分类当属风温范畴,故多发热而不恶寒,发病较急,烦苦呻吟较甚,与伤寒往来寒热,嘿嘿不欲饮食有异。临床亦有素禀相火偏亢,有风挟寒来一时从化不及而出现往来寒热者,那就属寒风闭火,其伴随症状之目赤、耳聋、耳前后肿、脉弦数还是比较突出,可据以为鉴别。

【治疗方法】苦寒降火,兼以清透。

【方药】黄芩加半夏生姜汤合葛根芩连汤,若寒热交作,耳前后焮肿用普济消毒饮,兼以清透。

2. 少阳伤寒[①]　寒邪直接作用少阳经之表所形成的疾病过程称"少阳伤寒表证"。

【病因】指"直接病因"的表寒之邪,各种有害因素干扰或损伤人体之后,在人身体表所形成的属于"寒性"的、对人体造成了进一步损害的致病因素。从临床事实看,"各种有害因素"包括:外寒、外风、外湿、外浊等其他外邪(如暑气等);疫气(如病毒、微生物、原虫等生物因素);凉药等化学因素;其他表邪(如表湿转化形成表寒)。

"少阳伤寒表证"临床常见证候:少阳之表异常关键病变过程属少阳病。少阳病以少阳半表半里证最多,第二是少阳里证,第三位的才是少阳表证,但是少阳表证绝不少见,在临床上见急慢性病中,如感冒、神经血管性头痛(偏头痛)、前庭神经炎、神经性耳聋、中耳炎、乳突炎、颈椎病(包括部分颈椎增生)、颈部风湿性多肌病、肩周炎、乳腺炎、胆囊炎初起、部分风湿病等可发现"少阳伤寒表证",不懂得"少阳伤寒表证",则难以在 2~3 天内使病愈。

虽然少阳病证候以表里相兼证(即半表半里证)为多,而且《伤寒论》中没有一条单纯少阳伤寒表证的记载,但是,《伤寒论》中 96 条、97 条、99 条、101 条、144 条、149 条等十九条内含"少阳表有寒风"或"寒闭少阳之表"的病因病机,如《伤寒论》148 条:"伤寒五六日,头汗出,微恶寒,手足冷,心下满,口不欲食,大便硬,脉细者,此为阳微结,必有表,复有里也……此为半在里半在外也。脉虽沉紧,不得为少阴病……可与小柴胡汤。"

【临床现症】

(1)主症:①恶寒发热;②无汗;③头昏头痛;④脉弦,苔薄白,遇外寒发作。

---

① 引自姚梅龄先生 2015 年在国医大师路志正学术思想研修班上的讲座——《少阳伤寒表证》。

(2)佐症:①或往来寒热;②或微耳鸣,目眩;③恶心微干呕不欲食;④一侧颈项强偏头痛,耳前后部痛,肩痛,脉浮数。

(3)或现症:①寒闭卫气的微恶寒,恶风;②寒闭气分的寒多热少,手足冷,耳聋;③寒闭营分的偏头痛甚,或腰痛;④寒闭经脉气血的偏头痛或后枕部痛甚,耳前后疼痛,头痛,巅顶或一侧颈项痛拘急。

【鉴别诊断】

(1)诊断依据:主症 2 项 + 佐症 1 组,或现症 2 项。

(2)鉴别:①少阳寒风、郁火半表半里证是小柴胡证;②少阳伤寒表证:与少阳半表半里证鉴别,无口苦,咽干,目眩,胸中烦喜呕。

【治则】

(1)寒闭卫气分(少阳表证):辛温发表,疏通阳气。方药:加减小柴胡汤:柴胡 9~12g,生姜 10g,炙甘草 8g,麻黄 9~12g,羌活 10g,加减:寒加风饮加生姜、汉防己 10g。

(2)寒闭营血分:辛温解表,散营通经。方药:柴胡桂枝汤加减:柴胡 10g,生姜 10g,炙甘草 8g,大枣 10g,桂枝 10g,赤芍 10g,川芎 12g,红花 10g。

加减:肢节痛加羌活 10g,细辛 3g,血瘀加乳香 10g,没药 10g,三七 10g;肢麻加当归 15g,鸡血藤 15g。

(四)太阴主证表证分类及证治

太阴指足太阴脾经、手太阴肺经,所主的体表组织和器官即脾主四肢、肌肉、口(咽);肺主皮毛(玄府)、鼻(喉)、气道。以淫邪直接作用于太阴之表为症结的病变,称为太阴表证。

第一个明确提出“太阴风湿表证”的是姚荷生教授,姚梅龄教授 2005 年在广东省中医院主讲太阴风湿表证,把“太阴风湿表证”系统创新发展并将诊断、治疗全面应用于临床中,治愈众多疑难、重症病人。掌握太阴风湿表证,对临床有非常重要的指导意义,它既是许多常见病、疑难病、严重慢性病无法根治的前提基础,也是激素、抗生素、抗过敏药的禁忌证,中医教材、杂志没有记载,填补了医学空白。

太阴风湿表证 [①]

【临床现症】

(1)发病经过:发病前 1~2 天,常有以下因素:①外感因素:风、寒、暑、湿

---

① 引自姚梅龄 2005 年在广东省中医院的讲座——《太阴风湿表证》。

（水）；②饮食：牛奶、肥腻、营养过多；③疫疠：湿温、温毒、暑疫（病毒、细菌、支原体等微生物，甚至包括原虫等）；④过逸；⑤误治史：输液偏多，反复用抗生素治疗病毒性疾病，滥用激素，用辛温和辛凉解表、苦寒和咸寒清里、甚至用壅补之剂的误治史；⑥宿疾与体质：关键在体内素有湿，素来脾、肺之气不足。

（2）发病过程：①往往是急性起病：即感受外邪、不洁饮食或经误治后的当天或第二天即发病，并出现太阴风湿表证的证状；接触疫疠后发病者，其潜伏期的天数不等，感染流行性感冒（以下简称"流感"）则发病较快，有少部分在某些疾病的迁延期，例如肺部炎症难以吸收的迁延期中的太阴风湿表证。②起病时第一感觉，病人常感到非常"疲倦"。

（3）主症：肢软乏力，手足自温，脉浮。

（4）典型症：手足自温；脉浮虚而不流利。

（5）或现症：①发热，多数发热不高，或身体午后发热，四肢酸楚，身体困倦，微恶风寒，不欲饮，小便自利。②若风偏重：阵作自汗出，汗出热不退；或汗出恶风，脉可浮弦。③若湿偏重：可无汗而恶寒恶风，或汗出不彻，汗黏，或感肢体沉重，脉浮或缓、或软、或濡、或欠流利，舌苔白或厚或微腻，面色或黄或兼黯淡。④若属风湿犯手太阴之表：则可兼鼻微塞，喷嚏，流清涕或黏，或微咳，脉可现寸脉独浮或右寸独浮，手足自温不显著。⑤若属风湿犯足太阴之表：则手足自温明显，或四肢酸软亦较明显，久则晨起手微胀，午后跗微肿，目胞微肿，或手足发作轻度的湿疹，或口不仁而食乏味；或恶心明显，小儿可现微吐，大便软，甚则微溏。⑥若属风湿痹阻经脉为主：则可四肢痛烦，骨节疼痛；甚则四肢挛急，或发为痿躄。⑦其他：舌苔薄白或厚浊而浮；舌质偏淡或淡红，舌边有浅齿痕，脉浮弱，手自温而足冷。

【病因病机】风湿有余，肺或脾气不足。风湿是直接病因：体表风湿之邪形成，由体外的风湿外邪干忤体表产生，也可其他有害因素影响太阴之表，影响脾肺功能，形成太阴之表的风湿表邪，反过来风湿表邪又直接损害太阴之表，并影响脾肺功能，形成太阴风湿表证。关键病机为阻滞气机。

【临床依据】临床初步统计，到目前为止占门诊人次的 4.3% 以上。根据姚老的 2.6 万人次的不完全统计（太阴风湿表证及其兼证常见病种，均属姚老本人经治的）：

（1）呼吸系统：感冒，支气管炎，病毒性、细菌肺炎（包括非典），支气管哮喘。

(2)消化系统：病毒、细菌性急性胃肠炎,慢性结肠炎,急慢性甲型、乙型、丙型病毒性肝炎。

(3)运动系统：急慢性风湿热(风湿性关节炎),原因不明的肢体瘫痪性疾病。

(4)神经系统：病毒或细菌性引起的脊髓炎,乙型病毒性脑炎,结核性脑膜脑炎。

(5)心血管系统：病毒性心肌炎。

(6)风湿病：红斑狼疮。

(7)血液系统：再生不良性贫血,急性白血病换骨髓后的反复发热。

(8)内分泌系统：甲状腺功能亢进,甲状腺功能减退,甲状腺炎,激素药物引起的肥胖症。

(9)泌尿系统：出血性肾小球性肾炎,肾盂肾炎并发的尿路积脓。

(10)五官科疾病：慢性咽炎,慢性副鼻窦炎,喉头乳头状瘤,过敏性鼻炎。

(11)皮肤病：广泛的全身皮肤湿疹,荨麻疹,银屑病。

(12)妇产科疾病：盆腔炎。

(13)儿科：新生儿黄疸,小儿呼吸系统、消化系统疾病。

(14)其他：不明原因的低热,自闭证。

【诊断的主要依据】

(1)主要根据现症：主要依赖主症和常见症状作出诊断。

(2)病情经过特征依据：反复发作感冒或类似感冒。

【鉴别诊断】

(1)病所鉴别：本症表现症状集中于太阴之表,无明显的太阴里证如腹痛、吐利、咳喘等。

(2)病因鉴别：因湿邪缠绵、重浊,腻滞阻滞太阴之表和压抑的特征,且有风邪犯表的疏泄、鼓舞或主动(时作时止)的特征;无表寒凝闭所致的明显的恶寒无汗、头身紧痛等特征;无表热灼津(如口渴)、弥散(如自汗多、四肢身热)的特征;无火性上炎(如目赤、耳前后肿,大头瘟)、燔灼(如头面焮赤、肿痛、肢体红肿热痛)的特征;无燥性消耗(如口干大渴,皮肤干裂,鼻燥)等特征。

(3)病机鉴别：由于本证机制主要是邪气弥漫阻滞体表,仅仅达到痹阻的程度,故本证一般无剧烈的疼痛和显著肿胀的症状体征;同时,本证虽然是在脾肺之气不足基础上产生的,尚没有到脾肺气虚的程度;以风湿邪盛为主。所以,本证并无突出的虚象(如短气、动则气喘、自汗盗汗、脉细微弱等)。

【治则】

(1)调摄:①避免外感因素,避暴晒、闷热环境;发热病人禁用冷敷、避潮湿环境、禁用酒精擦浴和湿敷、禁冷水浴和游泳。②饮食宜忌,宜清淡,少荤食,忌鲜奶和全脂奶粉。

(2)治疗原则:①先祛邪、后扶正。②祛邪必须以透表为主,芳香辛散透湿祛风为主,兼淡渗;以经脉为主者,须合通经理气活血之品。③善后扶正,须补气合宣利湿浊之品。④禁用过度辛温宣发、温补和滋阴之品;不宜用苦燥为主或过用渗利之品。⑤不宜输液、禁止过多输液。⑥无明显细菌感染者不宜用抗菌素,禁用激素(皮质类固醇)。⑦不宜反复用解热镇痛剂。

(3)治疗方法:①手太阴为主的风湿表证。方药:麻杏苡甘汤:麻黄 9g,杏仁 9g,薏苡仁 10g,炙甘草 8g。服法:日一剂,服 2 次。②足太阴为主的风湿表证。方药:神术散(汤):防风 10g,苍术 9g,炒甘草 8g。③手足太阴经脉为主的风湿表证。方药:蠲痹汤加减:羌活 8g,姜黄 9g,当归尾 8g,生黄芪 10g,赤芍 10g,防风 10g,炙甘草 8g。④手太阴为主的风湿夹热表证。方药:桑菊饮加减:桑叶 10g,薄荷 10g,杏仁 10g,薏苡仁 10g,甘草 8g,藿香叶 9g,桔梗 8g,连翘 10g,竹叶 8g。⑤足太阴为主的风湿夹热表证。方药:甘露消毒丹加减:飞滑石 10g,绵茵陈 9g,连翘 10g,生栀子 8g,薄荷 10g,藿香叶 9g,石菖蒲 6g,白蔻仁 8g,木防己 10g,茯苓皮 9g。⑥太阴经脉为主的风湿热痹。方药:宣痹汤加减:木防己 10g,杏仁 10g,飞滑石 12g,连翘 10g,生栀子 10g,蚕沙 10g,赤小豆皮 10g,大豆黄卷 10~12g,海桐皮 15g,片姜黄 8g,赤芍 15g。⑦手太阴为主的风湿夹寒表证。方药:麻杏苡甘汤(重剂):麻黄 10g,杏仁 10g,薏苡仁 12g,炙甘草 10g。⑧足太阴为主的风湿夹寒表证。方药:加味神术汤:白术 5g,茅术 5g,厚朴 5g,砂仁 5g,佩兰 9g,川牛膝 9g,茯苓 12g,半夏曲 10g,薏仁 20g,生姜 6g,荷叶 5g,加桂枝 10g,羌活 10g。⑨太阴经脉为主的风湿夹寒表证。方药:羌活胜湿汤:羌活 9g,独活 12g,藁本 9g,防风 12g,炙甘草 6g。

【预后转归】少数病人可以自愈。不治疗或误治,90% 以上表现为迁延,例如低热不退、反复,以及在传变的基础上形成兼夹证、顽固的慢性病。单纯的太阴风湿证,采用了正确的医疗护理,一般 1~2 天内明显见效;3~5 天可痊愈。

(五) 少阴主证表证分类及证治①

1. 中风

(1) 风热(燥热)

【证候】下利咽痛,胸满心烦;甚则咽中伤,生疮,不能语言,声不出者,苦酒汤主之,微发热,脉细数。

【病因病机】成无已:"少阴之脉从肾上贯肝膈入肺中,循喉咙,其支别者,从肺出络心注胸中……少阴阴虚客热……咽痛胸满心烦"。其中下利一证,唐容川解释的"郁热下注",也就是解释为"协热下利"。

【鉴别】少阴咽痛,外感风热、凉燥,内伤阴虚内热,阴盛格阳均可引起,自觉咽干,多红而不肿与肺胃热实,咽喉红肿脉多浮者不同。外感凉燥虽红不深,阴盛格阳则咽喉黏膜很淡仅夹红丝而已,或微干或不干,此外,内伤阴虚内热多手足心热,格阳则厥冷、厥热非同寻常。

【治法】论中两法,均属育阴清热。

【方药】猪肤汤、苦酒汤。

(2) 风寒(凉燥)

【证候】病已二、三日,咽痛略干,鼻流清涕亦觉干燥之外,并无其他突出症状者,可与甘草汤;若胸、咽自觉有些嗌塞,或微咳欠畅,不差者,与桔梗汤;若自觉微有恶风发热或痰涕稀白而少者,半夏散及汤主之。

【病因病机】临床上秋末冬初阴虚之人,常因外感凉燥诱发而协热下利故也。咽疮失语,凉燥流行,素体少阴阴虚之人不能与之相抗。

【鉴别】本病出现一般风寒感冒现象,但口鼻咽喉自觉干燥,咳嗽偶尔痰涕稀白而少,脉细而浮不突出,或只右寸微浮而左寸反见不足。

【治法】①清热解毒;②前法兼予辛开;③辛温散寒,兼通心阳。

【方药】①甘草汤;②桔梗汤;③半夏散及汤。

2. 伤寒

【证候】少阴(伤寒)病,始得之(即无汗,恶寒)反发热,脉沉紧(说明外寒直中之势较急,宜及时与)麻黄附子细辛汤主之,(如果)得之二、三日(还是)无(下利清谷等)里证(出现,说明传变之势较缓,只须)麻黄附子甘草汤微发汗(即可)也。

【病因病机】此客寒直中少阴之表病,即俗称夹阴伤寒症是也。不过夹阴

---

① 引自姚荷生编写的硕士研究生教学讲义——《〈伤寒论〉有关疾病分类纲目》。

伤寒习惯上几乎成了房劳感寒发病的专用名词，其实临床所见，只要肾之阴、阳素虚，无论患者有无生活起居如房劳等之诱因，也无论其致病因素为寒为热，都可直中少阴之表或里而发病，有的注家曾经概括地说："万病皆可夹阴"，诚不失为经验之谈，有的注家却又因太阳与少阴相表里，认为少阴并无表证，少阴表证即是太阳病，这未免只知万病不离六经，而不知万病同样不离八纲，六经各有表里，何得少阴独无表证，太阳与少阴相表里，也只是太阳以表为主，少阴以里为主，主次乃相对而言，决不是说太阳有表证而无里证，少阴有里证而无证。即以本病为例，太阳有用麻黄治疗的寒热无汗之表证，本病亦有用麻黄治疗的寒热无汗之表证，所不同者，太阳为阳经，主营卫而居人身最外一层，外寒侵犯人身太阳首当其冲，寒为阴邪，太阳所主卫外之标阳自然立即起而与之抗争而出现寒热交争的信息，少阴为阴经，如果外寒犯少阴之标阴，则以阴从阴，理应以无热恶寒为常例，正因为少阴与太阳相表里，地处紧邻，当其外寒直中少阴而未入里（无里证），停留于体表太阳所主之地带，作为紧邻的能不被发缨冠，奋发卫阳之威力往救，而出现反发热的变态么？从原文一个"反"字既可体会到少阴之所以有发热的变例，也就可据之以为少阴有表证之反证，说少阴之发热一证是受到相表里的病理影响则可，如果竟因此而以邻为壑，把六轻所属的病位搬家，把少阴表证竟说成即太阳病，或者说成少阴太阳两感病，那都会因为误诊而发生误治的医疗事故的，要知道理论指导实践，密切相关，辨证论治是有它一定的同中之异的。

【证候鉴别】论中第 7 条有"病有发热恶寒者，发于阳也；无热恶寒者，发于阴也"。发热恶寒是辨阴阳辨气化的纲领，因而太阳病当恶寒发热，少阴当无热恶寒。故 301 条冠一"反"字，竟即少阴本不应有发热，而竟见发热故曰"反"，然其于太阳鉴别，这都有恶寒发热，然一为阳经，一为阴经，脉之浮沉自可鉴别，证有恶寒发热无汗脉浮是太阳表寒证，有恶寒发热无汗脉沉者是少阴病。加之两者虚实有别，参以他证其别更明，少阴附子汤证虽表里同病，但其脉亦沉何以别之？本证乃少阴表证，其机理为整体经气受到干扰，病变重点在营卫，故以全身恶寒发热为主，病症表现部位广泛，而附子汤乃经脉之形质为病是外邪直中经脉，故其症状表现局限，以背恶寒，骨节痛为主。至于少阴阳虚阴寒内盛证其脉亦沉，表里之鉴别，正如 302 条所说"以二三日无里证"自可鉴别。

【治法】温阳解表。

【方药】麻黄附子细辛汤、麻黄附子甘草汤。

（六）厥阴主证表证分类及证治 ①

伤寒（血虚）

【主证】手足厥寒、脉细欲绝，若其人内有久寒者，当归四逆加吴茱萸生姜汤主之。

【病因病机】平素营血不足，又感寒邪（直中），痹着于经脉，致血脉运行不畅，当其比较静止时，最多表现遇寒则关节疼痛，手足冷而脉细，虽内有久寒而尚未出现寒热错杂或蛔厥证，故仍以桂枝汤随证化裁，名为当归四逆汤。

【治则】通脉养血。

【方药】当归四逆汤、当归四逆加吴茱萸生姜汤。

综上所述，六经俱有营卫，风寒侵袭，营卫首当其冲，六经皆有解外（表）之大法，六经皆有表证是毫无疑义的。

二、六经表证变证证治

《素问·天元正纪大论》："太阳之上，寒气主之。"所以，太阳主气的寒气，及相一致的寒邪或寒风之邪，以及寒水所致太阳证，即为太阳主证，除此以外，视为太阳变证。

邪犯太阳之表的变证，为太阳变证表证；邪犯太阳之里的变证，为太阳变证里证。

太阳变证：太阳经因寒邪以外的其他邪气所伤，形成了太阳寒证及寒风证之外的其他证（例如太阳风温证、太阳风湿证、太阳中暍、热结膀胱等）；太阳伤寒证与中风证的病因发生了变化（如寒化热），或风寒兼夹了他种病因（如寒闭热），亦可形成太阳经的变证。

（一）太阳变证表证证治 ②

太阳变证表证较《伤寒论》原文有较大扩充。表证兼热之大青龙汤和桂枝二越婢一汤，又结合《金匮要略》、温病学有关风湿、风热所致表证引入太阳变证中。

1. 寒风闭热　太阳风寒表证，因被寒邪郁遏的卫阳与风寒之邪相争，才导致发热一症出现。若卫阳郁遏过甚或太久，则郁阳可以化热，成为热邪，若化热后太阳之表的风寒仍未解，则可导致太阳寒邪闭热或寒风闭热的证候。从

---

① 引自姚荷生编写的硕士研究生教学讲义——《〈伤寒论〉有关疾病分类纲目》。

② 引自姚梅龄、伍炳彩、邓必隆先生 2010 在《江西中医药》杂志发表的文章——《〈伤寒论〉证候分类纲目》。

临床上看,太阳寒风闭热证是非常常见的病变。《伤寒论》39 条:"伤寒脉浮缓,身不疼,但重,乍有轻时,无少阴证者,大青龙汤发之。"

从严格的意义上来说寒风闭热的重证,大青龙汤证是表里同病,不是单纯的太阳表证,但考虑到以下问题的存在,故仍将大青龙汤证放置于"太阳变证表证"中加以讨论。

第一,大青龙汤证的热邪,系因太阳表寒闭遏阳气过甚,郁阳所化之热。欲解此热,首先必须以辛温重剂宣发表寒以开其闭,寒凉之品在方中仅属其次,用量不能过重。故本证的症结,在于表寒闭遏。

第二,从大青龙汤的现症看出,大量症状属寒邪闭表的重症,内热所致烦躁虽不轻,然仅具一症,表里相较,表远重于里。

第三,"太阳之气出入于心胸",大青龙汤的内热属于郁闭于心胸地带之热,仍未脱离太阳经气表里出入的地带。

第四,与大青龙汤证同属太阳表寒闭热的其他病变,有的属热邪闭遏于经脉之中者,亦未脱离"表热"范畴,故一并列于"太阳变证表证"讨论。

【临床现症】

(1)表寒闭热重证:主症——发热恶寒与头身疼痛均较显著突出,不汗出而烦躁不安,脉浮紧。或现症——初起见表寒诸症与烦躁同现者,亦有起病第二日后烦躁者,或兼咽痛。

(2)表寒闭热轻证:主症——恶寒发热,寒少热多,不汗出而郁郁微烦,口微渴,尿黄,脉浮略数。或现症——偶有汗出,然汗出不彻,或太阳表寒证数日,甚至八九日不解,服麻黄汤等辛温剂之后,表寒引起的恶寒等症微减,反增心烦,目畏光而欲瞑,甚至鼻衄。

(3)寒风闭表、经脉郁热证:现症——具备太阳中风桂枝汤证的现症,服桂枝汤后,寒热不解而反烦,头痛不已而脉数者;或太阳伤寒表证,服辛温发汗剂后病症已除,半日左右复现寒热,且心微烦、脉浮数者。

【病因病机】风为百病之长,故风邪为病,可夹寒邪,反之外寒伤人,亦常夹风邪。风邪与寒邪兼夹致病,有偏重风,有偏重寒。偏重于风者,病因为"寒风",太阳表证中的桂枝汤证的病因,即属此类;偏重于寒者,病因为"风寒",太阳表证中的麻黄汤证的病因,即属此类。统言之,《伤寒论》中的"中风"与"伤寒",均指风寒之邪而各有偏重。《伤寒论》中 38 条大青龙汤证之"太阳中风",亦为风寒致病,属寒偏重,故其现症为恶寒、身痛、脉浮紧而不汗出等一派寒邪闭表的重症。

太阳寒风闭热证机制,缘于寒风闭表,卫阳被遏,阳郁化热而闭表之寒未除,即可形成寒风闭热之证。在寒风闭热证形成过程中,有因寒闭太甚,郁阳太过,阳即化热;原发即为寒风闭热证者有寒闭太久,失治移时,阳郁过久而化热者;有寒虽闭表,而郁阳化热不易察觉,致使医者用药过温,或误用火灸之法,反助其化热者等。

(1)表寒闭热重证:发热恶寒、脉浮,可知其有寒风犯表;从头痛,身痛显著而脉紧,即使烦热而仍不汗出,可知其寒邪闭表甚重;以上现症不但同于麻黄汤证,更有甚于麻黄汤证的寒邪闭表的现症,参考大青龙汤的麻黄用量是麻黄汤的两倍,表寒闭遏的程度超过了麻黄汤证;病人"烦"而兼"躁",可知热邪内郁不轻;至于咽痛,亦为郁热上攻所致。因此此证为表寒闭热重证。

(2)表寒闭热的轻证:发热恶寒而脉浮,知其风寒犯表;不汗出或汗出不彻,知其寒闭于表;然热多寒少,又见阳气出表与寒争之势不弱而彰显,故可推知其寒邪闭表与郁阳之势均不重;心烦亦不显著,至多郁郁微烦而已;若其热循经上冲,则目畏光而欲瞑;火热上冲伤及阳络,又可致鼻衄;其脉略数,亦为轻度郁热所致;再结合《伤寒论》的桂枝二越婢一汤来看,其所用之药与大青龙汤虽仅有一味之差(本方有芍药,大青龙汤无芍药而多一味杏仁),但用量却远较大青龙汤为小,若将发表与清里的主药来比较,本方麻黄用量仅为大青龙汤的八分之一,桂枝用量仅为三分之一,石膏用量亦远小于大青龙汤,这就从另一方面证实了本证之表寒及郁热均较轻。

(3)寒风闭表、经脉郁热证:病人寒热不解或寒热暂解而复现者,知其寒风仍闭于表;心烦脉数,则又知尚有郁热;从张仲景在《伤寒论》中采用"先刺风池风府"的治法,推论其是针对经脉郁热的刺法,进而推论其热郁于经脉之中。

【鉴别诊断】

(1)大青龙汤证与麻黄汤证比较:都具备寒风闭表的机制,均会出现恶寒发热、无汗、身痛、脉浮紧等症,大青龙汤证还存在闭热的病机,典型表现是烦躁,麻黄汤证则无烦躁。

(2)大青龙汤证与桂枝二越婢一汤证比较:大青龙汤证寒邪闭表的程度与热郁于内的程度更重,因而烦躁亦重,恶寒、无汗、身痛、脉紧等寒闭的现象特别突出;桂枝二越婢一汤证寒闭较轻,同时其烦躁亦轻,因为表寒轻则所闭之热易于外达,故发热重于恶寒,而内烦反不显,故原文27条未提及烦躁一症。

(3)表寒闭热证与表里俱热证比较:均可出现发热、烦躁、脉数,二者的鉴别主要在于:第一,前者发热的同时必恶寒,且无汗;后者则但热不寒,且自汗出。第二,二者虽均有烦躁,且均由热邪所致,但前者的热是因寒闭所致,故寒邪闭表越重则内热越重,则为恶寒越重,烦躁越甚;而后者属表里俱热,故其身热越甚则烦躁越甚。

(4)桂枝二越婢一汤证《伤寒论》27 条与 23 条比较:二条均可出现发热恶寒、热多寒少。而前者为表寒闭热,必须用药;后者却为即将痊愈,或可不治,若当其"面色反有热色者"时才用纯辛温的桂枝麻黄各半汤治疗。

【治疗方法】

(1)治法:发散表寒,兼清里热。

(2)方药:①表寒闭热重证。大青龙汤:麻黄 10~15g,桂枝 6~10g,炙甘草 6g,杏仁 10g,生姜 3 片,大枣 5 枚,石膏 10~30g。②表寒闭热轻证。桂枝二越婢一汤:桂枝 3~5g,白芍 3~5g,炙甘草 6g,麻黄 3~5g,生姜 3 片,大枣 5 枚,石膏 10g。③寒风闭表、经脉郁热证:先刺风池、风府以泄经脉之热,再与桂枝汤以解表寒。

(3)宜忌:①药后静卧,取微汗,避风。一服汗出者,停后服;汗出多者,温粉扑之。②若表寒闭热证有可能鼻衄者,在鼻衄之前,服用桂枝二越婢一汤等。

2. 风温犯表　根据《伤寒论》第 6 条"太阳病,发热而渴,不恶寒者,为温病。"柯韵伯悟出"六经各具六气",即太阳病不仅有风寒证,同样也有风温证。不过,太阳主表,以寒为主气,因而,太阳以表之风寒证为主证,而风温表证则属太阳表证中变证罢了。

【临床现症】主症:发热而渴,不恶寒,脉浮不紧。或现症:风热表证的常见症状,除了上述主症以外,还常可出现自汗出,脉浮数;因外感风寒触发的风热表证,虽初起可出现短暂的微恶寒,但半天一天之内即会自行消失,仍表现为发热而不恶寒。

由于风热犯表,尚有犯卫分与营分之异,所以其现症又各有差异。①风热犯卫:上述"主症"及"或现症",除此以外,常可现流涕,进一步影响肺气而致咳。②风热犯及营卫:除上述卫分症外,尚现舌尖边红,咽红干痛,皮下斑疹隐隐。③风热内扰于肺,犯及气分,表未解,病人此时可喘促而咳声粗重,汗出而体表无大热,或喘促胸满而身热甚。④其他。风热仅犯及手太阴肺之表的卫分,并未明显波及到太阳经,则可寸脉独浮,关尺不浮,若脉兼现弱,或寸脉虽浮而不受按者,则须注意风热之邪可能已伤及气津。

【病因病机】本证为肌表的卫分、营分受到风热的干扰引起。温属热邪,故发热而不恶寒;热易消耗津液,故口渴;风性缓散而热性丰隆,故脉现浮而不紧。

（1）结合风热表证的"或现症"分析：风热鼓舞卫阳，则发热、脉浮数；即使是风寒引起的风热表证初起可有微恶风，那只是风邪一时干扰营卫所致，当热邪充斥肌表鼓舞卫气之时，则但热不寒；风热之邪犯及卫气，不但可伤津致渴，尚可鼓舞和迫津外泄，引起自汗流涕；风热扰肺影响肺气清肃，即可致咳。

（2）风热犯及营卫：风热犯卫可致上述诸症，若同时犯营，则可舌尖边质红、咽红；风热燔灼鼓舞营气，溢于肤表则斑疹隐隐，壅于从属于肺的体表器官则可咽喉红肿疼痛。

（3）风热内扰于肺、犯及气分表未解：此时虽然邪已由表陷里，由卫分深入气分，由于卫分之邪未罢，故上述风热犯卫的症状尚在，只是不突出而已；此时因风热壅盛于肺，致肺气上逆，则可咳声粗重，甚则喘促；热甚于气分，可致身热，亦可因热甚于里，加之热逼津泄而体表大汗出，反致体表无大热。之所以将此证里甚于表列于"太阳变证表证"中讨论，是为了解决六经辨证与卫气营血辨证融通的难点与太阳主表统营卫与太阴主表之间的异同提供一些思路。

【鉴别诊断】太阳伤寒发热必恶寒，太阳温病发热而渴不恶寒；同时，伤寒无汗，风温自汗。风温热在气分与风温热在卫分都出现脉浮，但前者脉阴阳俱浮，后者则应从脉浮不大、不弹指，甚至浮而弱来体会。《伤寒论》第113条全文语气，开头"形作伤寒"句，其已鲜明指出外貌好像伤寒，则其实并非伤寒之意；接着指明"脉不弦紧而弱"，即与太阳伤寒证鉴别；脉浮弱虽与太阳中风证"脉浮弱"《伤寒论》第42条及"阳浮而阴弱"的12条相同，但本条症现发热而渴，无恶寒的记载，则与太阳中风证亦显然有别。

【治疗方法】

（1）治法：辛凉解表。

（2）方药：①风热犯卫。桑菊饮：桑叶6~10g，菊花6~8g，甘草3~6g，杏仁6~8g，薄荷6~10g，连翘6~10g，芦根6g，桔梗6g。水煎2次，分2次服。②风热犯及营卫。银翘散：连翘30g，银花30g，生甘草15g，牛蒡18g，薄荷18g，竹叶12g，荆芥穗12g，淡豆豉15g，桔梗18g。③风热犯肺、邪及气分、表未解。麻黄杏仁石膏甘草汤，麻黄8~10g，生石膏15~20g，杏仁10g，甘草6g。每日一剂，每剂煎服两次。

3. 营卫不和　《伤寒论》第53条、54条列出的证候，属营卫自身不和，而非中风寒所致"太阳中风表证"与"太阳伤寒表证"，亦非直接由风寒表证所致的营卫不和；此种营卫不和，以营或卫自身的偏虚、或营卫不相和谐为"原发病变",《伤寒论》第53条、54条列出的症状各有侧重,两条的病机存在差异,处方又同用桂枝汤,不易理解,以次论述。

【临床现症】营卫自身不和临床表现的共同特征,是没有感受风寒外邪,病人经常感体表不适,如自汗等,甚至久久不愈,亦无明显的阴、阳、气、血亏虚及失调的征象。营卫不和卫偏虚、营偏虚除上述营卫自身不和的共有特征外,具下列特征。

(1)营卫不和卫偏虚:病人经常自汗出,恶风不发热,唇舌较淡,脉浮弱或脉浮虚,或偶微热而难以自觉。

(2)营卫不和营偏虚:经常定时发热,自汗出,不恶风寒,发热多为午后微感烦热以手心较显著,且热不为汗解,脉偏细弱,唇舌较红。

(3)营卫不和的重症:自汗,忽冷,怕冷,越出汗越怕冷,大热天仍冷。

【病因病机】本证为营卫自虚、不相和谐所致,非外感风寒干扰营卫直接致病。其意应有两层:第一,邪气伤人,必定损伤人体正气,或多或少有正虚存在。第二,邪气之所以能伤人,往往是以正虚不能御邪为前提条件,所以,即使是虚证,亦或多或少有实邪因素存在。总而言之,在临床实际之中,并不存在纯而又纯,百分之百的实证或虚证。前面所阐述的麻黄汤、桂枝汤证,与本节均有营卫失调的机制存在,但前二者是以实性的寒邪与风邪犯表为症结的实证,本证却不因实邪为症结,而是以营卫偏虚、营卫不共和谐为症结的虚证。

本证为营卫不足而又失和,若营卫一日不充,一日不和,即可时时出现症状,它不像外感病风寒表证那样属于"猝病",在1~2天或数天内多能痊愈,它是虚证,可以久久不愈。人体正常生理,体表必须营卫充养,营卫偏虚而失和,体表即处于病理状态,出现各种体表症状。因本证尚无显著的气、血、阴、阳虚损,亦无明显的里虚症状。

(1)营卫不和卫偏虚:卫属阳,生理功能"温分肉,充皮肤,肥腠理,司开合",主充养、温煦、固护人体之表,司玄府之开阖。卫偏虚则表失固,常自汗出;卫虚则表失温煦,加之汗出,可觉恶风;卫属阳,营属阴,此时卫阳不足,营阴尚和,故其人不发热,无卫阳与风寒相争之,更无发热可能。若因卫气不足,一时招致微邪干扰体表,可现一时性的微热。因本证属体表正气不足,故其脉之浮部即可出现弱象,而致脉浮弱或浮虚。

(2)营卫不和营偏虚:若卫阳尚强,营阴偏虚而卫阳浮游于外,则可"阳浮者,热自发"而现发热,且多出现于午后定时发热;营虚而不能内守,则可"阴弱者,汗自出",于发热时伴自汗,且发热不会因汗出自退,也正是无卫气与风寒之邪相搏的机制。

(3)营卫不和的重症:表阳不足,不能温煦体表,涉及气血阴阳以营卫本身虚为主,其症结病所在表,关键病机是营阴卫阳虚。

以上病机变化均属人体体表自身的营卫不和。只是前一类属"营气和"卫气虚《伤寒论》的53条,"不共营气和谐故尔";后一类属营气虚,营气与"卫气不和"《伤寒论》的54条故尔。

【鉴别诊断】

(1)与"肺阴虚"及"肝血虚"的鉴别:肺阴虚证常有干咳,肺痨病中的肺阴虚常虚火旺而咯血、午后颧红、寸脉沉弱等;肝血虚证常出现眩晕,脉不仅细而常兼弦。

(2)营偏虚与卫偏虚的鉴别:营卫失和可视为一个独立的证候,从《伤寒论》来看,张仲景也只采用桂枝汤一方来通治这两种不同的营卫失和证。

(3)营卫不和的重症与卫偏虚、营偏虚的鉴别:本证无发热,无里证的下利清谷,手足厥冷等。

然而从《伤寒论》53条和54条中症状的差异以及临床事实来看,营偏虚与卫偏虚的营卫失和,在现症、机制及治疗等方面仍同中有异,仔细的鉴别,是深入理论研究的需要,更是提高疗效的实际需要。

首先在于卫偏虚者多无发热,营偏虚常有发热;其次,卫偏虚者汗出时可恶风,营偏虚发热汗出不恶风;再者,卫偏虚者常自汗出,汗出较多而清稀,营偏虚者一般不常出汗,即使出汗,汗亦不大而微黏。

【治疗方法】原则是调和营卫,用桂枝汤发汗则愈,因为桂枝汤不但具有调和营卫的作用,而且有祛除邪风的功效,营卫不和有卫气偏虚和营气偏虚,二者的治法则有异。①卫偏虚的治法:调和营卫当以助卫助气为重。②营偏虚的治法:调和营卫当以养营为主。③营卫不和的重症治法:敛营阴,补营阴、助卫气。用芍药甘草汤敛营阴补营阴,加炮附子治表阳虚,加黄芪益表。

桂枝汤治疗营卫不和时,注意以下几个问题。

第一,用桂枝汤时剂量宜小不宜大,即"小其剂"而"微和之",病情特别轻的,仅用生姜与红枣二味即可。

第二,属卫偏虚者,其桂枝与芍药的比例可按桂枝汤原方的比例,若卫虚较重而自汗多者,可仿黄芪建中汤。

第三,属营偏虚者,其白芍的用量宜大于桂枝,若营虚较重者,则宜仿当归建中汤且加重红枣用量。

4. 邪水郁热(肌表)　本证系医生强用冷水喷淋病人身体,即《伤寒论》141 条所讲的"病在阳,应以汗解之,反以冷水潠之",以致变成邪水郁热于肤表的证候,故将其列入太阳变证表证。

【临床现症】太阳外感风寒,正当恶寒、发热、欲汗时,医者误用冷水喷洒病人的面部或身体,甚至冷浴之后,发热虽减,仍微恶寒,同时皮肤出现小皮疹,五更之时烦热更明显,意欲饮水,但饮入反不能解渴而时时欲饮。

【病因病机】本证的病因病机,必须了解病人在冷水喷洒前病变性质,然后才便于分析冷水浴后的病因病机转归。原发病为阳经表证:141 条原文开头已阐明原发病为"病在阳",即原证为三阳证;接着讲"应以汗解之",说明原证为阳经太阳表证。原发病变为太阳表寒证,而非表热证,依据现症有发热与恶寒。《伤寒论》141 条方后注:"欲引衣自覆,若水以潠之、洗之,益令热劫不得出。"

太阳表热证、表寒证的鉴别:表热,《伤寒论》6 条:"发热而渴不恶寒";表寒,《伤寒论》3 条:"太阳病,或已发热,或未发热,必恶寒。"

若不是表寒证,经冷水喷淋后很难转变为文蛤散及五苓散等水郁证,只有寒邪才容易动水,即"寒动其水"。形成邪水郁肤表文蛤散证,更可能从寒化形成太阳寒水的五苓散证,甚至形成《伤寒论》141 条的"寒实结胸,无热证者……白散亦可服"。

本证的病因病机(水邪郁热于肤表)分析:①发热。《伤寒论》141 条方后注:"益令热却不得去",不但清楚表明本证有"发热"一症,医者误用冷水喷淋病人的身体,致使在卫阳偏亢基础上形成的标热,并受到了邪气压抑,人体受寒形成"寒邪动水"的转归,形成体内水津的停滞。②微恶寒。原发病为太阳表寒证,有恶寒一症,虽然正邪相搏的高峰期,恶寒已不显著,然其表寒尚未除尽,"当汗而不汗",此时反以冷水淋身,卫阳反受压抑,水为阴邪,郁滞于体表伤及卫阳,更可郁遏卫阳,致使卫阳难行充养与温煦肌肤之功,亦可致病人恶寒,由于本证究属水郁肤表,非属寒邪盛实闭遏肌肤,加之又有热邪,故其仅微恶寒。

【鉴别诊断】本证的诊断为热为水郁于肤表,病涉腠理三焦。本证尚须与"气分实热证"、《金匮要略》呕吐哕下利篇"文蛤汤证"相鉴别。

本病的三个症状,都与热为水郁于肤表的机制分不开,也就与热盛于里者大有区别。"肉上粟起"是水郁热于肤表的特征;"弥更益烦"是热为水郁,乘五更热与水抗而烦热甚,这些均与实热为病,热不解则烦持续不除者不同;本证意欲饮水反不解渴的现象,与实热消耗津液饮水自救、得水则快者亦不同。

本证与《金匮要略》呕吐哕下利篇中"文蛤汤"证的鉴别:

第一,本证水邪郁表,病未陷里,故无呕吐一症;而文蛤汤证水邪郁表与入里均重,故有吐水症。

第二,本证中的郁热不重,仅属水邪郁热于表,故烦热一症不显著,只是五更时分较显著;而"文蛤汤"证郁热较重,故心烦显著。

第三,本证之渴仅因邪水阻滞津液输布所致,故渴不显著,渴饮之后亦不吐;而"文蛤汤"证是因水阻津布、热微伤津以及吐后伤津三种机制形成,故口渴多较显著,渴饮之后可吐水。

第四,本证表寒已除,故一般无脉浮紧与头痛;而"文蛤汤"可以治疗表寒未解而水邪郁热之证,因表寒未解,故可现脉浮紧与头痛等症。

【治疗方法】

(1)治法:行水以清热,使水郁得散,郁热得透。

(2)方药:文蛤散方。

(3)宜忌:①中医治疗热证时,一般强调清解,反对过早使用苦寒,以防热邪内闭,何况本证仅为郁热,故不宜过用寒凉。②中医治疗表热证时,一般主张辛凉解表,文蛤虽属苦咸之品,然其入肺走表行水利尿,清热而不过寒,不会冰伏其邪,很适合于治疗本证。

5. 风寒凝闭经脉(刚痉)

【临床现症】项背强,发热,无汗,恶风寒,甚则无汗而小便反少,气上冲胸,口噤不得语,舌淡红,苔白,脉浮紧。

【病因病机】本证乃风寒之邪闭阻太阳经脉,经气不舒,阻滞津液不能输布,致太阳经脉失于濡养所致。太阳经脉循身之背,上额交巅络脑,还出别下项,寒闭太阳经脉即出现头连项强痛,进而项背强。太阳主皮毛,寒闭皮毛,卫阳被郁,则出现恶风寒、无汗、脉浮紧等。正邪相争则发热。严重者,可因寒动其水而小便反少,风势上逆,气上冲胸而胸满,风中经络而口噤不得语,即《金匮》所述的"欲作刚痉",治疗仍可用葛根汤辛温散寒祛风,生津。

【鉴别诊断】本证与麻黄汤证同属寒闭太阳,均可出现头项强痛、无汗、恶寒发热、脉浮等症,但病位侧重点略不同。麻黄汤证属寒闭皮毛,以恶寒发热、无汗而喘为主证;葛根汤证主要是寒闭太阳之经脉,以项背强,甚则背反张为主。

【治疗方法】

(1)治法:辛温以祛风寒,生津以舒筋脉。

(2)方药:葛根汤。

(3)宜忌:药后避风,静卧取汗;禁忌同桂枝汤。

6. 风淫经脉(柔痉)　在临床上,外感病中的"刚痉"与"柔痉"均较常见。痉病的临床表现,以项背强急、角弓反张、抽搐口噤为特征。从刚痉症现"发热无汗,反恶寒"可知其病因属犯表之风寒,从柔痉症现"发热汗出,不恶寒"则可知,其病因属犯表之风热。

【临床现症】

(1)痉病初起风偏重:太阳病,项背强,发热,汗出,恶风,脉浮弱。

(2)痉病发作风热均重者:上述痉病风偏重之表证,若过发其汗,则可症现发热汗出而不恶寒,身体强急然,甚则角弓反张,四肢抽搐而口噤,脉反沉迟。

【病因病机】

(1)犯表之风邪偏重者:为风邪犯太阳之肌肤,兼入太阳经俞。太阳经脉上额巅入络脑,还出别下项,挟脊抵腰,太阳经脉受邪,轻则头痛项强,重则项背强如小鸟伸颈欲飞不得而现状;太阳以寒气为主气,头痛项强乃寒邪影响太阳经脉的结果。汗出恶风乃营气偏虚,但何以称"反汗出恶风",这是因为今项强扩大到了背部,照常理应是寒邪更重,寒更重则应以无汗为常,有汗为变,今实际以受风邪为主,症状有"汗出恶风"与常例有异,故曰"反汗出恶风"以示与常例区别。

(2)犯表之风热均重者:乃因上述风邪偏重之病人,过服辛温发汗之剂,一则辛温助热,二则过汗伤及津液,以致转为风热之邪犯表为病,故症现发热汗出,不恶风寒;同时,因失津液濡养,故筋脉强急,而症现身体强急然,甚至角弓反张,四肢抽搐而口噤;其脉反沉迟者,亦因津液与营气均虚所致。

【鉴别诊断】

(1)《伤寒论》第14条与31条的鉴别:桂枝加葛根汤证为风偏重,病属表虚;葛根汤证为寒重,病属表实。其鉴别点是桂枝加葛根汤证有汗,脉浮无力;葛根汤证则无汗,脉浮有力。

(2)柔痉与刚痉的证候鉴别:刚痉发热无汗而恶寒,因为病因为风寒;柔痉发热汗出不恶寒,因为误汗伤阴,风寒已质变而为风热。

【治疗方法】

(1)痉病初起,风邪偏重者,桂枝加葛根汤:桂枝 6~10g,白芍 6~10g,炙甘草 3~6g,大枣(擘)5~12 枚,生姜(切)5~10g,葛根 10~15g。每日一剂。

(2)痉病初起,风寒表虚证仍存,兼有津液不足,宜选用栝蒌桂枝汤:桂枝 6~10g,白芍 6~10g,炙甘草 3~6g,大枣(擘)5~12 枚,生姜 5~10g,天花粉 10~15g。每日一剂,取微汗。若仍汗不出者,食顷,啜热粥以助发汗。

(3)痉病发汗太多,身体强急,甚至口噤而四肢抽搐:宜用银翘散加栝蒌根,改为汤剂煎服。

7. 风湿(湿痹之一) 本证讨论风湿犯太阳的病变,非太阳伤寒,故属太阳病的变证。《素问·天元纪大论》:"太阴之上,湿气主之",湿邪为太阴的主气,故太阴风湿为太阴病的主证。从临床事实来看,湿邪为病包括以湿邪为主的风湿为病,亦多关乎太阴。《伤寒论》174 条桂枝附子汤证,即属太阳病症转化而成的太阴风湿表证,再如即《金匮》痉湿暍病篇所说的"湿痹"的桂枝附子汤证,虽起病时为"太阳病",亦涉及太阴等,即属此类。

【临床现症】

(1)风湿夹寒痹阻肌表:身体痛烦而重,不能自转侧;微恶寒,翕翕发热而无汗;头项强痛,甚则骨节疼痛,脉浮,或兼弦涩。

(2)风湿犯表卫气不足:身体痛烦而重,不能自转侧;微觉翕翕发热,汗出恶风,然汗出不彻,或汗出齐颈而还,或汗出齐腰而还;脉浮虚而涩。

【病因病机】

(1)夹寒痹阻肌表:身体痛烦而重,不能自转侧,乃因风湿犯肌表所致。风犯肌表,可身体酸痛;湿邪腻滞而重浊,阻滞体表营卫之运行,可致营卫之气不通则痛,又可痹着肌肉,导致身体沉重难以自转侧;风湿合邪而夹寒,则身体痛加重,持续不去,病人肢体酸楚难忍而不胜其烦,且身体转侧时疼痛更甚,以致身体更难自转侧。

湿为阴邪,湿胜则阳微,故湿邪痹着肌表可致卫阳温煦肌肤之功受阻,则病人可微恶寒。若风湿夹寒,则恶寒可稍显著。风湿痹着肌表卫气,则卫气必奋起而与湿邪争抗,加之风属阳邪而有鼓动之性,故可致病人翕翕发热;湿遏卫阳,可致无汗,若兼夹表寒,卫阳闭遏即可更甚而汗不得出。

太阳经脉遭风邪所淫,或为湿邪痹阻,或兼寒邪所闭,则可致头项强痛,关节疼痛。

风湿寒邪犯表,正气与诸邪相争于表,则脉应之而现浮脉兼涩者,属湿邪阻滞体表营卫及经脉气血运行所致,涩脉主湿邪痹阻,如《伤寒论》174 条"风湿相搏"所致的"脉浮虚而涩"的桂枝附子汤证,又如《伤寒论》274 条太阴风湿"四肢烦疼"而"阳微阴涩而长"等等,其涩脉即为湿痹所致,至于脉兼弦象,则为本证病因夹有寒邪的证据,脉弦主寒者,诚如《金匮》痰饮咳嗽病篇所云"脉双弦者寒也"。

综上所述,以上诸脉症提示本证的病因病机为风湿夹寒痹阻太阳肌表,属邪气偏盛之实证。

(2)湿犯表卫气不足:本证所现身体痛烦而重,不能转侧,如上证属风湿痹着肌表所致。

由于本证卫气不足,其卫气虽尚能与风湿相争而致翕翕发热,然其相争不力,故其发热较微,卫气虚的程度较重者,则难以自觉发热;正因本证卫气不足,加之风邪之性缓散,故病人症现汗出恶风。再者,本证病因属风湿,且以湿痹肌表阻滞营卫为主,故其汗出反不彻,此乃因湿邪重浊而易趋下流,故湿邪常偏于痹阻身体下部营卫气血,导致身体下部更难以出汗;表现于临床,其出汗不彻的特点是但头出汗,或汗出及腰而还,与寒风犯表的桂枝汤证一时汗出全身,一时又无汗的汗出不彻,有着明显的不同。其脉浮,亦主邪气犯表;其脉虚,则主卫气不足;其脉涩,即主湿邪痹阻营卫。

综上所述,本证的病因病机属风湿痹阻肌表,兼有卫气不足。

【鉴别诊断】

(1)太阳风湿表证与太阳风寒、中风表证鉴别:鉴别点在于前者身重较明显,即使是身痛,亦以酸楚重痛为特征,后二者则身重不显著。其次,由于是湿性滞缓,阻滞营卫所造成闭遏程度不如寒邪凝闭重,亦不如寒邪骤闭来得迅速,因而起病之初卫气与表湿相争之力,多不似与表寒相争之力强。鉴此,单纯的太阳风湿表证指未夹寒邪者,其恶寒发热往往不如太阳伤寒表证显著。再者,风湿表证的实证,因卫气受郁而常无汗,这与太阳中风表证的时自汗出不同,故可鉴别。风湿表证兼卫气不足者可现汗出恶风,亦可汗出不彻而类似太阳中风表证,然表湿之汗出不彻,是汗出不能下达,则与太阳中风表证的全身汗出时收的汗出不彻,又显然不同。另外,风湿犯表其脉可涩,而太阳伤寒与中风表证其脉一般不涩。

(2)太阳风湿犯表的实证与太阳风湿犯表兼卫气不足证鉴别:该二证均属风湿犯太阳之表,故均可身体烦痛而重,难以自转侧;均可现发热恶风寒而脉浮。然实证者无汗;兼虚者可自汗出。实证脉浮不虚,或兼弦;兼虚者脉浮而虚,一般不弦紧。实证者无汗则恶寒稍显著,得汗出则恶寒减;兼虚者得汗出则恶风寒更甚,汗越多则恶风越显著,因其汗出乃缘卫虚失于固表所致,汗越多则说明其卫气越虚,故表越失固而更难御外风外寒也。《伤寒论》20 条之"遂漏不止,其人恶风",虽属太阳兼少阴阳虚证,因卫气虚,汗越多越恶风。

【治疗方药】治疗总则：辛温解表，祛风透湿，以取微汗彻全身。

（1）夹寒痹阻肌表

治则：辛温发表以透解风寒湿邪，或兼运湿燥湿。

方药：麻黄加术汤：麻黄 10g，桂枝 10g，杏仁 10g，甘草 3g，白术 12g。煎服法：每日一剂，煎服两次。

宜忌：服药以取微汗为宜，忌过量，忌身体受寒和直接接触水湿。

加减：若湿重，可以苍术易白术。

（2）风湿犯表卫气不足

治则：助卫解表，祛风胜湿。

方药：桂枝附子汤：桂枝 12g，炮附子 12g，生姜 10g，炙甘草 8g，红枣 10g。

煎服法：每日一剂，煎服两次，首煎时炮附子先煎沸 30 分钟，后加其余四味同煎。

宜忌：服药以取微汗为宜，忌发汗峻药及过剂，特别应忌水湿。

8. 中暍（伤暑） 正常暑气为火湿合化之气，异常暑邪为火湿二邪合化之邪。就暑邪致病有相对单纯的暑邪致病，亦有暑邪与他气，如风、寒等相兼夹致病。在临床上，暑邪与其他外感六淫之气相兼夹致病分为两类：一类是暑邪与他淫同时感人致病，如风邪与暑邪相初起形成风暑表证，甚至初起即发为"暑风"或"暑痉"，如西医的病毒性乙型脑炎等表里相兼证；另一类是他淫触发而成暑病，如寒邪触发暑病。无论寒邪引发"伏暑"，还是寒邪触发新感病暑，多数病人初起往往出现恶寒发热的表证，例如《伤寒论》结尾与《金匮要略》开头"痓湿暍"中所述的"太阳中暍，发热恶寒，身重而疼痛"，即属此类。

既然讨论"太阳中暍"，应首先讨论"太阳中暍"与"太阳伤寒""太阳中风""太阳风温"等表证的鉴别，然后讨论"太阳中暍"的治疗，相比之下，后世的杂病家与温病家对包括"太阳中暍"在内的暑病的证候分类、临床表现、诊断鉴别、治疗方法等方面的研究，较张仲景更为完善、精准和实用。为此，笔者宁愿站在临床实用的角度，对《伤寒论》中的"太阳中暍"进行补充阐释。

【临床现症】

（1）太阳风暑夹湿表证（太阳中暍）

主症：夏日受风受湿致身微热；无衣则凛凛，着衣则烦热；微恶风；时自汗出；头昏；倦怠乏力，肢体酸重，心烦口渴；尿黄，脉浮数。

或现症：身重而汗出不彻；小便不利；大便溏，日数行；脉浮软；舌苔薄白或微厚腻。

（2）太阳之表寒湿闭暑，兼阳明暑伤气津证

主症：夏日过度贪凉或冷浴后致身热，恶寒，身疼而重，无汗；烦则喘喝，静则多言；渴；困倦气馁；尿黄，脉浮数。

或现症：虽恶寒，加衣被又觉烦热而欲去之，小有劳，身即热；头痛，肢体酸痛；渴欲饮冷，或口开齿略燥，不欲食，小儿可现呕逆；小便略频短灼热，甚则小便赤黄，或小便已洒洒然毛耸；大便略溏；脉浮弦，或不受按；舌苔薄白，或微浮黄。

【病因病机】病人无衣则凛凛，微恶风，肢体酸楚，头昏，脉浮自汗，说明病人风邪犯太阳之表；然甚则肢体酸楚且重，倦怠乏力，或兼汗出不彻，或现小便不利，大便溏，甚或脉软，舌苔略厚腻，则说明风邪夹有表湿，且表湿不轻；其心烦、口渴、尿黄、脉数，亦均为暑热所致。综上所述，本证为风暑夹湿的太阳表证。

病人受寒伤冷水后恶寒，身痛而重，无汗，或头痛，或肢体酸痛，或不欲食，甚则呕逆，均属寒邪夹湿闭太阳之表。夏日感寒受湿，即可触发暑病；病人身热，烦则喘喝，静则多言，尿黄脉数，说明其不但表有寒湿，且闭有暑热；暑气通心，暑热易扰心神则多烦，暑热偏甚，可扰心移热于小肠而尿频而赤，暑喜伤津，故病人症现口渴，甚至渴欲饮冷，或口开齿略燥；暑喜伤气，可致病人倦怠而气馁，甚至脉不受按；暑多夹湿，故病人身重困倦，或肢体酸痛，或小便短，大便略溏，其脉浮属邪气闭表，若其脉兼弦紧类，则因寒闭表气所致。

综上所述，本证属太阳之表寒湿闭暑，兼有阳明气津不足之证。

【鉴别诊断】上述两种"太阳中暍"证诊断：第一，夏季或夏季前后不久发病；第二，发病前有贪凉或外感水湿史；第三，有太阳之表的伤寒、中风或风湿的现症；第四，有暑热、或夹湿、或暑伤气津的现症；第五，无很突出的里症。同时具备上述四方面者，即可确诊。

（1）与太阳伤寒表证鉴别：单纯的太阳伤寒表证无心烦，口渴，身重；而上述两种"太阳中暍"证则常有以上三症。另外，太阳风寒表证无汗；而风暑夹湿的太阳中暍证多有汗。

（2）与太阳中风表证鉴别：风暑夹湿的太阳中暍证与太阳中风表证，虽均可具有恶风、发热、自汗、身痛、脉浮等症，但前者具有的口渴，稍加衣服则反觉烦热、尿短赤等症，后者往往不具备；而且，一般来说，身重、乏力之症，后者远不如前者显著。

（3）与太阳表里相兼、寒风兼蓄水的五苓散证鉴别："太阳中暍"与太阳表里相兼的五苓散证虽可同具寒热、烦渴、小便不利等症，但前者不具后者的水

入即吐、小腹胀满之症,而五苓散证则以此二症为主症。

(4)与阳明气分实热证鉴别:"太阳中暍"与阳明气分实热证,虽同可兼烦渴、自汗、尿黄等症,但单纯的未合并阳明暑热的"太阳中暍",上述诸症远不如阳明气分实热证显著,更不会出现阳明热甚的大烦、大渴、大汗、脉洪大,甚至神昏谵语等症;反过来,阳明实热证不会出现"太阳中暍"证的全身恶风恶寒、头痛身痛之症,只是阳明热邪内郁或大伤气津之时,才会出现一时性的背微恶寒、汗出时背微恶风而已。

【治疗方法】

(1)风暑夹湿,犯太阳之表

治法:解表疏风,透湿祛暑。

方药:藿香正气散。

加减:上方宜加青蒿、扁豆,则效更佳。

化裁:此证亦可按香薷饮与藿香正气散的简易化裁方来进行治疗,则疗效更佳,药用:藿香叶 10g,厚朴 10g,扁豆 10g,防风 8g,秦艽 10g。每日一剂,适量水煎服两次。

宜忌:当避风寒水湿,饮食忌生冷,不宜冰敷、冷敷及酒精擦浴;忌辛温峻汗剂、苦寒攻下剂及温针火劫法。

(2)太阳之表寒湿闭暑,兼有气津不足证治

治法:发表散寒,透湿祛暑。

方药:香薷散:香薷 10g,厚朴 10g,扁豆 10g。每日一剂,煎服二次;得全身溅然汗出,则止后服。

加减:若病人肢体疼痛较甚,则可加羌活、秦艽;若病人烦热口渴甚,则可加葛根、青蒿、竹叶、连翘;若虚羸少气,小便已洒洒然毛耸,口干齿燥,则可加明党参;若小有劳身即热,则加青蒿、知母、少量黄连,并合用小剂量补中益气丸;若便溏日数行,可加藿香、佩兰、砂仁;若兼呕吐明显,当加法半夏;若小便黄赤、淋沥欠畅,则当加飞滑石、甘草。

宜忌:服药后宜适当温覆,应避风寒及水湿,忌生冷饮食,忌冰敷冷敷及酒精擦浴。

(二)阳明表证变证证治[①]

根据"阳明之上,燥气主之",遵循柯韵伯"六经皆有主气"的观点,而

---

① 引自姚荷生编写的硕士研究生教学讲义——《〈伤寒论〉有关疾病分类纲目》。

将风寒直犯阳明,列于阳明变证表证之中,细分阳明中风、阳明伤寒、阳明风湿;兼有能食不能食、呕不呕以区分胃气强弱之别,反映风寒直犯阳明之临床表现。

1. 风寒

【证候】阳明中风,伤寒发热,开始恶寒,无汗而喘,呕不能食,脉浮或紧者,宜麻黄汤或葛根加半夏汤主之。继而汗出,稍能食,但仍微恶寒,烦热,汗出则解,又如症状者,表寒欲解而未解也,脉浮虚(弱之互词)者,宜桂枝汤。

【因机与鉴别】阳明感受风寒的病变,在临床上大多由于风寒直中阳明或原发即属三阳合病,由太阳伤寒未愈转为阳明伤寒者,非常少见。《论》中太阳转属阳明,大都由于太阳表寒误治转为阳明热结里症者比较多。由太阳伤寒表症转为阳明风寒表症原文有迹象可寻者,见《伤寒论》185条、188条。并且它与太阳伤寒的鉴别特点,只是很快恶寒自罢,而反汗出。然而已,阳明外症虽以汗出为常例,但感受外寒较重之初的麻黄症,当然暂时也会无汗。接着汗出而恶寒未罢者,仍当予桂枝汤。若恶寒已尽而脉仍浮,那就应该另以风温看待,尽管治法仍当解表,但必须由辛温一转而为辛凉了。《论》中240条的桂枝证,只有烦热如疟而无恶寒的明文记载,不过既云如疟,就与《论》中33条的太阳风寒欲愈之如疟——发热恶寒,热多寒少,一日二,三度发,非常近似。可知并不是阳明的桂枝症可以没有恶寒,只是《论》中通例的省文互见罢了。参考《论》中208条"阳明病……若汗多,微发热恶寒,外未解也"。《千金》《外台》均有桂枝汤主之,也可作为有力的旁证,不过,在临床事实上,阳明风寒桂枝证,未必都属继发,它的寒热汗出程度也未必都很轻微、如疟的发作时间,不像湿症的盛于午后,那么阳明的风寒与太阳风寒在正当发作之初、究竟鉴别何在,原文并未指出,不得已,只有根据临床常见并引《伤寒论》中25条服桂枝汤,脉可出现浮而洪大的记载,以及临床阳明伤风证多出现头痛而其痛常在额前作为二者的鉴别依据。此外,有无可供鉴别的良好证候,有待进一步验证讨论。

【治法】表寒仍在就可辛温发汗。

【方药】①麻黄汤;②桂枝汤;③葛根加半夏汤。

2. 风湿

【证候】阳明病,脉迟浮弱(濡的具体描绘),微发热恶寒,或翕翕如有热状,不恶寒,汗出多而不易下达,其人骨节疼,身必重,欲食,小便反不利,大便自调,此表未解也,可发汗,宜桂枝汤,若热高无汗不得越,须防发黄,则以麻黄连翘赤小豆汤主之。有奄然发狂,然汗出而解,脉由濡渐见紧者则愈。若兼短气腹满而喘,其热不潮,未可与大承气汤,桂枝加芍药,大黄之类,可以一用,万一腹大满,大便不通者,可与小承气汤,微和胃气,勿令大泄下。

【因机与鉴别】"六经各具六气"不失为柯韵伯的旧识,风湿表证六经俱可出现,而以太阴、阳明为主,肢节疼痛,六经风寒亦可兼现,而以痛而兼重为风湿之主症,其伴随症状也有同中之异处,如"发热、恶寒",风寒则寒热之势较高,风湿则寒热之势较低。"汗出",风寒得汗多达周身,风湿有汗则多齐颈、齐腰,不易下达,寒性凛冽,邪正相争较烈,湿性滞缓,热为湿遏。气为湿阻也。即使主体的太阴、阳明,一样有其同中之异,如偏太阴之寒湿则多不欲食,大便多溏,小便以不利为常;偏阳明之湿热,则可以欲食,大便可以自调,而小便不利为后,太阴之湿易从寒化,阳明之湿易从热化故也。正因为阳明之湿易从热化,所以它的演变转归,有的相争外出而奄然发狂,濈然汗出,有的向里延伸,不待表罢,即现腹满而大便不通,有时在治疗上,不得不考虑表里双解,甚且急则治标而以小承气微和之。

【治法】病虽属阳明,但风湿在表,仍当以解表取汗为主,万一湿从热化过急,则不得不考虑表里双解,或急则治其标。

【方药】①桂枝汤;②桂枝加芍药汤;③桂枝加大黄汤;④黄连翘赤小豆汤⑤小承气汤。

(三)少阳表证变证证治[①]

1. 水饮游移 太阳病初得时,发汗而不彻,汗留膜膜为水饮,周身内外游移不定,其人烦躁,不知痛处,乍在腹中,乍在四肢,按之不可得,其人短气但坐,脉涩。治以涤饮为主,兼以疏风,方用指迷茯苓丸。

2. 寒水郁热 是太阳病发汗不彻而复误下,寒热内陷少阳出现胸胁满微结,小便不利,渴而不呕,但头汗出,往来寒热,心烦者,此为未解也,柴胡桂枝干姜汤主之。

(四)太阴表证变证证治

姚荷生根据脾主肌肉和四末的生理特点,太阴变证表证未见分型。

(五)少阴表证变证证治[②]

1. 汗伤心气 太阳病外感风寒发汗过多,暂时性引起心气不足,属于误汗

---

① 引自姚荷生编写的硕士研究生教学讲义——《〈伤寒论〉有关疾病分类纲目》。
② 引自姚荷生编写的硕士研究生教学讲义——《〈伤寒论〉有关疾病分类纲目》。

伤阳比较轻浅的一种,治法甘辛以通心之阳气,兼祛余寒,代表方为桂枝甘草汤。《伤寒论》第64条所讲:"发汗过多,其人叉手自冒心,心下悸,欲得按者,桂枝甘草汤主之。"

2. 汗动肾气　姚荷生根据《伤寒论》第65条所讲:"发汗后,其人脐下悸者,欲作奔豚,茯苓桂枝甘草大枣汤主之。"此证是误汗后心阳虚欲作"奔豚",触动肾气而发,应温阳以化水,代表方苓桂枣甘汤。

(六) 厥阴表证变证证治 [①]

协热利

【证候】伤寒四、五日,手足厥冷,或身有微热,热少厥微,呕而汗出,或咳,或悸,或小便不利,腹中痛,或转气下趋少腹,此欲自利也,脉促者,可灸,阳脉涩阴脉弦者当温其上,灸之,若已下利,而泄利下重者,必数更衣反少,宜四逆散主之。

【因机与鉴别】本病病机为肝胆之气不畅,脾胃运化之机不畅。以疏肝胆、和脾胃为其准则,升清降浊以畅其气机,这是根据四逆散证当前的病机而言。

其所以病属厥阴,原文却在少阴篇中,并且直接称之为"少阴病"者,则就本病的来路,起因而言。本病之来源很多,最直接的内因莫过于患者素性抑郁,肝气不舒,外因莫过于肝主风,卫外而为将,内外可以相引。《伤寒论》为外感风寒而作,其中疾病也多由外感风寒演变而成。风寒对机体的影响,太阳的营卫首当其冲,由营卫而气血,而阴阳。本病传变较快,有的可由太阳寒邪不解,内动其水,进而形成三焦水道不通,阻碍少阳升降出入之气机,进而肝脾之气不舒的结果。有的因为太阳与少阴相为表里,太阳为寒水之经,少阴为寒水之脏,外寒动水更易以阴从阴,使少阴水阻,抑肝脾气机就更为直接了,所以虽属于厥阴,却由客寒直中少阴而来。

第二,只要看本病初起的许多或然现象,咳、悸、小便不利,几乎与太阳寒邪不解,水停三焦的病机无异;其中,四逆、腹痛、泄利下重却已牵涉厥阴经了,由此就可反证只有寒邪直中少阴之表,才会有与太阳寒动其水一样的过程,更可证明厥阴病除直中之外,以阴从阴的传经途径同样非常直接。从而说明少阴为阴经之初,上可影响太阴,下可影响厥阴。何况少阴为阴阳水火之根,正是厥阴阴阳寒热错杂基础,这与第一点都是将本病列于少阴病的原因,也就是以此作为厥阴表证变证的道理。

[①]　引自姚荷生编写的硕士研究生教学讲义——《〈伤寒论〉有关疾病分类纲目》。

第三,四逆,即四肢厥逆,也就是口语所说的手足冰冷。手足冷谓之厥逆者,因为四肢为诸阳之末,以温和为气机之顺,以发冷为气机之逆。注家有的说,厥冷轻于厥逆,综考《论》中全文,证据似嫌不足,成注谓,邪在三阳则手足必热,传至少阴则手足逆而不温,这两句话虽为临床的一般现象,却仍有例外,如《论》中148条之小柴胡所主之主证阳微结,《论》中356条茯苓甘草汤所主之水停中焦,《论》中219条白虎汤所主之三阳合病,都是病在三阳即已出现手足冷的变态,不过或多取少地都牵涉到厥阴病的机理罢了。

本文四逆的性质,到底属于寒厥,还是热厥的问题,根据客寒动水的过程好象属于寒厥,根据当前腹痛、泄利下重的现实症状,又好像当属于热厥。病史有转化的过程,如寒郁可以化热,况且热利下重在《论》中的定例是属于热,那么,厥为热厥,临床上也经常可以验证。为了追求更充实的鉴别依据,还当从便时有无灼热,便色的深浅,以及小便的色素、畅度、热感,甚至呕逆的有无和腹痛的喜冷、喜热才能做出决定。

第四,本病的主证为四逆、腹痛、泄利下重,发病机理为木郁不能舒土,以致气机欠缺通畅。四逆散用柴甘以升清理脾,用枳芍降浊,清升而浊降就自然可起到通畅气机的作用,有注家因为阳微结,小柴胡可解决手足冷,就把四逆散与小柴胡汤相提并论,严格说四逆散应当与大柴胡汤比较才对,才更符合升清降浊的宗旨。

【治法】在未下利之前,脉促者,为尚欲表解,可灸之以掣之出表,脉弦微涩者,当温其上,灸百会。泄利下重已成,当疏肝理脾,升清降浊,以通利其气机,四逆散主之。

【处方】四逆散。

三、太阳变证里证证治(热结膀胱)[①]

《伤寒论》106条:"太阳病不解,热结膀胱,其人如狂,血自下,下者愈。其外不解者,尚未可攻,当先解其外,外解已,但少腹急结者,乃可攻之,宜桃核承气汤。"

【临床现症】主症:恶寒发热,小便黄赤不利,少腹小腹急结膨胀,其人烦而多语、如狂,且恶寒已除只是发热。或现症:脉数或兼弦;舌质红或唇亦红;尿血欠畅伴涩痛;少腹急结而灼热。

---

① 引自姚梅龄、伍炳彩、邓必隆先生2010年在《江西中医药》杂志发表的文章——《〈伤寒论〉证候分类纲目》。

【病因病机】太阳经感受风寒后,发为寒热且数日不解,病变可随经自传其腑,由表传里形成膀胱里证。表证传里是形成表里相兼、单纯的里证,视其表邪是否罢。本证恶寒已除,表寒已罢。即"外解已",邪气已由寒化为热,由表入于里。病人少腹急结而小便黄赤不利,乃因膀胱为州都之官,气化正常则能排废津于体外,则小便清利;今膀胱之气因热而结,热则其色变黄赤,气结难化则小便不利而涩痛;又因膀胱居小腹,其气与热邪相结,则小腹引及少腹胀急而灼热。本证热邪并非仅伤及膀胱气分与气相结,而是偏重于入膀胱血分与血相结,故病人自觉小腹少腹持续性的胀急不解,且同时出现血分瘀热的多语,偶尔语无伦次的"如狂"症象;热入血分则唇舌俱可红。

【鉴别诊断】诊断要点:本证的诊断要点,具备热与血结于膀胱的证候的同时,又兼具热与气结于膀胱的证候。

(1)与膀胱蓄水证相鉴别:膀胱蓄水的五苓散证属膀胱气分病变,系表寒郁阳,阳气失其气化而动水蓄水,故必现恶寒发热,小便显著短少而少腹满,但因其无热邪及热与气血相结之机,故其小便不黄赤不涩痛,更无尿血或血自下,仅现少腹满而不急结,更无小腹灼热,亦无如狂与舌质红之症象。然本证属表寒已罢,热邪与血与气相结,故其症现发热不恶寒,小便黄赤不利,尿时略感涩痛。且由于本证偏重于热与血结,而热与气结不重,故小便不利的程度可较轻,但常有尿血、小腹少腹急结或有灼热感,热入血分与血相结,则唇舌可俱红,其人可"如狂"。

(2)与下焦蓄血(抵当汤)证相鉴别:下焦蓄血证仅属热与血结而未与气结,且血结的程度重,时间也较久,故其小便自利,大便色黑反易,脉微而沉,少腹硬满,其人发狂或善忘。

本证则属热入膀胱气分与血分,且热与气与血俱结,虽然热与血结的程度较气结重,但较蓄血证轻,血结的时间也不长,故其小便不利,尿黄赤或尿血,溺时涩痛,少腹仅急结膨胀,神识昏乱不重仅"如狂"。

(3)与冷结膀胱关元相鉴别:冷结膀胱关元乃因肝肾阴寒凝结所致,现手足逆冷而不发热,小便清白,小腹硬满痛而拒按。本证因热所致,故发热,属少阴肾经移热于膀胱,尚可"一身手足尽热",小便黄赤甚至尿血,小腹可灼热,少腹或小腹虽急结然硬痛拒按却不显著。

【治疗方法】

(1)治法:攻下泄热,解膀胱气血之结。

(2)方药:桃核承气汤。桃仁 10g,桂枝 6g,生大黄 12g,芒硝 5g,炙甘草

5g。得微下利则效较佳。

（3）宜忌：①本证属里证，只有太阳表寒已解，才能用桃核承气汤攻下；②本证属太阳表寒证化热入里而成，若里热虽成，而太阳表寒未罢，则禁用本方攻下，此时，宜先采用阳旦汤，桂枝汤加黄芩解表，待表解后再以桃核承气汤攻之。

通过几年来学习姚荷生六经表证学术思想及《伤寒论》证候分类纲目，对"六经皆有表证"有了新认识，提高了中医理论及临床水平。

第五章 姚梅龄学验传承

姚梅龄教授系全国名老中医药专家传承工作室建设项目专家、姚荷生研究室主任、江西省名誉名中医,从事临床工作五十余年,具有丰富的临床经验。

2014年笔者正式拜姚梅龄为师,身为第六批全国老中医药专家学术经验继承工作指导老师,有责任传承姚老的学术思想及临床经验,使更多人提升学术水平。

第一节 掌握经方治病原理

姚老经常告诫我们,一定要像他父亲姚荷生那样,学习经方要结合临床学,读懂、读通、读熟《伤寒论》每条条文,做到先后贯通,不要望文生义,要系统规范学习,临证才会不断提高诊疗水平。

一、经方功用及误区

现在有些名家临证应用经方治病陷入误区,姚老讲:经方治病是祛病因,平病机,调病所,针对病人的病因及病位属性,进行综合性治疗,达到"以平为期"的治疗目的。所以,应用经方应该遵循《伤寒论》制定的原则"观其脉证,知犯何逆,随证治之"。通过"观其脉证",达到"知犯何逆",明确疾病的性质、病因、病机、病所,然后应用经方综合治疗,达到"以平为期"的治病目的。不明理就用经方,很多疑难病难以治愈。

例如,有的经方名家,凡见到脉浮、恶风、自汗就用桂枝汤,桂枝汤是治疗太阳中风的主方,但是桂枝汤也是很多证的优选方,这就需要明理。明理才能用对经方,不能用单纯的症,单纯的方,对症治疗。

《伤寒论》234 条:"阳明病,脉迟,汗出多,微恶寒者,表未解也,可发汗,宜桂枝汤。"

姚老讲:此条是阳明寒风表证,仍然可以用桂枝汤,《伤寒论》234 条的"微恶寒"是表证的主证,所以说"表未解也",有表证未解的微恶寒,才"可发汗"。阳明病本应有汗,"法多汗"是胃气抗拒外邪,不断迫津液外泄所致,因汗出多影响脉势,故见"脉迟"。"脉迟"是对表虚证的"浮缓"而言,表证自汗,故宜桂枝汤。

《伤寒论》235 条:"阳明病,脉浮,无汗而喘者,发汗则愈,宜麻黄汤。"而234 条是指敷布肌肉的阳明表气感受寒风所致,故自汗出,235 条的阳明表证,是胸中阳明之表被风寒所束,故见无汗而喘。"脉浮"是表脉,有恶寒发热的表证,表实则无汗,故宜用麻黄汤。

再如《伤寒论》276 条:"太阴病,脉浮者,可发汗,宜桂枝汤。"这是太阴寒风表证,仍然可用桂枝汤。姚老还讲,此证还可以表现微恶寒,微发热,病人感到身体很累,肌肉酸楚,微腹胀,轻度呕吐,便溏,这样的病人广东很多呀! 因为广东湿气很重啊,如果不明理,怎能用好桂枝汤呢?

从姚老会诊的病人说明,应用桂枝汤不明理,给造成久治不愈的结果。

石某,女,42 岁,主述:感冒 9 年不愈。

病人因感冒后,自觉恶寒、恶风、全身大汗,服了桂枝汤,汗出如洗,更怕冷。曾找多位中医专家会诊,开过桂枝汤,结果病人越吃越重。找到姚老会诊,经姚老观其脉证,病人体内有郁热、里水,发作如奔豚,脐下悸,胃内胀闷,有水饮郁火相兼的证候。从以往病历记载曾经有 11 位医生,二诊都开过桂枝汤,这就是不明理,给病人造成 9 年感冒不愈,越来越重的后果。姚老根据以上脉证变化采取相应经方,姚老解表用柴胡、白芷、防己,结合体内水饮郁火相兼症状,因为病人不但有表证,还有郁热、里水,随证治之,病人服后很舒服,病情逐渐好转,很快治愈。

二、明理才能用对经方

从姚老以下病案说明,明理才能用对经方。[①]

1. 析证之理,用好经方 尹某某,女,14 岁,患支原体肺炎。从小学一年级到初中,天天咳嗽,从未间断,经多处名医治疗罔效。到深圳德馨中医馆,首

---

① 引自姚梅龄先生 2018 年 7 月罗马尼亚讲学之发言稿——《明理才能用对经方》。

诊医生是年轻的大夫。经观其脉证，诊断为手太阴肺风湿表证，里有痰热、瘀血，针对病因、病机、病所，某大夫开了麻杏石甘汤加味，咳嗽减半，继续服无效，当时病人面临中考，病人自汗，手足自温，仍然咳嗽，而后请姚老会诊，经姚老详细询问病史，病人每次服药后汗出仅在头面部，其母讲："四肢从未出过汗"。姚老仔细分析病情，认为病位是邪客足太阴脾，因为脾主四肢，肌肉被湿所困，玄府不开，足太阴脾与手太阴肺关联密切，姚老调整处方，把麻杏石甘汤中石膏减去，加入祛湿、祛热的防己、黄芩，因为有气阴两虚又加了生脉饮，把其中的西洋参换成生黄芪，即五味子、麦冬、生黄芪，再加野生防风12g。病人服2剂，再也未出现咳嗽。姚老讲："野生防风是发足太阴之表，生黄芪是发四肢的汗，这就是辨足太阴之表未解，八年咳嗽未愈的原因。"

2. 取证准确，用好经方　翟某，女，9岁，患儿从1岁至9岁一直发作哮喘，经多方治疗一直采用抗生素、激素治疗，开始哮喘略有缓解，以后逐渐加重，找到深圳德馨中医馆某位大夫治疗，病儿病情复杂，中医诊断：病因有风、湿、热、痰瘀。病机：气阴两虚。病所：手太阴肺表里相兼哮喘。经中医全面综合治疗好转，后来病人因鼻出血，汗出不止，这位大夫考虑阳明表热，因为阳明病"目合则汗"，采用葛根芩连汤加味无效，又用了大量玉屏风散加五味子、白芍，仍无效，这时又用敛汗的乌梅15g，结果汗出不止，哮喘加重，脉涩。这时，请姚老会诊：初诊服姚老开的药好转，二诊时姚老把室内空调调到28℃，病人还觉得冷，坐不到5秒，口唇发绀，气急，头汗出喘加重。《金匮要略》奔豚气篇："发汗后，脐下悸者，欲作奔豚，茯苓桂枝甘草大枣汤主之。"姚老根据经文分析，这是寒聚其水、寒聚其饮，化气化水而致喘加重，应该用温药和之。经查阅病历，乌梅用了三次，每次15g，乌梅酸平，敛肺生津，当病人受了冷，表寒外束，卫气不行，不能推动体表津液，又加上大量乌梅敛津液，造成寒凝其饮，饮停致使哮喘发作，由于病情复杂，用药困难，用生姜怕出汗，用干姜又怕伤阴，用附子又怕劫阴助热，姚老采用一味白芥子，仅用二次。《本草纲目》："白芥子，辛能入肺，温能发散，故有利气豁痰……之功。"主治痰饮咳喘。病人药后喘止，追访四年，未再发哮喘。

3. 全面系统观察，用好经方　胡某，女，42岁。本院职工，胃脘部顶胀感8~9年，剑突下灼热，四肢冻凉，满脸痤疮，月经数月未行。有一次突然腹部剧烈疼痛，心下凉，36小时无尿，膀胱按着是空的，腹部按诊，心下大如盘约6cm，边缘圆钝而软。初诊：寒凝气滞，饮停少阴之表，水火结于中焦焦膜，治宜温散、宣发气郁，佐以化饮、清热。《金匮要略》水气病篇曰："气分，心下坚，大如盘,边如旋杯,水饮所作,桂枝去芍药加麻辛附子汤主之。"桂枝去芍药汤是治气上冲,胸满,脉促,关以上浮,关以下沉,上实下虚,营卫不利用桂枝去芍药汤是对的,桂枝治气上冲,芍药有碍桂枝发挥作用,故去芍药。麻黄细辛附子汤是治少阴表证,治寒水之气而解表,二方合用治太少合病。姚老分析病人既无恶寒、胸满气上冲,又无项强脉浮、下利清谷。而病人表现的是肢厥、心下灼热,脉沉细,大便秘结。所以处方是桂枝去芍药加麻黄细辛附子汤加大黄黄连泻心汤。病人服药后12分钟,心下大如盘边圆钝软的旋盘就消失了。这就说明心下大如盘是在气分,所以《金匮要略》水气病篇:"气分,心下坚,大如盘,边如旋杯,水饮所作,桂枝去芍药加麻黄细辛附子汤主之。""心下坚,大如盘,边如旋杯,水饮所作"这段是衍文,不要,桂枝去芍药加麻黄附子细辛汤就是治"气分"的。

在气分是因阳气不足,气郁阳气不运津液内停,所以去掉敛阴的芍药,麻附辛有温散宣发阳气治水作用。病人心下凉,里有灼热是水火交结,故以大黄黄连泻心汤取其气发散而不取其味,因为它是无形热邪,这个病人经过全面系统观察,分析病因、病机、病所,用三个经方,使几年的胃病治愈了,这就是经方魅力,只有明理,才能用对经方,取得满意疗效。

第二节　姚梅龄继承及创新"六经表证"

姚荷生先生为中医事业奋斗了62年,医术精湛,活人无数,应用理论指导实践取得了最佳效果,把《伤寒论》有关疾病进行分类,对后生学习《伤寒论》有非常大的价值,姚老全面继承父亲"六经表证"学术思想,并创新发展了"六经表证"。

一、六经结合八纲系统化、具体化认识 ①

姚荷生从六经结合八纲形成系统化,具体论述六经基本类证。八纲出自《内经》,但从张仲景角度理解,八纲乃是作为纲目用于证候分类的,有别于《内经》的概念。《伤寒论》有阴阳两纲,在第七条:"病有发热恶寒者,发于阳也;无热恶寒者,发于阴也。"此条文就在讲述,证候大的分类纲目和鉴别点,鉴别什么呢? 张仲景的意思是,得了伤寒病,寒伤阳经时,通常会有恶寒,同时伴随

―――――――――
① 引自姚梅龄先生 2017 年 5 月北京演讲稿——《六经表证》。

发热;寒伤阴经时,通常只恶寒不发热。正因如此,所以谈及少阴表证的麻黄附子细辛汤时,有一句"反发热",由于涉及阴经的伤寒病常例不发热,"无热恶寒者,发阴于也"。应该可以肯定,这个阴阳的含义,在仲景时期,首先是指辨别疾病在阴经还是在阳经。其次,阳经又分为太阳、阳明、少阳三经;阴经又分为太阴、少阴、厥阴三经,即为六经。这就是姚荷生从六经结合八纲形成涵盖极广的六经基本类证框架。

1. 每经证型构成 每类证下,根据表里寒热虚实变化不同,构成若干具体证型。

(1)表里:表有皮毛、腠理、经络、苗窍之不同,里之某脏某腑之不同。

(2)寒热:寒之风寒、风湿、寒湿、凉燥,热之风热、燥热。

(3)湿热之不同虚实:虚之卫、营、气、血、津、液、精、神之不足,实之痰、饮、水、瘀、食、毒之有余等。

2. 六经表里表现不同症状 六经虽各有表里寒热虚实变化,但主次偏向不同。

(1)六经表证:①太阳之表——皮毛、太阳经络及其循行地带(头颈、背部);②阳明之表——肌肉、阳明经络及其循行地带(胸部);③少阳之表——腠理、少阳经络及其循行地带(头角、肋部);④太阴之表——四肢、太阴经络及其循行地带(大腹部);⑤少阴之表——骨节、少阴经络及其循行地带(小腹部);⑥厥阴之表——筋脉、厥阴经络及其循行地带(少腹部)。

(2)六经里证:①太阳之里——膀胱(蓄水证)、小肠(蓄血证);②阳明之里——胃腑(白虎证)、大肠(承气证);③少阳之里——三焦腑(大陷胸证)、胆腑(大柴胡证);④太阴之里——脾脏(理中证)、肺脏(干姜证);⑤少阴之里——心脏(黄连阿胶证)、肾脏(四逆汤证);⑥厥阴之里——肝脏(吴茱萸汤证)、心包(桂甘龙牡汤证)。

3. 纵列八纲 首先,八纲列阴经阳经,分三阴(太阴病、少阴病、厥阴病)、三阳(太阳病、阳明病、少阳病),其次分表里,表里之下分虚实,每一经虚实之下再分寒热,寒热仅是六淫之邪的代表,分别代表风、寒、湿、热、燥、火六类直接病因。

寒热主要为阴阳气从化之果,如"恶寒"是由于太阳主气是寒气,外寒伤人多犯人体太阳生理之气的"寒气",两寒相加使寒气加重(太过),所致恶寒,即为"同气相求"的效应。

姚荷生先生纵列八纲使《伤寒论》所有证候均在其中,一个不漏,所以,既要横看八纲,亦更需学会纵看八纲。

二、学习姚梅龄"六经皆有表证"思想

(一) 何为表证

1. 释义 表证是六淫外邪从皮毛、口鼻侵入机体,病位浅,在肌肤的证候,外邪在体表形成直接病因。临证中如何判断表证,姚老认为有三方面诊断依据:临床表现是否侧重体表组织、器官、经脉;其次,病人是否有感受外邪病史,包括风寒暑湿燥火六淫与疫疠之气;其三,病人临床表现无明显的里证。姚老还讲,表证发生多数在初起,亦有迁延二三十年者,临床表现以营卫症状为主,在卫分主要有恶寒、鼻塞、流涕等;在营分主要是体表出现斑疹、麻木感、瘙痒、疼痛以及肌表的红肿等。以麻黄汤为例,外邪作用于皮肤则无汗;作用于肌肉则酸痛;作用于筋骨则骨节疼痛。寒邪闭在手太阴肺经,则鼻塞流涕,闭在鼻子之表的,则卫阳不行,聚湿形成"清涕",即为"寒动其水";寒闭营分则头身、骨节疼痛;寒闭肌肉、筋脉则漫肿,即为脾经之表气分;寒闭营分瘀热则红、热、舌紫黯,痛如刀割。懂得邪气在体表,对临床治疗有指导意义。

2. 何为六经表证 姚老讲:由于历代医家、伤寒医家、注家,多数不太懂得六经表证,慢慢演变成仅太阳经主表,同时也指出"六经表证"存在的根据。

多数人认为仅足太阳膀胱经、手太阴肺经有表证,是因两经皆可主皮毛。

少阳之表是腠理,《灵枢·本藏》曰:"三焦膀胱者,腠理毫毛其应。"

足厥阴肝所主之筋,这些也是表。

足太阴、足阳明主肌肉,在肌肉之病亦是阳明太阴之表证。

少阴表证:《伤寒论》八法治疗中,第一法就是汗法治疗表证,张仲景在《伤寒论》302 条:"少阴病,得之二三日,麻黄附子甘草汤,微发汗,以二三日无里证,故微发汗也。"病人得病二三天时,没有脉微细但欲寐、下利清谷、四肢厥冷这些征象。"以二三日无里证,故微发其汗也",所以少阴虚寒证用麻黄发汗是会死人的! 那就是表里错辨,医者需要清楚表里,因为《伤寒论》第 148 条:"……阴不得有汗",故少阴寒证、少阴虚寒证、厥阴寒证、里寒证均不得有汗,若是发汗会导致阳气外脱,会亡阳。此时用四逆汤也不能救回,急需补真阳,用通脉四逆加猪胆汁汤,回阳通脉,挽回阳气外脱。所以姚老说,麻黄附子甘草汤、麻黄附子细辛汤是治疗少阴表证的。

因为五脏六腑皆有相应的体表组织器官和与脏腑功能密切相关的体表活性物质(充养于体表的卫气、营气、津液、水谷之精微、脏腑之气、经脉之血),所

以说"十二经皆有表证"。但是"十二经皆有表证"之病理机制与中医课本上讲的人体解剖生理、中医的脏象学衔接不上,所以多数人不懂"十二经皆有表证"。实际上中医所讲的五体(筋、脉、肉、皮、骨),即是五脏之体表组织器官。外淫之邪直接作用五脏六腑所对应之体表组织器官和脏腑功能密切的体表活性物质,形成的病变便形成了十二经表证。所以说"十二经皆有表证"。

(二)发汗法的临床应用范围

发汗法,临床应用一般多停留在"外感表证当汗",外邪所犯,可犯皮毛、肌肉、经脉、筋骨,故当汗而发之;邪犯于里,位在脏腑,皆可汗解。

1. 用于表证 外邪六淫,引起的病症为表证。

寒邪袭肌表、皮毛引起的恶寒发热、无汗、疼痛,当辛温发汗解表。柯琴:"六经各具六气",人体受邪,首犯太阳寒气,其他五气为次之,故太阳也有其他五气之表。

湿邪伤于肌肉四肢关节。《金匮要略·痉湿暍病脉证治》:"风湿相搏,一身尽疼痛,法当汗出而解",并曰:"湿家身烦疼,可与麻黄加术汤发其汗为宜"。

病溢饮者,《金匮要略·痰饮咳嗽病脉证并治》:"病溢饮者,当发其汗,大青龙汤主之。"水邪流到四肢,当汗不汗出,当以发汗祛水气。

外邪于经络血脉,不通则痛,沿经络血脉循行部位而寒痛,伴有僵、麻、酸、挛等当以辛温发汗通经。

邪深入筋骨,致使正虚邪深。外邪客于体表,不管层次深浅,或新或久,只要有外邪,总要汗法祛邪外出。

2. 用于里证 阴邪外袭,可袭表亦可袭里,阴邪包括寒与湿。阴邪袭里,主要指寒邪,寒邪由表及里,逐渐形成里寒证;另一途径因正气不足,寒邪直入三阴及脏腑。《素问·评热病论》曰:"邪之所凑,其气必虚。"哪个脏腑虚,寒邪就直入哪个脏腑。

寒邪客心经,可见心痛,憋气,心悸,唇舌青紫,舌黯等。寒客于肝,则胸胁痛,头晕痛,痉厥转筋等。寒客肠胃,则吐利不食,脘腹胀痛等。寒邪客肺,则咳喘不得卧,呼吸困难,痰涎壅盛等。寒客于肾,则畏寒肢厥,水肿,腰痛膝软等。

总之,寒邪入里损伤阳气,气血阻痹,升降出入闭塞,则需祛邪外出当汗而解之。

3. 辨表证的病因、病机、病所 辨证论治认识疾病最全面系统,统揽全局,中医辨病后最终要落实到"证候"上,证候分类不能根据现象分类,如高血压的头痛、头晕,血压增高,应根据高血压的各种症状系统分类,分析其病因、病机、病所得出哪种证候,采用相应方药才能治愈疾病。现代临床中的难治病,从中医角度看,很多都是表邪内陷形成的。

首辨病因。

《伤寒论》259条:"伤寒发汗已,身目为黄,所以然者,以寒湿在里不解故也,以为不可下也,与寒湿中求之。"此条太阳病伤寒应该发汗,可发汗后,身目为黄,这是由于寒湿在里,而热不退发为黄疸。这与寒湿在里有关系,下之,太阳表邪陷于太阴,这个黄叫做阴黄,"太阴之上,湿气主之",病人可以出现稀便,甚至溏便,身黄晦黯,当于寒湿中求之。治则利湿退黄以茵陈五苓散治之,这就是观其脉证,审证求其病因。

《伤寒论》259条说明,病人既往有脾胃虚弱,当黄疸性肝炎在黄疸未出现之前,病人伤寒头痛,周身不适,无汗,便溏。太阳表邪不解,走湿化就会变成阴黄,很多内伤杂病是由外感转变而来的,如果你在黄疸出现之前,抓住黄疸前的一些个蛛丝马迹,在解表同时用清热利湿退黄之药,黄疸就不会出现,这就是审证求因懂得表证的高明所在。

再辨病机、病所。

《伤寒论》138条:"小结胸病,正在心下,按之则痛,脉浮滑者,小陷胸汤主之。"①此条病机是痰热互结实证,痰饮与火结于中焦焦膜(病所)。症见心下硬满,按之痛,或见中脘烦热,脉浮滑者,治以小陷胸汤。方中黄连与瓜蒌苦寒祛热,半夏祛水。②《伤寒论》134条:"太阳病,脉浮而动数,浮则为风,数则为热,动则为痛,数则为虚,头痛发热,微盗汗出,而反恶寒者,表未解也。医反下之,动数变迟,膈内拒痛,胃中空虚,客气动膈,短气烦躁,心中懊憹,阳气内陷,心下因硬,则为结胸,大陷胸汤主之。"此条病机为表邪内陷,水火交结于中焦焦膜主症。病所为中焦焦膜的大结胸证。

从《伤寒论》的135条、136条、137条文所示,从心下至少腹硬满而痛不可近,呼吸气短,心烦口渴,舌上干燥,大便秘,水火交接面积大,治以攻逐水火以去结,大陷胸汤主之。

通过学习《伤寒论》条文,对辨别表证病因、病机、病所,使我更加认识到,对辨别表证的重要意义。

(三) 表证发汗祛邪机制

《素问·阴阳别论》曰:"阳加于阴谓之汗。"正常人之汗出,必具备两个条件,一是阴阳之气充盛,二是阴阳升降出入畅通,因发汗剂为阳,皆辛散之品,辛能行能散,能开达玄府,鼓动阳气,蒸腾津液,促其汗出,但还要遵循桂枝汤方后注的发汗法,助其发散之力,解除寒邪收引凝滞,改善气血阴阳循行,调动全身功能,达到邪退正复目的。

(四) 解表注意事项

1. 表不解不可下,表邪陷里此为逆　《伤寒论》148 条:"伤寒五六日,头汗出,微恶寒,手足冷,心下满,口不欲食,大便硬,脉细者,此为阳微结,必有表,复有里也,脉沉亦在里也。汗出为阳微,假令纯阴结,不得复有外证,悉入在里,此为半在里半在外也。脉虽沉紧,不得为少阴病。所以然者,阴不得有汗,今头汗出,故知非少阴也。可与小柴胡汤。设不了了者,得屎而解。"

此条是表邪未解表现在"头汗出,微恶寒,手足冷",里有所结表现在"心下满,口不欲食,大便硬,脉细者"。心下满,口不欲食,偏于里,大便硬应是里实,但脉不大,脉细,故叫"阳微结",即阳明的微结证。此条谓表未解,表邪陷里,小柴胡汤中柴胡苦、辛,去寒热邪气;黄芩清里热;半夏、生姜解里饮;人参、甘草、大枣健脾益气,此方可谓表里双解。

后面又与少阴病鉴别,"阴不得有汗",此证"头汗出",故除外少阴病。故148 条可谓表里相兼证,表不解不可下,下之表邪入里此为逆。

所以表里、寒热、虚实是疾病的分类大纲,决定疾病的性质方向,不能错辨。

2. 表不解误吐、误下,利水治其气冲　《伤寒论》67 条:"伤寒若吐、若下后,心下逆满,气上冲胸,起则头眩,脉沉紧,发汗则动经,身为振振摇者,茯苓桂枝白术甘草汤主之。"太阳病依法当发汗,而误"吐、下"均属于误治,表不解气上冲,里有停水则"心下逆满,气上冲胸",逆是从下往上来,"起则头眩,脉沉紧",就是里有寒饮,治疗应该用苓桂术甘汤。桂枝甘草降冲气,加茯苓白术利水。"发汗则动经",这时不能再发汗了,发汗使水邪动悸经脉,则"身为振振摇",表不解,利水治其气冲,表自然就解了。

3. 太阳病汗法禁忌　太阳病以法当发汗,但有如下情况需要禁忌,如丧失血液、丧失津液、津血特别虚、亡阳、咽干口燥、疮家、汗家、亡血家等,在《伤寒论》条文均有明确记载。

如果不懂表证,就不会用纯中药治愈发热及疑难杂症,这种方法,需要正确分析和判断,这个思路、方法就是根本! 本源一错,万虑皆失。这就是讲辨别表证的重要原因。

第三节 疾 病 原 理

姚氏三代经过 110 多年临床实践,对《伤寒论》条文通读、精读、深刻理解,应用《伤寒论》经典理论得出对人体生命、疾病的崭新认识,揭示了疾病原理:"疾病是一个不断变化的过程",只有通过"观其脉证,知犯何逆,随证治之"才能使疾病达到"以平为期",做到救己救众生的目的,对启迪后学具有深远意义。

一、疾病诊治基本原则

辨证论治是通过中医基础知识得出的理论结论,而不是现象结论,如临床病人辨为太阳病"表寒"证,只能采用辛温解表的麻黄汤治疗。

1."观其脉证"直觉思维 《伤寒论》讲的"观其脉证"是直觉思维,远强于因机证治的理性思维。"观其脉证"是通过望、闻、问、切实现医者直觉思维。直觉思维是靠人的五官感官形成的,是直接听到、看到形成的体会。

2."知犯何逆"辨证基本原则 以实际病案结合病人认识到"知犯何逆",哪些疾病治对了,哪些疾病是失治、误治,然后采取"随证治之"方法治愈疾病。

3."随证治之"选择方药 例如,《伤寒论》149 条:"伤寒五六日,呕而发热者,柴胡汤证具,而以他药下之,柴胡证仍在者,复与柴胡汤。此虽已下之,不为逆,必蒸蒸而振,却发热汗出而解。若心下满而硬痛者,此为结胸也,大陷胸汤主之。但满而不痛者,此为痞,柴胡不中与之,宜半夏泻心汤。"

"伤寒五六日",正是表去内传的时候,"呕而发热者",是柴胡剂指征,而这个大夫由于误治用了下法,此时病人柴胡证还在,仍然可以服柴胡汤,即"虽已下之,不为逆"。服柴胡汤后"必蒸蒸而振,却发热汗出而解",这个病人先感觉蒸蒸发热,然后打震颤战栗恶寒,"蒸蒸而振"也可理解为"寒热往来"的柴胡证,随后出现汗出,病就好了。这证明是"瞑眩状态",他要是开始不用下法,就不会伤正体虚。凡是久病或是正虚较弱,服柴胡汤后会发生"瞑眩状态"的。这是仲景教我们分析病情,采用治疗方药。

"若心下满而硬痛者,此为结胸也,大陷胸汤主之",这就告诉我们出现这样症状就为逆。心下就是指胃,硬痛就是《伤寒论》136 条所指的"热结在里……无大热者,此为水结在胸胁也""但头微汗出者",水结阻阳气,变为相火,火邪上蒸,则头汗出。不但硬而且痛,就是大陷胸汤证。

"但满而不痛者,此为痞,柴胡不中与之,宜半夏泻心汤。"接下来仲景讲逆的部位、症状。心下这个部位只是满,但是不痛,这是半夏泻心汤证。

仲景通过"观其脉证",说明什么症状为"逆"为"不逆",分析"知犯何逆"而采用不同方剂的相应治疗。

二、临证认识疾病

(一)麻黄汤加味验案的启示

姚老通过麻黄汤加味验案告诉我们怎样认识疾病。

部某,女,30岁,已婚。主诉以腰背突然疼痛,伴阴道瘙痒,白带增多半月余,于2010年10月21日首诊。因4个月前患霉菌性阴道炎,经口服利湿解毒、疏肝中药20剂,阴道瘙痒、白带增多症状显著改善。

半月前腰背突然剧烈疼痛,姚老开了两剂麻黄汤加味中药,病人疼痛明显改善。为什么开麻黄汤呢?这不是治太阳伤寒的主方吗?很难理解。姚老讲:"面对病人目前的各种症状反应,首先要认识疾病,弄清每种疾病的病因、病机、病所,就必须通过病人发病经过,做到全面收集病人的症状、病史的证据,分清每个症状、体征之间的关联,用中医理论解释清楚。"

面对这个病人,首先应询问,腰背疼痛是什么原因引起的,是受寒、受湿还是外伤等。

病人讲是因受了凉,开始恶寒发热,又赶上月经来潮,突然腰背疼痛剧烈,背痛是第4~8胸椎位置疼痛明显,其次是腰部。二三日后月经就中断了,难以坚持工作。病人腰背部疼痛有如下特征:①喜温;②时而心烦,夜间加重;③睡前腰背疼痛,用热水袋外敷则减;④睡前捶背则舒;⑤易疲劳,放松时痛重。

我们应按仲景的辨证方法,先辨清部位、症状、性质程度,综合辨证依据:①病人背部强几几,无头项身痛,无太阳伤寒;②胸骨柄部痞塞,背部以胸椎位置疼痛为主;③感冒时腰痛加重,行经二三日后突然中断,伴小黑血块;④受凉后,阴道瘙痒加重;⑤经前乳胀、刺痛,胃痛,无呕逆,经行时腹胀;⑥脉沉迟有力,右脉微滑,尺沉微弦。

辨证诊断结果:

(1)寒湿瘀阻兼有瘀热,部位以厥阴、少阴里证为主兼表。

(2)新感寒湿犯表,瘀闭营卫,以手太阴肺为主,兼足太阳膀胱经。

临证辨证分析：

(1)寒湿瘀阻厥阴、少阴,则月经来潮时,腰背疼痛加重,恶寒时月经来潮,又突然中断伴有黑色小血块,妇人以肝为先天,肝主疏泄,月事以时下,气血下行走子宫,气血受限则经行胀痛甚压痛,肝肾同源,痛在少腹,两侧属肝,下腹或脐下属肾。恶寒后,腰背痛正适月经来潮,而又突然中断,《伤寒论》144条:"妇人中风七八日,续得寒热,发作有时,经水适断者,此为热入血室,其血必结。"因为弱者易动,病人感寒而化热,从气陷于血分,则恶寒发热,腹痛月经中断,血结而瘀。

(2)何以里证兼表,小腿酸胀痛,喜捶是太阴经证。

(3)新感寒湿犯表,瘀闭营卫,以手太阴肺为主,表现每天晨起鼻塞、咳嗽,背部以肺俞部位疼痛明显。

(4)太阴病欲解从亥至丑上,病人背部在夜11点加重,正是从亥至丑上,即夜9时至凌晨1时之间。

(5)中医认识疾病,如果存在两种疾病时,是相互影响的,如新感引起宿疾,恶寒,阴痒白带增多,腰痛加剧。

方药:麻黄汤加味:麻黄9g,杏仁9g,桂枝9g,炙甘草8g,苍术12g,北细辛3g,羌活10g,独活12g,苦参8g,丹皮12g。3剂,水煎30min,一日二次服。

随访:口服2剂后,睡前腰酸痛减轻约1/3,背痛减轻约2/3。

二诊:经祛风,理气活血,通络,继服5剂腰背痛治愈,未再复发。

为什么用麻黄汤加味?姚老告诉我们:"麻黄汤能治喘,为什么就不能治手太阴邪闭为主的症状呢?新感引动宿疾的表证治疗原则是,里无虚寒则先表后里或表里同治。看这个方子麻黄加术汤,治以辛温解表祛湿,羌活、独活入营分解少阴之表,细辛走营分以解表兼里,丹皮清瘀热,苦参祛寒湿入少阴、厥阴,又入血分。本方抓住病因、病机、病位表里同治,3剂诸症明显减轻,共服8剂病愈。"

(二)明辨手太阴肺之表里病因 [①]

1. 肺之表病因

(1)风

主症:鼻鸣,鼻痒则易嚏,流清涕,喉痒则微咳喘,以上四症遇风则明显,甚

---

① 引自姚梅龄先生在2014年国家中医药继续教育项目讲习班上的讲座——《中医根治哮喘的几个问题》。

则发热、恶风、自汗,脉多为寸浮,甚则整体脉浮而兼弦;

兼症:头晕,咳而痰稀少,小便清利。

方:桂枝加厚朴杏子汤。

(2)风寒

主症:鼻塞,多有流清涕,鼻痒则嚏,喉痒则咳,咳声紧迫而喘,无汗,甚则发热而无汗,恶寒恶风,多有头痛,脉浮弦或浮紧,或寸独浮弦。

佐症:身痛肢痛,痰清稀而不多,得热饮咳可暂减,小便清利。

方:三拗汤。

(3)风热

主症:鼻鸣,声粗重,不恶寒,亦无明显恶风,有黄浓涕,自汗出,咳声高亢而喘促,痰少而黄,口微渴,小便黄,脉多数而寸浮,甚则发热而汗出,脉浮数。

佐症:头昏脑涨,鼻塞,面红,烦热汗多而恶热口渴,咽红肿或兼痛,遇热则咳甚,舌质微红苔薄黄。

方:桑菊饮。

(4)风燥

主症:自觉鼻干,口干微渴,喉干痒而干咳,微喘,寸脉浮而不受按。

佐症:唇微干,咳而嗜嗜连声。

方:麦门冬汤。

(5)风湿

主症:鼻塞,嚏声较沉闷,涕白而黏,略咳喘,咳声沉闷,痰少白黏,手足自温,脉软寸浮,甚则头身略蕴蕴发热,手足自温明显,身倦怠而微恶风寒,脉浮不流利。

佐症:头昏蒙,鼻痒酸则嚏,面色微黄,口不渴,身重乏力明显而觉疲劳,肢体酸楚,身微汗出而黏,胸微闷,大便软微溏,脉濡缓,舌苔白微厚。

方:麻杏苡甘汤。

(6)风饮

主症:咳喘稍明显,眼睑浮,鼻塞而卧则显著,清涕甚多而黏,鼻酸痒则嚏,口不渴,痰稀偏多而黏,脉浮弦常兼涩,舌苔多滑。

佐症:面浮,汗出不彻,左右侧卧时则鼻塞交替出现,泪多且以咳时显著,小便欠利。

药用:麻黄、杏仁、防己、生姜皮。气虚加党参、黄芪。

以上病因多以相互兼夹的形式犯肺之表而致喘,届时须分清病因的主次。

2. 肺之里病因

(1)伏风

主症：稍遇外风、外寒、外湿甚至外热，即喉痒而咳喘，而往往伴随着咳出痰涎即咳喘见平，且长年累月反复发作，透表风之药只能暂时取效，再遇外邪即又复发。

佐症：其脉虽可寸浮弦或旺，然亦可不浮，甚至寸脉可沉。

典型症：咳甚始觉鼻痒而嚏，否则欲嚏而难得。

治则：祛风透湿，用桔梗、荆芥穗、防己、黄芪、蝉衣。

(2)里寒

主症：遇寒即喘，且不发热，咳声紧，喘时伴憋闷，痰清稀，身背微恶寒，口不渴，不欲食，小便清利。

佐症：脉不数，或弦紧，甚则寸脉沉，咳甚时可伴胸紧痛，或伴呕逆，饮冷则咳喘，小儿病深者在冷天大哭或大笑则咳喘，病重则唇紫黯、面色黯滞、鼻煽。

药用：干姜、细辛、五味子。

(3)里热

主症：喘促，上气咳逆，遇重衣厚覆则咳喘更剧，烦渴，汗多，兼咳黄浓痰，小便黄，脉数，甚则发热、面红、喘急鼻煽，欲得呼出为快，舌苔黄。

药用：石膏、黄芩。

(4)里燥

主症：喘急而干咳频频，口鼻干燥，咽中燥热，大渴，汗多，大便干燥，脉弦数略细，舌上干燥，苔黄而干。

药用：花粉、麦冬，咳用桃仁，喘用地龙。

(5)痰湿

主症：喘而憋闷明显，痰声辘辘，咳痰甚多而白浓，甚则卧则喘咳加剧而痰涎壅盛，小儿可咳则吐痰，咳声沉闷，甚则声如从瓮中出，口不渴，痰偏重则脉滑，湿偏重则脉软，苔白多偏厚腻。

药用：清半夏、苍术、厚朴、橘红。

(6)浊痰

主症：同痰湿"主症"，加之时时咳痰如败絮，其气腥臭，甚则喘无宁日，且每日但坐不得卧，面色垢腻而晦。

药用：半夏、天南星、生薏仁。

（7）痰火

主症：哮喘多年，咳喘久惩，痰转黄稠，时夹鲜血，舌质略红。

佐症：口苦，咽燥，心烦自汗，甚则发热，咯血量大，尿赤便秘，脉弦数，舌苔黄厚。

药用：黄芩、玄参、海浮石、夏枯草。

（8）水饮

主症：咳喘伴喉中辘辘有声，难以平卧甚至不能平卧而倚息，咳出痰多而稀黏，遇寒饮冷则易发咳喘，脉多弦涩，苔滑。

佐症：背冷，身恶寒，手足清冷，小儿则易咳喘伴呕吐较多黏涎，得畅吐则咳喘可减，多涎唾，多无口渴，饮入不舒，少数欲得热饮，或常心悸，大便可间作溏薄，小便清。

方用：小青龙汤。

（9）瘀血

主症：长年咳喘，难有宁息之日，渐致唇紫黯，面近黧黑，舌质黯、甚则边有黯斑，舌底血络粗黑，脉弦涩。

佐症：痰中夹有黯血丝，痰反不多，咳声难扬，偶作胸中掣痛，或咳引胸胁作痛，或脉渐转细。

药用：桃仁、桂枝、地龙、皂荚。

以上诸种病因，亦可夹杂致喘，还可与表邪合邪致喘。故哮喘复杂而且多变，因人而异，因时而异，必须细辨，方可对症下药，效如桴鼓，不留后患。

3. 辨析病机　邪气犯表或阻遏肺气宣通的道路，导致肺气不宣，影响肺气的肃降，继而上逆致喘。多数为体表及肺中之邪传入留滞于焦膜，反过来影响肺气宣降而作喘，少数为焦膜之邪传之于肺而致喘，其具体的病机性质则有郁、结、停蓄、满溢、上凌、上逆及瘀阻之别。

4. 辨识病所　病所，姚老认为包括"病之所属"及"病之所在"病位两层含义。在辨识具体证候时，我们追究是"症结病所"。

"疾病是一个不断变化的过程"，是姚老反复告诫我们的，临证要认清"六经皆有表证"，处理好表、里、半表半里证三者关系。

第四节　实 践 感 悟

"读经典，勤临床，拜名师"是中医人成才的必经之路。一个人要想取得成就，必须多读书，特别是中医四大经典，它凝集了历代大家超前的智慧。读书能使人掌握很多理论、方法、技巧。读书如果不能运用到临证中，就没有任何作用。熟读《伤寒论》，不一定能成为名家，但是要想成为名家必须熟读《伤寒论》。前者说的是读书作用，后者强调的是实践必须在理论指导下，才能更好地发挥作用。精思敏悟是必经之路，悟性是学习与实践的最高境界。对疑难病人要善于总结，善于分析，善于推理，不断提高。

笔者几十年秉承这种理念，特别是退休后几年来，重读精读《伤寒杂病论》，并拜了三位临床大家为师，使我中医理论功底得以提高，临证认清了疾病本质，从表证入手，分清表、里、表里相兼证，及六经之间合病、并病关系，使我临证治疗疑难杂病疗效显著提升。

一、对六经表证认识

通过多年来学习姚荷生六经表证学术思想及《伤寒论》证候分类纲目，学习姚老系统总结六经表证证治方药，并创新了太阴风湿表证，阳明、少阳表证，临证治愈众多疑难杂病、重症病人，实践证明理论有效地指导了临床，几年来学到了大学教材及书本中所没有的知识，致使笔者对"六经表证"结合经典理论学习有了新认识，充实了中医理论水平。

1. **表证与营卫关系**　《灵枢·营卫生会》曰："人受气于谷，谷入于胃，以传与肺，五脏六腑，皆以受气，其清者为营，浊者为卫，营在脉中，卫在脉外，营周不休，五十而复大会，阴阳相贯，如环无端。卫气行于阴二十五度，行于阳二十五度，分为昼夜。"本篇主要论述了营卫二气生成于水谷精微，营卫二气有规律运行，会合于夜半子时，大会于手太阴肺经，通过营卫二气，运行于十二经脉，五脏六腑都能得到精微之气供养。"阴阳相贯，如环无端"：阴阳指阴经和阳经。张介宾注云："其十二经脉之次，则一阴一阳，一表一里，迭行相贯，终而复始。"综上所述，卫气运行以脉外为主，其有循经而行者，有散行者，亦有"与营气俱行"于脉中者。其分布虽以体表、四肢为主，亦行于五脏六腑、肓膜、胸腹等全身各处，而无所不在，而营气日夜行五十周于全身。《灵枢·营气》云："营气之道，内谷为宝。谷入于胃，气传之肺，流溢于中，布散于外。"通过本篇学习，表证主要表现在全身体表四肢百骸发生异常，与营卫关系密切，卫气功能，不仅可以温煦脏腑，还可温养肌表，卫气司汗孔之开合，抵御外邪的侵袭。因为五脏六腑、十二经脉各有营卫阴阳，各有表里，了解营卫功能作用对表证治疗有指导意义。

《证治准绳》："人之一身，本乎营卫。"营卫正常则病不生，营卫气乱则病起。伤寒六经病理的中心环节是营卫失常。六经通过"开阖枢"作用,控制和调节营血在人体各部位的盈虚分布和功能效应,六经病的实质是六经的"开阖枢"功能失常,导致营卫失调,并造成脏腑气血津液功能紊乱。六经各含营卫,故六经各有表里。

徐大桂在《伤寒论类要注疏》中指出:"营卫相随,周流一身,充达于周身之表。凡天气六淫之邪,逼迫蒸溃,皆足以排泄而防御之。惟或逢气机之阻滞,值岁运之孤虚,外邪始得而乘袭人体,其病也,则怫郁内攻,于是各随经络之脏腑本气正化、对化。或相因而互见,或偏实、偏虚而致害,营卫为其发病的中心环节。"

2. 表证与六经关系　清代柯琴编撰的《伤寒论翼》中认为《伤寒论》中最多杂病夹杂其间,故主张伤寒与杂病合论。指出:"伤寒杂病,治无二理,咸归六经之节制。六经各有伤寒,非伤寒中独有六经""仲景之六经,为百病立法,不专为伤寒一科"。

《伤寒论》注家中的气化派都十分强调六气与六经的关系。如张隐庵说:"天之六气为本而在上,人身之三阴三阳为标而上奉之,所谓天有此六气,人亦有此六气也。"不但六气的风、寒、燥、湿、热、火主六经,而且据以说明六经病情变化的相互关系。六经各含营卫,故六经各有表证。

《医宗金鉴·伤寒心法要诀》中指出:"六经为病尽伤寒,气同病异岂期然,推其形脏原非一,因从类化故多端。明诸水火相胜义,化寒变热理何难,漫言变化千般状,不外阴阳表里间。"

六经患病,最初都是伤寒之变化,《伤寒论》第4条:"伤寒一日,太阳受之",受感的天之六淫是一样,为什么感人不同呢? 因为人体虚实,寒热不同,感人后,或从寒化,或从热化,或从虚化,或从实化。也可以出现六经的表证、里证的寒热虚实变化。伤寒的一般变化总不外乎阴阳表里之间。

二、温病注重卫分治疗

《温热论》将卫气营血作为温病的辨证纲领,叶天士治疗温病时也很注重卫分阶段(相当在表证阶段)的治疗。

《温热论》:"温邪上受,首先犯肺",温邪从上焦来,治疗出表如同太阳伤寒,只是病位不同,因为肺主表,湿气弥漫,闭阻阳气,病位偏肺表,治疗重在清开、宣化。

外感暑热病早期要注重卫分治疗,因为暑热之邪在卫分很快就直入阳明。治则:辛凉透表,银翘散加减治疗,可减轻暑入阳明症状,不至于深入营血转变。

暑夹寒:过度空调会造成内有暑热,外有表寒,即寒包火。治则:清透暑热兼以外散表寒。方药:新加香薷饮。

暑夹湿:由于天暑下迫,地气上蒸,主要是热,其次是湿。治则:清热除湿。方药:白虎加苍术汤。

暑湿入营:出现斑疹,紫癜,伴有无汗,微恶寒。治则:在卫汗之可也。使卫分之邪,不再深入营血。

总之,邪在表应表散;邪在胸膈应宣发;邪在下焦小便不利,应通利清小肠火;腑气不通,通便用宣白承气汤治疗。

所以不论伤寒表证,还是温病在卫分证,均需注意解表,给邪以出路,使表邪不能内陷。

总之,六经皆有表证,十二经皆有表证,很多疑难疾病从表证入手,温病也要注重卫分证治疗,才能找到治疗切入点,只有深刻认识表证和半表半里、里证的关系与五脏六腑、十二经脉气血的关联,才能破解疑难病,治愈一些西医公认的不治之症,提高中医学术水平及临床疗效。

三、六经表证临证体会

1. 表邪(太阳)陷里(太阴)　笔者在临证中遇到这样一个病人,既往脾胃虚弱,又患了发热恶寒,体温37.7℃,自述感冒五六天了,伴有头痛,周身不适,无汗,便溏,脉浮,苔薄白,结合脉症辨证太阳伤寒,开了麻黄汤加味。病人服药后复诊,热退,头痛减轻,出现恶心尿黄,微恶寒,病人巩膜有些黄染,经肝功能检查,诊断为急性黄疸型肝炎。这时我突然想到姚老说过的,肝炎初期可以出现太阳表证症状,现在很多医生把肝炎早期误诊为感冒。我想到《伤寒论》262条:"伤寒瘀热在里,身必发黄,麻黄连翘赤小豆汤主之。"于是给病人开了4剂麻黄连翘赤小豆汤,病人服完头痛、恶寒已缓解,恶心乏力减轻,自述尿黄加深,尿量减少,脉沉涩苔黄腻,病人病在表,有瘀热,必身黄。赤小豆祛湿,生梓白皮、连翘解热,麻黄、杏仁解表,通过解表去瘀热利湿,虽然表去,瘀热减轻,但是黄染加深,尿少,脉沉涩,苔黄腻,这是因为脾主运化,脾虚不运。《素问·天元纪大论》:"太阴之上,湿气主之",表邪陷里走太阴湿化。这时又想到《金匮》黄疸病篇:"诸病黄家,但利其小便,假令脉浮,当以汗解之,宜桂枝加黄芪汤主之。"病人表邪内陷,则脉沉涩为湿阻气机,身黄染,苔薄黄腻为脾胃湿热,结合病人便溏,面晦黄,乏力,投茵陈五苓散加味,利湿退黄。7剂黄退,诸症消失,复查肝功能一切正常。

这使我认识到,仲景在《伤寒论》262条讲道,黄疸出现之前表现的是表证,且有瘀热应用麻黄连翘赤小豆汤主之,为什么仲景还在《金匮》黄疸篇再次提到,这就是提醒你认识疾病,有很多内伤杂病是由外感病转变而来的。如果在黄疸病没出现之前,你抓到黄疸前的一些蛛丝马迹,在解表的同时用清瘀热的药,黄疸可能就不会出现,这就是你懂表证的高明所在。

2. 表邪(太阳风湿)陷于少阴　《伤寒论》174条:"伤寒八九日,风湿相搏,身体疼烦,不能自传侧,不呕,不渴,脉浮虚而涩者,桂枝附子汤主之。"

此病开始伤寒无汗,八九日后风湿相搏,证候发作。病人平素多湿,如果患了感冒,风湿相结合就出风湿关节炎类似疾病。这种疼痛有别太阳伤寒的周身关节痛,而是疼痛且烦,甚至于不能翻身,活动就疼痛,但病人不呕,不渴,即无少阳及阳明证。"脉浮虚而涩",虽浮但按之无力,谓之虚,脉涩主血少,又虚,故虽有表证,但陷于阴虚证,即少阴证,所以不能只用桂枝汤,而用桂枝附子汤。方中附子《本经》曰:"附子,味辛温。主风寒咳逆邪气……寒湿踒躄,拘挛,膝痛"。治疗风湿拘挛不得屈伸;桂枝通利关节也能解表。此方以桂枝汤为主,去掉桂枝汤中微寒的芍药,加重附子量而用三枚,治关节痛。

《金匮》痉湿暍篇:"伤寒八九日,风湿相搏,身体疼烦,不能自转侧,不呕不渴,脉浮虚而涩者,桂枝附子汤主之。"

"伤寒八九日",患病的这个时间是常传里的,但是风湿始终在表,它不传,可是这个病呢,一开始尤其急性期间常常辨不清,这一段就是由急性转慢性,即由表(太阳)陷于少阴。因为"脉浮虚而涩者,桂枝附子汤主之",脉浮虚无力,涩主血少,虚涩都是病极虚状态,血行又似有似无,就是虚极转入少阴的一个证候。所以仲景强调,有表邪的外感伤寒病,陷于内伤杂病,所以治疗风湿病要注重解表,外有风寒在表,内有寒湿在里,表气不解,寒湿不除。

3. 太阳之表不得外解,内迫阳明　《伤寒论》32条:"太阳与阳明合病者,必自下利,葛根汤主之。"太阳病虽说既有发热恶寒、头项强痛、无汗的表证,又有下利之里证,自下利说明非误治而成,亦非里虚所致,而是太阳之邪不得外解,内迫阳明,下走大肠,使大肠传导失职,水谷不别,于是泄利而作,下利虽属里证,但由表证引起,而且病情偏重在表,故不需治里只需解表。我在临床曾经遇到很多感冒伴有下利症状,应用葛根汤治疗而感冒和下利同解而愈,这就是表和里自愈,又称逆流挽舟之法。

在临证中还有很多急慢性病,如小青龙汤证、苓桂术甘汤证、五苓散证等,都是外有表不解,内有水饮、痰湿。治则解表同时利水逐饮祛瘀,而使病愈。

4. 麻黄附子细辛汤是治疗少阴表证的主方 《伤寒论》301条:"少阴病,始得之,反发热,脉沉者,麻黄附子细辛汤主之。"《伤寒论》302条:"少阴病,得之二三日,麻黄附子甘草汤微发汗,以二三日无里证,故微发汗也。"

以上两条条文切不可错误把发热看成太阳病,也不能认为麻黄附子细辛汤是治疗太少两感的方剂。需要强调的是表证并不单纯等于太阳病。从少阴病中可发汗的两条仔细分析:《伤寒论》301条:"始得之,反发热","始得之"的"始"字意味着这是少阴病开始期的发热,不会持久。"反发热"的"反"字此发热本不当发,不当的发热,能是太阳病吗?尤其是脉沉,这显然不是太阳病,而是少阴病本质的暴露。再看《伤寒论》302条:"以二三日无里证,故微发汗也",不是说得很清楚吗,只有表证才能采用汗法。从"微"字可知,二三日之热较始得热更轻,二三日过去就可能出现里证,故微发汗也。《伤寒论》270条:"伤寒三日,三阳为尽,三阴当受邪",《伤寒论》316条:"少阴病,二三日不已,至四五日,腹痛,小便不利,四肢沉重疼痛,自下利者,此为有水气,其人或咳……真武汤主之。"这些条文都提示我们,少阴里证的出现,都是在二三日之后,这就证明少阴表证实质,是少阴病四肢厥冷、下利清谷等里证出现之前,在肌表的早期反应,麻黄附子细辛汤,是少阴表证的主方。

明末清初著名医学家喻昌曰:"脉沉为在里,证见少阴,不当复有外热,若发热者,乃是少阴之表邪,即当行表散之法者也。但三阴之表法与阳迥异,三阴必以温经之药为表,而少阴尤为紧关,故麻黄与附子合用,俾外邪出而真阳不出,才是少阴表法之正也。"

《医宗金鉴》曰:"以阴不得有汗,不须言也。"且少阴里证,为阴证,阴不得有汗呀!发汗就会脱啊!就会死人的,所以姚老反复强调,"太少两感"不能用麻附辛。

前面讲了麻黄附子细辛汤是治疗少阴表证的方剂,而不是治疗太少两感的方剂。

那么什么是太少两感呢?《伤寒论》91条讲:"伤寒,医下之,续得下利清谷不止,身疼痛者,争当救里;后身疼痛,清便自调者,急当救表,救里宜四逆汤,救表宜桂枝汤。"张仲景把太少两感特征讲得非常清楚,他说病人"下利清谷",泻下不消化的食物,粪中有水,病机十九条讲:"澄澈清冷,皆属于寒",仲景认为这是少阴里虚寒,除了少阴的虚寒证,病人还有"身疼痛",这是表证的临床表现,张仲景也确定有表证,而且是太阳表证,较麻黄汤的身痛腰痛,骨节疼痛为轻,用桂枝汤,所以仲景把91条的症状表现认为是两经同时感受寒邪,叫太少两感。

太少两感是一种急性重证,否则张仲景不会讲"急当救里"。"急当救里"首要以四逆汤抢救患者生命,其次便是强调此时不可解表。只有"后身疼痛,清便自调者",再拟桂枝汤解表。张仲景在此制定了严格的治疗顺序,太阳之里就是少阴,患者已经阳气大亏,虚寒到了下利清谷,一发太阳之表,汗出可以亡阳! 此类教训已经不少了,必须引起高度重视。

我们只有全面认识疾病,才能正确治疗疾病。现在人们临证中习惯是先辨病后辨证。根据病史通过各种辅助检查诊断后,再结合舌脉分型,确立治则方药。"这能算抓住疾病本质了吗? 是全面认识疾病? 这种认识疾病是不够的,很难指导临床取得预期的效果。中医辨证是对疾病的细分类,根据疾病性质区分不同性质证候及证型,它比辨病更深化。"

5. 认识麻黄汤证的病机治疗哮喘荨麻疹　《素问·天元纪大论》曰:"太阳之上,寒气主之。"太阳之气行于体表,具有卫外的功能,为人之一身之藩篱,所以人体遭受外邪侵袭,太阳首当其冲。太阳伤寒主要分为伤寒和中风。

太阳伤寒,必恶寒,发热,周身痛,无汗,脉浮紧。病机为风寒袭表,太阳经脉闭阻营卫,麻黄汤主之,通过认识麻黄汤病机风寒束表,太阳经脉闭阻,鼻子阳气闭塞与麻黄汤病机相吻合,而发过敏性鼻炎,表现为鼻塞、流涕、打喷嚏等;过敏性鼻炎反复发作,出现咳喘,就会引发哮喘;风寒袭表,太阳经脉闭阻营卫,蕴结肌肤,则表现肌肤无汗不得宣泄,则起风疹块、瘙痒,形成荨麻疹。

过敏性鼻炎出现打喷嚏,是将外邪排出体外,咳嗽是外邪表里相争,而哮喘是外邪在肺的深层反映。不懂过敏性鼻炎的病机,宣达外邪入手,就难以治愈哮喘,不懂风寒宣达透表治疗,风疹块难以消退,但是这里不仅是外感寒邪,还要注意湿邪、痰热、瘀血等。还有病位的手太阴肺之表、表里相兼,还可能有手少阳上中焦之火邪的焦膜病,像间质性肺炎、胸膜炎、荨麻疹,从认识麻黄汤表证入手,结合出现这些复杂变化,哮喘、荨麻疹就会根治。

6. 从表证入手治疗流感、过敏性鼻炎　感冒、流感引发的发热,这是临床最常见的,用脏腑辨证辨出风寒、风热、暑湿,或者再辨一个体虚感冒就不错了,临床并不能取得很好疗效。从《伤寒论》式法,六经皆由表证入手,如太阳伤寒表证,病因是风寒外袭,太阳经气不畅则头身痛,病机是卫阳被遏,营阴瘀滞,经气不利,肺失宣降则无汗,认识这个病机就可以治疗过敏性鼻炎,因鼻子的卫气郁闭,才会鼻塞、打喷嚏、咳时流泪,鼻流清涕;眼睑浮肿,躺下一侧鼻塞,这是太阴风湿表证的风饮,出现这些症状,应用麻黄、杏仁、防己、生姜皮就会取效;鼻干而呼气烘热,鼻塞,流黄涕,前额及目眶痛,这是阳明风热表证,用葛根芩连汤加减;其次病人微恶寒,偏头痛,颈项痛拘急,这是少阳风寒表证;表寒产生了里饮,而致寒动其水,配合五苓散取效。总之过敏性鼻炎多见太阳、阳明、太阴表证,其次少阳表证。另外中医认为,抗生素或激素应用不当,会使外邪难以宣透,这也是当今此病难以被治愈的原因。

太阳表证引起的感冒容易治疗,但是临床有很多病人感冒一两个月不愈,表现倦怠嗜卧,微恶寒,不欲饮食,恶心口苦,脉浮细,苔薄白,应用小柴胡汤加减,几剂则愈。你如果不懂少阳表证诊断治疗,怎么能把少阳表证症状和感冒联系在一起,怎么用柴胡剂能治感冒呢?《伤寒论》97条:"血弱气尽,腠理开,邪气因入,与正气相搏,结于胁下。正邪分争,往来寒热……小柴胡汤主之。"这就是由于体虚,正气不足以祛邪达表,表邪进入半表半里,利用胸腹腔脏腑之气,抗邪外出。《神农本草经》柴胡治"寒热邪气",配黄芩解热除烦,用人参、甘草、生姜、大枣,健胃益气,正气足才能祛邪外出。

我们再认识一下连续发热20多天的病人。证属三阳表证、太阴风湿表证,发热37.8~38.7℃,20多天,每天晚上发热都在9时之后,必须用退热剂退热,而后又开始发热,经中西医治疗无效。病人表现恶寒发热,无汗,恶风,太阳伤寒表证;往来寒热,颈项痛,不欲饮食,少阳表证;身热汗多,口渴欲饮,前额目眶痛,阳明风湿燥表证;其中一个重要的特点是"手足自温"倦怠,脉浮关弱,太阴及风湿表证。当时病人首诊,手心温度37.4℃,腋下36.4℃,诊断三阳表证、太阴风湿表证。手足自温是太阴风湿表证的主要特点,《伤寒论》278条:"伤寒脉浮而缓,手足自温者,系在太阴。"治疗以小柴胡汤、葛根芩连汤加石膏,二剂热退,诸症痊愈。

再分析一个应用抗生素输冷液体的病人,感冒3天,体温37.6℃,经中西医治疗体温逐渐升高,当日晚上输液后体温升高至40℃,次日病人就诊时体温39.5℃,证属太阳、少阳表证,阳明外证合病。由于输入冷液体及抗生素均为寒性药物,因为寒主凝滞,表气郁闭,不利于三阳之表邪气宣发,故体温上升至40℃,通过麻黄汤、小柴胡汤加石膏,口服1.5剂,十几个小时后退热,未再发热,全身症状明显缓解。

对于感冒、流感、扁桃体炎、肺炎、过敏性鼻炎,从表证入手结合不同症状辨证论治,治疗很多病人,不论大人小孩,服纯中药后1~2日即可退热。

四、营分证应从表证认识诊治

姚老告诫我们：营分证应从表证认识，营是体表为主病变过程中的病机变化。卫气营血概念不是温病独有的概念，卫气营血是温病的辨证纲领。

营是一种来源于血，对组织器官起濡润、营养作用的物质，相对血分证而言，营分证的重点应该归入到表证进行认识，掌握其诊断、治疗。营分病的表、里归属，不但是一个很有争议的理论问题，而且涉及大量临床实际问题。例如，清营汤中金银花、连翘，一方面清营分之热，另一方面透热转气，也可以透表，有辛散作用。从姚老三代临床经验看，如果我们不像仲景那样集中在表证、里证谈营分证，很多皮肤病就根本治不好，因为麻黄汤既牵涉卫分，又牵涉营分，麻黄证因寒邪郁闭卫分则恶风寒；寒郁闭营分则身痛腰痛、骨节疼痛。

营分病变是体表为主的病变过程中的病机变化，当表邪有陷里趋势但没全陷里的时候，就必须治它源头，治疗次序，先治新病后治宿疾，因表未全罢，要撤邪出表，反之，疾病难以治愈，喻嘉言认为这种治疗是逆流挽舟。

营与血无法明确界定区分，在一定范围内，各自具有独立作用。病邪侵犯体表，邪气向营血分传变，人体正气与邪气斗争时，从部位上涉及营分，未涉及血分，治疗如果固卫、助卫，适得其反；治疗助营，从营分透热，透热转营，可以逆转病势；从血分治扰乱抗邪能力，会遗留后遗症。当营血出现病理状态时，一旦营分受邪，易兼血分病变，即营血同病。所以里证大多数出现血滞，治疗应加入活血药，如归尾、赤白芍；风寒束表大多数会出现营滞，治疗应加入营透表药，如羌活、独活入营分，透表散寒。

营卫、气血、阴阳不是温病所独有的，风寒热湿燥均可犯营、卫、气、血、阴、阳。故营卫气血阴阳六纲也是万病之纲，病机之纲。气血是中间环节，上接营卫，下挂阴阳。入气分的药，往往是入卫分的，尤其是透表、通络，如石膏是清气分要药且味辛，有辛散透表作用；桂枝，《本草再新》"温中行血"，入血分，有解肌发表作用，往往可以入营和营。

人体血的功用很重要，在体内营和血很快结合，很难分开，病症在血分证为主时，与营分证很难区分；在体表营的功用更重要，营、血各自的作用及产生的病变，都要分开，若分不清，很多疾病解决不了，在体表营、血分开后，治疗才能更快、更彻底。例如，赤芍、归尾、白芍、桂枝，入营分；细辛可以入气分，但入营力量很强；紫草主要入营分，入血分弱；丹参入血分；丹皮既有入营分，又有强大入血分作用，兼入阴分；肉桂主要入阳，其次有点振奋气分作用。

　　人是一个整体的复杂的系统,是不能完全分割的,疾病分类要抓住关键问题、主要特征来进行分类。风湿类疾病也应从营分认识。

　　治疗风湿类疾病应从表证入手,我在临床经常治疗风湿性关节炎、类风湿关节炎、骨关节病、腰椎间盘突出症,主要通过祛风湿活血通络,特别是腰椎间盘突出症,十几年来笔者治疗了几百例,采用补肾壮督活血通络法,疗效显著。这些疾病,现在从表证入手,对腰椎间盘突出症,在原来的治疗基础上,加入羌独活,使寒湿深入营分之邪从表透出,痹症病人多外有表证,里有水湿停滞,里有所阻,表亦不透,不兼利水,则表必不解,故加入苍术、茯苓提高疗效。如兼血虚水盛,治以养血利水,方用当归芍药散。治营分少阴表证,采用麻黄、附子、细辛,营分寒湿兼透表时采用羌独活、桂枝、细辛,里证多从血滞兼瘀,药用当归尾、赤白芍、鸡血藤、蜂房、土鳖虫,祛湿用生薏苡仁、秦艽。这类病从营分认识,从表证入手,结合祛风湿,活血通络,强筋壮骨,疗效显著提高。

第六章 学术感悟与临床应用

第一节 学术感悟

毕业后笔者在临证中,认真学习《脾胃论》,结合名家临床经验,临证中注重脾胃、气血学说,有效指导临证治疗,以后又系统重温了《伤寒论》《金匮要略》,拜伤寒名家姚梅龄教授为师,学习了姚老的学术思想,对中医"疾病观"有了深刻的认识,姚老的"六经表证、十二经表证"、三焦焦膜生理病理理论,能有效地指导疑难杂病的治疗,使我临证水平显著提升。

一、内伤脾胃,百病由生

(一) 元气是人体生命之本

元气又名"真气"或"正气",是存在人体生命的一种无形能力,它是生命的"本能",推动人体生长和发育,温煦和激发各脏腑经络等组织器官的生理功能。所以说,元气是人体生命活动的原动力,具有防卫外邪侵袭的能力,是维持生命活动的最基本物质,机体元气充沛,则各脏腑经络的组织活动旺盛,身体强健而少病。

"人法地,地法天,天法道,道法自然",这是老子对人适应自然经验的体悟,人类只有顺应自然而生存,才能健康、长寿。人顺应自然与自然和谐相处,是需要人体元气充沛,才能做到天人合一。

元气禀受于先天,赖于后天脾胃通过受纳、运化、升降,以化生气血津液濡养全身。李杲在《脾胃论·脾胃虚实传变论》曰:"元气之充足,皆由脾胃之气无所伤,而后能滋养元气,若胃气之本弱,饮食自倍,则脾胃之气既伤,而元气亦不能充,而诸病之所由生也。"

(二) 内伤脾胃,百病由生

李杲传张元素之学,在脏腑虚实议病的启示下,阐发《素问》"土者生万物"的理论,创脾胃论和"内伤说"。他论述脾胃的要点有四:"人赖天阳之气以生,而此阳气须并于脾胃;人赖地阴之气以长,而此阴气必化于脾胃;人赖阴精之奉以寿,而阴精必源于脾胃;人赖营气之充以养,而营气必统于脾胃。"笔者临证始终重视固护元气,调理脾胃。

由于现代社会竞争日趋激烈,工作学习生活节奏增快,心理压力增加,以及饮食不节,起居无常,内伤脾胃所致的各种脾胃病、代谢综合征、疲劳综合征及亚健康状态等,影响了脾胃阴阳升降,进而引起气机紊乱、气血不和,病理上"内伤脾胃,百病由生",这是脾胃病产生的一般规律。

临证治疗一位病人,陈某,男,47岁,中学教师。胃脘胀痛十余年,纳呆,倦怠乏力,呃逆,便溏,近1年疼痛加剧,食后胀甚,胃镜检查:胃窦部黏膜红白相间,以白为主,黏膜呈萎缩性改变,幽门螺杆菌阳性,病理检查:中度萎缩性胃炎,肠上皮化生,伴腺体重度增生,舌质黯红苔白,脉弦细。病人压力过大,反复在北京各医院就诊不见好转。来院就诊,中医辨证:中虚脾寒、气滞血瘀之胃痞,治宜健脾益气,和中安胃,佐以理气活血解毒,处方:黄芪15g,党参12g,蒲公英15g,黄连10g,砂仁6g,厚朴12g,干姜9g,川楝子10g,枳壳12g,五灵脂12g,刺猬皮12g,柴胡12g,白芍12g,苏梗12g。水煎服,病人服6剂自觉胃胀痛、乏力、纳呆好转,随证加减治疗三月余,诸症皆除,胃镜复查:变化为慢性浅表性胃炎。

慢性萎缩性胃炎,伴有肠上皮化生和异常增生为胃癌的癌前病变。本病属中医之胃痞,病因病机复杂,因而多缠绵不愈,其根本原因在脾胃失调。脾胃阴虚或脾胃气虚、或气滞、或血瘀、或热盛、或湿阻、或寒热错杂、升降失司、虚实夹杂。但病位在胃,其病理改变则一。根据"久病多虚、久病多瘀"之机制,组方遵从补而不滞、滋而不腻、温而不燥、行气不耗阴、攻不伤正、缓中补虚、固卫元气之原则。

二、气为百病之长,血为百病之胎

《素问·调经论》:"人之所有者,血与气耳。"气血是人体的主要物质,气血的正常流通运行,提供并保障了机体各组织结构新陈代谢所需的物质和营养。一旦气血流通受阻,则引发生理功能变化,产生病理改变。临床各种疾病无不涉及气血、反应疾病轻重、病程长短,初病气结在经,久病血伤入络,"气为血帅,血为气母",无论外感六淫、内伤七情之气所致气虚、气滞、寒凝、热毒等,均可以导致不同程度的血瘀,"瘀血"是各科疑难杂病的病理基础。

《素问·举痛论》"百病生于气",故"气为百病之长",气为一身之主,升降出入周流全身,发挥正常功能。临床气机失常出现气虚、气滞、气逆、气陷等病理状态。血的流利赖于气的推动,故"气行则血行,气滞则血瘀",如果血瘀不除,疾病进展,还会出现痰瘀、湿瘀、痰湿瘀阻。

(一) 从气论治

气为百病之长,血为百病之胎。或从气治,或从血治,或从气血双治。处方用药多从"通"字着眼,以调气血而安脏腑为治疗原则。若病邪阻遏气血属实证者,用疏通法;若脏腑虚弱致使气血不通者则用通补法,以达到"疏其血气,令其条达,而致和平"的治疗目的。

1. 气虚 临证气虚病人,表现精神委靡,倦怠乏力,眩晕自汗,舌淡红,脉沉细。常见于脑供血不足、颈椎病或其他慢性病以及亚健康状态的病人。治宜健脾益气,笔者喜用四君子汤加减,重用黄芪、葛根,若伴有肢体麻木,心前区闷痛、刺痛,气虚所致血瘀,治以益气活血,加入丹参、川芎、水蛭粉,疗效显著。

2. 气滞 气滞见于肝气郁滞的胸胁胀满不舒,善太息,痛势走窜;还见于肝气犯胃的胃脘胀满,两胁窜痛,嗳气吞酸,打呃,治以柴胡疏肝散加减,喜用黄连、佛手、苏梗、沉香、川楝子随证加减;还可见于肺气郁滞的咳喘,胸胁满闷,痰多而黏,脉滑,肺失肃降、痰浊阻肺,临证用葶苈大枣泻肺汤加味,二陈汤加桑白皮、桔梗、杏仁、浙贝、厚朴,行气降逆,燥湿除满,陈皮健脾理气,苏子、白芥子降气消痰定喘。气滞常表现在肝、肺、脾胃等脏腑功能障碍,临证中视各脏腑功能变化,佐以行气药,提高疗效。

3. 气逆 多由情志所致,饮食寒湿不适,或痰浊阻肺壅阻所致肺胃上逆证。治疗一例肺癌患者,肺气上逆,咳喘,咯血,伴有气短乏力,胸闷,失眠,舌红少苔,左颌下淋巴结肿大,直径 4cm×4.3cm×4.2cm,胸腔积液少量。治则宣肺泻肺降逆,佐以软坚散结解毒。方药:清半夏、广陈皮、浙贝母、葶苈子、苏子、旋覆花、山慈菇、黄芩、露蜂房、水蛭、厚朴、三七粉、瓜蒌等。水煎服,6 剂。病人咳喘、咯血明显减轻,上方加射干、海藻、夏枯草、茯苓,20 剂,胸腔积液消失,颌下淋巴结缩小至 1.4cm×1.4cm×1.5cm,全身症状明显好转,此病人采取上病下治,降气止血,功效显著;再以泻肺平喘、通调水道,则胸腔积液消失;软坚散结、解毒,转移淋巴结缩小。

4. 气陷 脾气能升发输布胃中水谷之气,故"脾能升清",若脾气不升反而下陷,临证可见久泻不已,小腹及肛门下坠,脱肛,痔疾,子宫脱垂等病。轻者,临证常用香砂六君子汤加豆蔻、干姜、黄芪、厚朴、枳壳等辛甘温胃健脾行气之剂;重者,欲补中益气汤、升阳益胃汤等。临证还见慢性泄泻,便溏或完谷不化,腹中胀满,肢冷,疲乏无力,面色㿠白,无神畏寒,脉沉细小。所谓釜底无火,不能腐熟水谷,临证常用脾肾双补,药以黄芪、白术、人参、附子、肉桂、巴戟天、枸杞子、熟地、菟丝子、杜仲、益智仁、补骨脂等治之而愈。

(二)从血论治

活血化瘀法能够疏通脏腑血气,使血液畅通,气机升降有度,从而祛除各种致病因子。因此,对疑难杂症治疗有着积极意义,笔者在本书下篇临证实录中,治疗各种疑难杂症多有体现。

三、用中医"疾病观"指导临床

中医学指导思想就是整体恒动观,它完整全面观察自然现象,分析处理问题,以"天人合一"的整体观和"形神合一"的动静观认识自然和人类。

(一)认识疾病的整体性

1. "天人合一"整体观 天地是一个整体,自然界一切现象相互影响作用、互相依存,不是孤立存在;一年四季春、夏、秋、冬是一个整体,才会有春温、夏热、秋凉、冬寒,才会有生、长、化、藏,产生生命;人体五脏一体,五脏心、肝、脾、肺、肾组成人体五个功能系统,各有独特作用,但密切相关、相互作用;自然界变化影响人体产生相应变化,人与自然相应才能无病和长寿;人体与内部组织与五官九窍,存在联系,病理上脏腑有病要反映到形体上,如口舌糜烂,反映出心火,因为心开窍于舌。

2. "形神合一"恒动观 "形神合一"是完整全面地观察自然现象,不断从运动中观察认识自然变化,包括人体的健康和疾病,形成了"形神合一"的恒动观。

3. "辨证论治"系统观 辨证论治要通过分析和思考实现,遵循中医理论体系的物质基础,从"候之所始,道之所生"来认识。根据事物外在表现(候)就可以总结事物固有的规律(道)。中医学对自然变化和人体、生理、疾病规律的认识,基本是通过对客观现象总结而来,十分强调"候""道",认识"道"源于"候","候"是中医理论体系的物质基础。

中医学所谓的"候",一般分为气候、物候、病候三个方面。①气候：日月星辰的运行变化与风、寒、暑、湿、燥、火气候变化的客观表现。②物候：自然界对植物的生、长、收、藏的客观表现。③病候：人体疾病的各种临床表现。

为了使辨证规范化，首先定位，按照脏腑、经络对疾病定位。根据疾病表现部位、特点，按脏腑归属及经络循行部位进行。以肺为例，肺手太阴之脉，起于中焦，下络大肠，还循胃口，上膈属肺、胸腔之中，咳喘、憋、闷，病位就在肺；根据脏腑功能，脾主运化水谷，司受纳，出现纳呆、水肿……定位在脾。

笔者临证中治疗一位冠心病伴有左心功能衰竭的病人。发病前，因感冒咳喘不能平卧，眼睑浮肿。根据"诸气膹郁，皆属于肺"来认识病位：在肺表现阵发性喘憋，夜间加重，呈端坐呼吸，气短乏力，眼睑及四肢浮肿，腹胀，失眠，肢冷，舌紫苔白，脉沉细。定性：病人"正虚邪实"，脾肾阳虚，肺失宣降，水湿内停则浮肿，苔白腻，血瘀则舌紫，喘憋夜间加重。在定位定性之后，必先五脏，要落实哪脏。冠心病在心脏，根据就诊时表现在肺。由于肺金不足，肺失肃降，心火相克肺金太过，则喘憋不得卧。故先宣肺、平喘、利水，再根据阴阳转化，正邪变化，以中医整体恒动观为指导，全面分析其原发和继发，区分标本先后，才能治病求本，这就是"必先五脏"，也是中医辨证论治的精华。通过对冠心病全过程分析，急则治其标，咳喘不得卧、浮肿、肺失宣肃，瘀血是当务之急，喘平再以扶正，温阳利水，佐以化瘀利湿，结合辨病，再选择抗心衰的中药葶苈子、车前子等，益心气选生脉饮，确定处方。病人服2剂，夜间能平卧，咳喘明显减轻，尿量增加，腹胀减轻，服4剂后，诸症十去七八，复诊时左心衰竭已纠正，服十余剂诸症悉除。

（二）治疗疾病的系统性

人是一个复杂的整体系统，不能完全分割，治疗疾病首先应全面、客观、科学认识疾病，把握疾病本质、特点。因为同一病人、同一病种、同一个证，由于时间推延，环境不同，人的体质不同，疾病性质会发生不同变化，姚老告诫我们，治疗疾病应系统认识病人发病因素，发病过程，主要现症，诊断依据，鉴别诊断，主要治疗方案，临床护理，预后转归，把以上综合起来研究，就能把生理和疾病联系起来，将诊断、治疗、病理、药理联系起来，因人而异、因证治宜，才能系统治疗疾病、指导临床用药，以应付疾病的千变万化治愈病人。

张仲景在《伤寒论》揭示疾病原理：疾病是一个变化的过程，例如他在《伤寒论》太阳篇"辨太阳病脉证并治"突出就是"辨"字，是说人感受外寒，因人的体质不同，发生不同的变化，随着时间推移还会产生性质的变化。

我曾经治疗过一例肺脓肿的病人,病人胸痛,咳吐大量黄黏稠痰,发热 39℃,白细胞 11.5×10^9/L,X 线检查,右肺中叶可见大片浓密模糊状、浸润阴影,边缘不清,出现圆形透亮区。经某三甲医院抗炎对症治疗一月余,咳脓痰消失,体温恢复正常,X 线复查脓腔周围炎症吸收,残留纤维条索阴影。病人自觉周身无力,不欲饮食,对抗生素治疗有抵触情绪,医生认为,肺部阴影未完全消失,以后会留后遗症,病人在医生劝告下又接受抗生素治疗一周,但 X 线复查阴影仍无变化,病人自动出院,求诊于余,病人讲"能不能服中药替代抗菌素"。这时病人血常规,低于正常。我讲可以不用输抗生素了。病人目前表现咳声无力,舌淡体胖水滑,脉沉弦无力。即应用中药益气健脾利湿,佐以散结活血通络,口服中药 7 剂后,X 线复查阴影消失,周身乏力明显好转。这个病例说明,中西医认识疾病和治疗疾病的思路方法是有差异的。

四、对"六经皆有表证"的认识

姚荷生研究《伤寒论》以六经六气结合八纲作为疾病的分类方法,是基于"六经皆有营卫"风寒邪气入侵,营卫首当其冲,且营卫循行于十二经脉,周身内外上下无处不到理论。柯琴:"六经各具六气",故"六经皆有表证",对临床治疗疾病有重要指导作用,提升临床疗效。

五、对三焦焦膜病证治感悟

(一) 对三焦焦膜病认识

姚老 2018 年在承德举办的"河北经方论坛暨经方应用高级研修班"大会上讲:"三焦是六腑之一,自从《难经》提出三焦无形概念,形成二千多年医学之争,尤其吴鞠通撰写的《温病条辨》,制定了三焦辨证,把三焦变成了上、中、下三个部位代名词,慢慢地焦膜病、焦膜的证候就逐渐地淡出了人们的视野。中华人民共和国成立前,焦膜病为主的杂病如痞证、结胸病从内科教材中消失,而张仲景对焦膜病在《伤寒论》中认识最为详细。他在《伤寒论》第 128 条、131 条、134 条、136 条、140 条等条文认为结胸病病因是体内水津停聚所形成水饮之邪;病所是三焦焦膜;关键病机是气结,即水火搏结于焦膜之气分,导致焦膜之气结不通。在《伤寒论》149 条、157 条、158 条文对痞证的诊断、鉴别治疗也有非常详细的记载。"

姚老祖孙三代研究《伤寒论》110 多年,特别是在焦膜病方面积累了大量经验,记载上千例焦膜病验案。

姚荷生认为:"三焦应该是一个有形脏器,它的实质应该是人体内遍布胸腔、腹腔的大网膜(包括胸膜、肋膜、膈膜、腹膜等),所有脏腑都分居在它上、中、下三个地带,受着它的包裹与保卫。"

三焦主要功能是行水,水在它上中下的不同历程当中,产生"上焦如雾(如水之蒸)、中焦如沤(如水之泡沫)、下焦如渎(如水之沟渠)"的不同生理现象。

病理变化,大多数为水饮泛滥形成肿胀,少数为"气邪(气分)、血瘀(血分)"。但气郁则水不行,"血不利则为水",仍与水分密切相关。其发病虽有上、中、下侧重的不同,致病来源各自脏腑,仍有焦膜病等特点。

1. 上焦病变　上焦焦膜病变多来自心肺,初期胸中清阳之气为寒、饮、湿热、痰浊所郁,其后有形之邪水饮、痰浊亦可流布胸、胁。

2. 中焦病变　中焦焦膜病变多来自脾胃,或中气不能运化水湿,或火为水郁而交结不解。

3. 下焦病变　下焦焦膜病多来自肝肾,往往水气偏盛,来自肝及脾者,往往瘀血较多。若肝肾同病,可见"阳虚兼寒湿""阴寒凝结""血瘀""湿热痰浊"等。

姚老创新的三焦焦膜病证治,近二十多年来用纯中药治疗了不少公认的"不治之症"和疑难疾病,其中二十种以上西医学认为不可能根治病种中的半数以上已完全治愈。尤其对急性发热性及感染性疾病。如哮喘、间质性肺炎、红斑狼疮、皮肌炎、银屑病、胸腹水、抑郁症、腺肌症、卵巢囊肿等疗效尤佳。

姚老提出的三焦焦膜病与理论创新,填补了中医理论空白,掌握三焦焦膜证治,改善对疑难杂症治疗效果,解决了以前治愈不了的顽症痼疾。

(二) 三焦焦膜病治疗体会

2018年6月笔者在姚老指导下,在"中医在线"举办的姚梅岭·中医创新系列课程上,围绕"三焦焦膜病证治",讲述"少阳上焦风湿热表证之喉痹辨治"体会。

1. 证候概念　喉痹常急性发作,以咽痛与咽喉梗阻感为临床特征。病人感受风湿热邪侵害了人体浅表器官与组织,形成咽与腠理病变。

(1)喉痹与焦膜病关系:腠理是三焦焦膜的外应组织。《灵枢·本藏》曰:"三焦膀胱者,腠理毫毛其应。"本证病因为风湿热邪犯咽及腠理;病所属三焦之上焦焦膜表证;病机属于风热扰乱营卫,湿邪犯表郁于上焦,阻滞上焦的气机,咽喉有堵塞梗阻感,兼轻度的胸闷太息症。

(2)《温病条辨》对喉痹治则方药：吴鞠通在《温病条辨·上焦篇》曰："湿温喉阻咽痛，银翘马勃散主之。""辛凉微苦法，连翘一两，牛蒡子六钱，银花五钱，射干三钱，马勃二钱。上杵为散，服如银翘散法。不痛但阻甚者，加滑石六钱，桔梗五钱，苇根五钱。"因肺主气，湿温者，肺气不化，郁极而一阴一阳(谓心与胆也)之火俱结也。盖金病不能平木，木反夹心火来刑肺金。喉即肺系，其开在气分者即阻，开在血分者即痛也，故以轻药开之。

2. 病情证候

(1)发病经过：绝大多数为慢性咽炎急性发作，少数属于新感卒病者受到异常闷热的天气影响，出现发热、咽痛、咽阻。部分病人则因误治失治，转化而来。

(2)临床现症：主症——咽喉疼痛，咽中如有异物或咽部有阻塞感(两症中必有一种或两症均俱)，但吞咽食物并无阻碍，咽红略肿，寸关脉浮，或咽后壁红而且有较多淋巴滤泡增生凸起。

3. 病因病机

(1)病因：直接病因——风、湿、热。①风邪致病的依据：感受风寒，或有风性关节痛的宿疾，新邪与痼疾合邪为病；少阳经脉绕耳前后、入耳中，上扰清窍所致的耳鸣，风邪协同气机上逆引起的干呕；咽痒，更是风邪直接证据。②热邪致病的依据：有受热或闷热天气，进食辛辣燥热食物或温补药史；表现发热、自汗、盗汗、咽干咽痛，舌尖边红，脉数，咽红肿，扁桃体红肿等。③湿邪致病的依据：感受潮湿闷热天气及应用抗生素、输液、寒凉中药史。未采用除湿的疗法，造成不能根除，均属湿邪存在的佐证。

(2)病位：①突出表现在咽部，常波及其邻近的扁桃体等，均发生在体表器官，属表证。②邪气干扰体表营卫，如发热、微恶风寒、自汗、骨节酸痛，脉浮，舌边尖红。本证基本上无里症。④咽与上焦焦膜及三焦的关系密切。

咽归肺所主，与直通于肺的喉不同，因为与咽部解剖、生理、病理关系最紧密的并不是肺，咽直接连通于食管，然后通于胃，咽部的病变与胃腑的关联最为紧密；咽部毗邻最近的脏腑是上焦焦膜，咽部是分布于躯体三焦焦膜最为浅表之处，因为上焦焦膜就散布在咽部黏膜之下，所以《灵枢》才会说"上焦……并咽。"

因此，咽与三焦(尤其是上焦)之间关联程度，和咽与胃关联的程度相同，这也就决定了咽部病变多关乎于三焦，尤其是关乎上焦。

(3)病机：手太阴肺外感表证的咽喉疼痛及少阴表证的咽痛(如苦酒汤证

等）不会产生咽部异物感。本证的咽阻感与肝脾气郁引起的"梅核气"的咽中异物感和咽阻感又大不相同。本证咽阻感产生的机制为气机阻滞所致，上焦气郁直接导致，该种气郁机制又与湿郁相关联，即本证为湿邪郁阻上焦气机，邪之不去，病终不除，湿邪不清，上焦气郁不除，所以本证咽中异物感和梗阻感是持续性的，而不是间断阵发性的。

从中医三焦焦膜生理病理来解释本证发病过程，能得到较圆满解释。身体感受风寒外邪之后，寒邪郁阳可以化热，阳气被郁则三焦难行敷布水谷精微，即可造成体内湿聚。

临床上大部分病人往往是感寒化热，成为热证，为什么寒可同时转化为湿与热呢？三焦为相火之腑，当任何一种外邪作用于三焦，首先从火化；同时，三焦又为"决渎之官"，人体水津及水谷之精微均主要从焦膜敷布至全身，且上焦宣发敷布的状态"如雾"，上焦阳气一旦被郁，水津及水谷之精微即可聚而不行反成湿，正因为二者化生的基础同为阳气被郁，其寒邪可同时转化成湿热之气，湿热之邪一旦形成，与原来的风邪合而为害，且湿邪较之寒邪更具有持久的痹着郁阻之性，故导致上焦气机持续性的郁阻以及湿邪郁热难除，并使病人感觉咽痛、咽阻，咽中如有异物。

本证的治疗主方银翘马勃散。该主方与银翘散的作用有所区别，该方作用于上焦焦膜的马勃和射干，此二味共奏燥上焦之湿、清上焦之热、化上焦之痰、清利咽喉的作用；同时，方中加宣利上焦湿邪、宣通上焦气机之品，疗效快，更彻底。

本证病机为风湿热犯咽及干扰营卫，湿郁阻上焦气机。

风湿干扰卫气：湿邪导致卫气轻度郁遏，有轻度的恶风恶寒；风热鼓舞卫气，又可脉浮数、发热自汗或盗汗出。

风热犯营：则舌尖边红，热邪燔灼营分及咽，则咽红肿疼痛，咽后壁赤络满布，咽喉部有脓点；风扰于咽则咽痒；风热同时兼犯及手太阴肺之表，即可引起整个咽喉红肿疼痛。

湿痹于咽及郁阻上焦气机：咽部有异物感或咽阻、咽堵，胸闷太息；若热邪煎熬津液，加之湿热相聚，即可形成热痰，咳黄浓痰。

湿热痰在上焦焦膜之内，并不在直接通于体外的喉头及气道，故病人虽咽中有物有痰所阻但难于排出。

湿邪痹阻于咽：咽部黏膜之下的上焦焦膜因湿热壅聚而肿胀，导致咽后壁肥厚及半透明状的淋巴滤泡增生凸起；本证病因为湿热合邪，非仅有热邪，反复使用辛凉苦寒中药及抗生素,而未用燥湿利湿之品,造成热除不净,或清而复生,病势缠绵不已。

综上所述,本证的病因病机,主要为风湿热犯咽,郁阻上焦气机,兼有干扰营卫之机。

4. 鉴别诊断

(1)与手太阴风热表证喉痹鉴别:本证与手太阴风热表证均可出现咽喉红肿疼痛,甚至可以同现发热、恶风、自汗、脉浮数或右寸独浮、舌尖红等症。本证一般均有咽部有异物感或阻塞感,咽后壁肥厚漫肿,尤其是咽后壁淋巴滤泡明显增生的发生率接近100%。手太阴风热表证,没有咽喉部异物感或阻塞感,没有咽后壁淋巴滤泡增生。手太阴风热表证者无胸闷,多有喷嚏、流涕与咳嗽。二者产生不同的证候,是基于二者解剖与生理功能之异。

手太阴肺与鼻道、气道直接相通,且与外界相通,在功能上主司呼吸,一旦遭风热之邪所犯,则可鼻痒,流出黄浓涕,扁桃体红肿疼痛,而非咽后壁漫肿和淋巴滤泡增生,一旦被湿邪或寒邪郁闭气机,不但容易鼻塞,更易造成肺气失降反上逆,出现咳甚至喘,而非胸闷。手少阳三焦则不同,上焦布于咽部黏膜之下,布于胸廓之内肺脏之外,并不与外界直接相通,主要生理功能是宣营卫气血水津达于体表,降废水至中下焦以达膀胱,遭风热之邪所犯,首可咽痒、咽红肿痛,若兼湿邪则咽后壁漫肿肥厚、半透明状的淋巴滤泡增生,而非鼻痒喷嚏、流黄涕、扁桃体红肿痛、喉痒而咳,若上焦之气被湿热所郁则咽阻、咽梗,胸闷太息,而非咳喘,即使湿热已化生热痰也因焦膜不能直接与外界相通,故咳痰不出。

(2)与"梅核气"相鉴别:本证与"梅核气"均有咽中有异物感和阻塞感,均自觉阻于咽中的异物咳之不出、咽之不下,而二者均无咽喉有实质性的异物和肿块。本证的咽中异物感和阻塞感为持续性,且常伴有咽痛;而"梅核气"的咽中异物感和阻塞感是阵发性的,不伴咽痛。另外本证检查咽喉时,咽红常肿,或咽后壁肥厚,咽后壁有淋巴滤泡增生;"梅核气"咽喉检查正常。

(3)与少阴风热表证喉痹鉴别:少阴风热表证的喉痹也可急性起病,出现咽喉干痛,咽红微肿等症,反复多次发作,这些与本证类似。

5. 护理治疗

(1)护理:避免过度用嗓。饮食宜忌:忌酒、忌辛辣及肥腻食物;忌食性热之物;忌烟;忌过饮牛奶。发热时忌用冷敷、湿敷。

(2)治疗:宜透风湿热以解上焦之表,兼以燥湿化痰、宣通上焦之气。主方：银翘马勃散：金银花 10~12g，连翘 10~12g，马勃(纱布包)8~10g，牛蒡子10~12g，射干 10g。3~4 剂。加减：咽部梗阻感或兼胸闷明显者宜加郁金、通草、白蔻仁、瓜蒌壳；若脉滑而喜咳痰，偶有黄浓痰却难以咳出者，宜加浙贝、枇杷叶、瓜蒌壳；咽喉肿痛明显甚至化脓者，宜加僵蚕、板蓝根、山豆根、炒栀子，黄芩等；若咽痒耳鸣明显者，宜加蝉衣、菊花、薄荷、苦丁茶、黄芩；若耳聋明显，头昏沉，则加蔓荆子、佩兰等；若恶风明显，甚至恶寒、汗出不彻，则加防风、藿香叶；若咳嗽明显，则属表邪兼犯手太阴肺之表，宜加桑叶、杏仁、桔梗、甘草。

本方以金银花和连翘为主药，是取其辛凉入营分，疏透风热之邪之功，且金银花有一定的祛营分湿毒的作用，故对解除本证风湿热三气杂合的病因，具有疗效；马勃为本方主药之一，乃取其轻清走上、苦燥清宣之性，起到清热燥湿作用；牛蒡子疏风散热，利咽消肿；射干亦利咽，祛湿痰。所以，五药共奏疏散风热、燥湿利咽之效，前四味均有不同程度的宣散作用，故对宣畅上焦气机、疏解上焦气郁有一定帮助。

综观全方，对本证的病因、病机、病所具有针对性的作用，当病人感到咽阻明显而兼胸闷，则湿邪偏重，上焦气郁亦更重，故加入走上焦透湿理气的郁金、白蔻仁、通草、瓜蒌壳；若脉滑而偶咳出黄浓痰者，为湿热煎熬成痰亦痹于咽，加枇杷叶、瓜蒌壳、浙贝母，以助焦膜之中痰排出；若咽喉化脓疼痛剧烈，则属热已化成火毒，燔灼营血，急加黄芩泻少阳与肺经之火毒，兼以燥湿，加较大剂量(约 20~30g)板蓝根以败营血分的湿热火毒，助以山豆根泻火解毒，清利咽喉，再加姜蚕清热化痰、败毒消肿；若咽痒耳鸣显著，属手少阳经脉之风偏胜、夹火上扰清窍，加蝉衣、菊花、薄荷以增疏散风热之力，并加苦丁茶与黄芩以疏泄少阳之火；若耳聋显著、头昏沉，则偏重于湿邪上痹手少阳经脉，以致清窍蒙蔽，加蔓荆子、佩兰叶，以升散手少阳经脉之风湿。

每剂药煎服两次，每次用中小火煎沸 30 分钟。第一次煎用水 500ml，第二次煎用水 400ml，每次煎出药汁约 150~200ml。两次服药时间宜相隔 6~8 小时。

本证不是"梅核气"，且病因为风湿热，故禁用性偏温燥的半夏厚朴汤，否则服之可助热化火导致咽喉肿烂，除素体阴虚，本证禁用滋阴养阴药治疗，否则湿邪更加缠绵，咽阻更加难以根除。禁忌电烙、激光、冷冻等方法。

6. 预后转归 由于病因有湿热交缠，很难在短期内自愈，故宜采用正确方法积极治疗。本证病变浅表且局限，由于湿邪痹着难移，易变为湿痰郁热痹阻胸咽证，迁延难愈，如治疗得法，大多数在 3~4 天后症状消失。

本证若采用抗生素，或辛凉解表剂、苦寒泻火剂为主的方法进行治疗，虽然热势可消减,咽痛可见轻,由于上述治法未祛湿邪,故本证湿遏热伏的病势非但不能逆转,反而因上述治疗可郁阳助湿,造成伏于焦膜之热不尽,痹于焦膜之湿更加缠绵,导致湿痰郁热于上焦胸咽慢性病变,长年难愈。

第二节 临 床 应 用

一、脾胃病辨证论治

1991 年笔者在中国中医研究院西苑医院进修期间,长期跟随全国名老中医施奠邦教授临诊,受益终生。

脾胃病的脏腑辨证,首先根据病人的主要症状,辨别病位主要在脾,还是在胃,还是脾胃兼病,根据脾胃"纳化功能""升降病机""燥湿之性",分析病机,确立治疗方法。

(一) 辨别部位(纳化功能)

病在胃:因饮食、情志、外伤所致,胃失受纳。病人表现食欲缺乏、纳呆,无食后胀满难化之症,则此能运不能纳,其病在胃,可用和胃之法,临证喜用二陈汤加白豆蔻、稻芽、三仙、砂仁、扁豆等。但还要辨别胃之寒热、虚实予以不同治法。

病在脾:因过食生冷肥甘、劳倦,脾失运化。病人表现,食后消化停滞、胀满,虽有食欲,不敢多食,食之亦无泛胃恶心。故其病在脾,而不在胃。临床喜用香砂六君子汤,加枳壳、益智仁、干姜温运脾气之剂。

脾胃兼病:临证时常以脾胃证兼见居多,故具体治疗,当权衡其轻重而需兼顾,脾胃同病,临证喜用白术、扁豆、山药、枳壳、神曲、砂仁、蔻仁、干姜、甘草、黄芪、黄连等。故谓"脾宜守补、胃宜通补"之说。

(二) 明脾胃升降之机

脾气能升发输布胃中水谷之气,脾不升清,则失去运化作用,则气滞于中,食入难化而脘腹胀满;若脾气不升,反而下陷,则久泻不已,小腹及肛门下坠、脱肛、痔疾、子宫脱垂。轻者喜用香砂六君子汤加豆蔻、干姜、黄芪、升麻、厚朴、枳壳等辛甘温胃、健脾行气之剂;若脾气下陷,予补中益气汤、升阳益胃汤等。升阳方中可加入风药,如防风、柴胡以提举清阳;升阳方中还常加入白芍苦寒散热益阴血,酸甘化阴;若心下痞满、纳呆、肝郁气滞可用半夏、生姜,辛开苦降除痞。

胃气以降为顺,即胃有规律地排空下降。若胃气失下降之机,用承气汤类急下存阴,所谓承气,即承胃气之下行;若胃中津液受伤,致虚痞、不食,大便燥结不通,临证喜用益胃汤加减,方中沙参、麦冬、生地、玉竹益胃生津,加入麻仁、瓜蒌仁甘冷濡润之剂,津复而胃气自然通降;若胃气失降而浊气不能下行,则胸脘腹部胀满、不食、泛恶,此宜通阳泄浊之法,用二陈汤加厚朴、枳实、干姜、藿香、苏梗等,或以苦降辛通,用泻心汤之类,随证治之;若胃气不能下行,反上逆,发生呕吐、反胃、嗳气、呃逆,常用温胆汤或旋覆代赭汤加吴茱萸、丁香、黄芩、黄连或乌梅、白芍、川椒,随证之寒热治之。

(三) 辨脾胃之燥湿之性

脾喜燥恶湿:脾湿之证,多见感受湿邪、内伤饮食生冷,脾失健运,湿自内生。湿邪在下,则为泄泻、腹胀、痞满,其他如水肿、痰饮等,舌苔白腻而厚。湿邪在上,则呕。

治法常以苦温、辛温,健脾燥湿,药用半夏、厚朴、陈皮;或淡渗利湿,用猪苓、茯苓、泽泻、通草;或芳香化湿,用藿香、佩兰;或以风药胜湿,用羌活、防风、白芷等。若湿兼热,则药用苦寒,湿兼寒则用苦辛热,随证施治。

胃喜湿恶燥:胃燥之证,常由热病伤津或久病阴虚,或强通二便,损伤胃之津液。常见消渴,口干,大便干结,噎膈,或知饥少纳,胃脘疼痛,舌红苔干。

治法以甘凉柔润之剂,临证善用玉竹麦门冬汤加减。方中沙参、麦冬甘寒养阴、清热燥湿;玉竹养阴润燥;花粉清肺养胃,并能化燥痰;冬桑叶清宣肺中燥热;甘草、扁豆健脾生津。诸药合用,使肺胃之阴得复,温燥之气得除。若胃火旺而渴加石膏、知母,若胃燥大便燥结难下,加生地、玄参、麻仁、瓜蒌仁、柏子仁生津润下,仍大便难解加生首乌以润下通便。

脾胃燥湿之性的相互关系:"脾为胃行其津液""脾禀气于胃",所以脾过湿则影响胃之阳气,而产生脾胃湿盛之证,胃湿之证如胃脘痞满作痛、泛恶、不思饮食;若胃燥津伤,则脾无所禀,脾阴受损,则发生腹胀、口干、便难、舌干等。

总之,脾胃病临证中,笔者常用升阳、和降、调肝、柔润、祛湿、通络之法,明辨身体寒热虚实,效如桴鼓。

二、调理脾胃法的应用

调理脾胃法是临床最常用法则之一,不仅用于脾胃疾患,还可以广泛运用于其他脏腑疾病的治疗,这是脾胃所处的特殊地位、功能所决定的。脾胃为"后天之本",脾胃健旺,气血旺盛,气化正常,则五脏六腑四肢百骸皆得所养;脾胃受损,气血匮乏,气化不利,则血脉经络枯涸,脏腑组织受其害,脾胃失常,贻害四旁。

1. 劳力型心绞痛(胸痹)案 王某,女,工人。2010年3月初诊。病人患冠心病二年,近一周自觉心前区憋闷疼痛,放射至左肩,心慌,气短,语言低微,倦怠乏力,稍一活动即发作心绞痛,伴有脘腹胀满,失眠多梦,纳呆,便溏,面色萎黄,舌淡有齿痕,脉沉细小弦,重按无力。心电图示:ST-T改变,T波Ⅱ、Ⅲ、aVF倒置,V3~5呈双相,经西医扩冠,对症治疗,无改善,遂来中医院治疗。西医诊断:冠心病、劳力型心绞痛,下壁及心前区缺血。中医诊断:胸痹心痛,证属中气不足,心脉痹阻。治以健脾益气,活血通络止痛。处方以黄芪30g,党参15g,炒白术15g,茯苓15g,砂仁(后下)6g,陈皮12g,厚朴9g,升麻6g,丹参20g,石菖蒲9g,桂枝12g,川芎12g,水蛭(冲)2g。水煎服,日二次。

病人服中药6剂,胸憋闷疼痛次数减少,轻微活动后无疼痛,自觉周身乏力好转,便溏减轻,舌淡红,苔薄白。随证加减服20剂后,少气懒言已改善,胸闷疼痛缓解,能坚持一般家务活动,食欲增加,二便调,复查心电图,基本恢复正常,当以原法方药善后。

按: 胸痹一证《金匮要略》指出病机"阳微阴弦"。"阳微"主要指心阳虚,此例病人,结合脉证属脾阳虚弱,脾失健运,水饮阴邪凝聚,阻塞胸阳,痹阻心脉所致胸闷痛;脾虚气血生化之源不足;心血不足,则失眠多梦,血虚则心失所养,心血不荣则痛。药以四君子汤加大量黄芪、升麻,健脾益气升阳,佐以丹参、郁金、川芎活血通络,水蛭对于血瘀所致的心绞痛效果显著,众药使胸阳自展,血脉得通,诸症皆除。

2. 颈椎病(眩晕)案 赵某,女,46岁,干部。1999年3月初诊。病人患颈椎病,近半月因长时间低头赶写材料,出现眩晕,头痛,乏力,视物不清,上肢麻木疼痛,伴有耳鸣,恶心,腹胀,纳呆,两目干涩,大便干结,舌淡体胖,苔薄白,脉弦细。西医诊断:颈椎病。中医诊断:眩晕,证属脾虚清阳不升,气虚血瘀,闭阻经络。方以东垣益气聪明汤加减:黄芪30g,葛根20g,人参10g,甘草9g,白芍12g,黄柏10g,蔓荆子9g,升麻6g,砂仁6g,当归15g,厚朴12g。4剂。水煎服,每日一剂,分2次服。

病人服4剂,头晕、乏力减轻,肢体麻木好转,但仍时有眩晕、恶心,上方葛根加至30g,加皂角刺12g、竹茹9g。继服6剂,眩晕基本缓解,头痛、乏力、腹胀减轻,食欲增加,随症加减服20剂,全身症状已缓解,能坚持正常工作。

按: 此案眩晕证属中气不足,清阳不升,气虚推动无力,脑络失血液滋养,及气机升降失常。本案治疗采用东垣益气聪明汤加减。补气升阳法是李东垣治疗脾胃内伤病症的重要大法,东垣认为:"脾胃内伤,百病由生",病理关键在于脾胃虚弱,阳气不升,故在治疗上强调补脾胃之气,升阳明之气,使脾胃健,纳运旺,升降协,元气充,则诸病可愈;补气生阳法还具有引血上行的作用,清阳之气出上窍,实四肢,发腠理,血液上行于脑,亦全赖清阳之气的升发。人体随着年龄的增长,清阳之气日渐衰弱,以致气血上奉日渐减,血气不升,脑络失养,髓海不足,逆气上冲于脑,则头痛,健忘,眩晕及清窍失聪,瘀血阻络则肢体麻木不仁,诸如颈椎病、高血压、脑动脉硬化等。方中人参、黄芪、甘草甘温补脾益气,葛根、升麻、蔓荆子轻扬升散,鼓舞胃气,升发清阳。葛根现代药理研究有扩张血管的作用,利于脑部供血,川芎上行头目活血通络,白芍、当归敛阴和营,黄柏降火,厚朴、砂仁和胃宽中,诸药合用,中气足,清阳升,清窍通利,耳聪目明,诸症悉除。

三、三焦焦膜病症临床应用

1. 手太阴肺上焦焦膜表里之咳嗽 郝某,女,72岁。2018年4月27日初诊,顽固性咳嗽三年,每天入夜卧床后出现剧烈咳嗽,影响睡眠,因糖尿病住院后,咳嗽加重,应用多种抗生素、激素及麻黄素止咳平喘治疗无效,欲以中医治疗。

刻下:心下胀满,打嗝,乏力,反酸,口渴喜饮,多汗,胸闷心烦,干咳剧烈伴有眼眶痛,咳吐白色泡沫痰而黏,偶有少许黄痰,舌淡红苔薄黄腻,舌下脉络增粗色黯,脉弦滑,重按无力。证属手太阴肺经之表里咳嗽,风寒湿犯表,虚寒犯脾胃之里,兼阳明风热燥表证,瘀血阻络。方药:生晒参(先下)9g,党参15g,苍术12g,吴茱萸6g、茯苓12g,炙甘草9g,桃仁15g,生石膏30g,葛根24g、柴胡12g,枳壳12g,五味子9g,细辛9g,前胡10g,蝉蜕9g,紫菀12g,款冬花12g,金荞麦15g,麻黄(先煎,去上沫)4g。5剂,水煎服。

二诊:病人服药后咳嗽明显减轻,因口干、便溏上方加天花粉12g,罂粟壳6g,黄连9g,干姜9g。7剂,水煎服。

病人继服两剂后,夜间基本不咳能安然入睡,共服22剂,诸症消失痊愈。

按:此案属于太阴肺经之上焦焦膜病,其特点是:①反复感冒,反复支气管、肺感染,多次应用抗生素、激素治疗。②咳嗽经久不愈。③风痰、痰饮邪气闭阻上焦,中焦,太阴脾胃虚寒兼阳明风燥热表证。采用小青龙汤加减解表、祛痰饮,加蝉蜕、前胡祛风痰;以理中汤温中祛寒、益气;久咳伤肺,土生金,用党参健脾补肺;兼清阳明风燥热表证;用生石膏、葛根、黄连、天花粉,佐以活血、敛肺的桃仁、罂粟壳,润肺下气化痰止咳的紫菀、冬花共助良效,使顽固性三年咳嗽痊愈。

2. 手少阳上焦风湿热表证兼痰湿之喉痹 王某,女,59岁。2018年5月21日初诊。曾有唱歌用嗓过度,出现咽部阻塞、疼痛,痰多不易咳出,伴有食管部位憋闷,心下胀满三年余。经西医检查,诊断为慢性咽炎,各种西药治疗无效。中医证属手少阳上焦风湿热表证兼痰湿,予以中医治疗,银翘马勃散加味:射干9g,金银花12g,连翘12g,牛蒡子9g,马勃3g,清半夏12g,厚朴15g,云苓15g,橘红12g,苍术15g,枳壳10g。5剂。水煎服。

二诊:服药后症状明显改善,继服7剂愈。

按:本案以风湿热侵害了人体浅表器官与组织,形成以咽与腠理病变为主的证候。邪犯咽及腠理上焦焦膜;病所属三焦之上焦焦膜表证。病机属于风热扰乱营卫,湿邪犯表郁于上焦,阻滞上焦的气机,使病人自觉咽喉有堵塞梗阻感,又因心下胀满三年余,脾失健运,痰湿内生,胸闷,痰多不易咳出。治疗以银翘马勃散加味。射干、金银花、牛蒡子、马勃治手少阳上焦风湿热表证;清半夏、厚朴、云苓、橘红、苍术、枳壳燥湿化痰,健脾理气,使慢性咽炎很快被治愈。

3. 手太阴肺上焦风热表证 吴某,男,7岁。2018年5月12日初诊。该病人三月前因感冒未愈,鼻塞,头胀痛,微恶风,流清涕。咳嗽、咳吐黄黏痰持续三个月伴便干,舌淡红,苔薄白,脉浮数。证属手太阴肺上焦风热表证。治以辛凉解表,宣肺化痰止咳,方以银翘散加味:金银花15g,连翘15g,山栀子10g,豆豉12g,薄荷5g,竹叶6g,黄芩15g,牛蒡子9g,桔梗9g,法半夏12g,甘草6g。

二诊:病人5剂咳嗽减轻,食欲增加,大便通畅,加浙贝母18g,茯苓15g。7剂。

三诊:咳嗽、黄黏痰明显减少,继服7剂诸症消失而愈。

按:本案风热犯手太阴肺上焦之表。《素问·太阴阳明论》:"伤于风者,上先受之",肺处胸中,位于上焦,主呼吸,开窍于鼻,外合皮毛,司卫外。邪从口鼻、皮毛入侵肺卫,肺首当其冲,感邪可见卫表不和及上焦肺系症状,邪侵肺卫,则鼻塞,头胀痛,微恶风,咳嗽,肺失清肃,邪热犯肺,黄痰黏稠持续不减。金银花、连翘、山栀子、豆豉、薄荷、荆芥辛凉解表,疏风清热;竹叶、芦根清热生津;黄芩、牛蒡子、桔梗、法半夏、甘草化痰止咳利咽。

本证应与手少阳上焦风湿热表证之喉痹相鉴别,手少阳上焦风湿热表证,咽部有异物感或阻塞感,咽后壁肥厚漫肿,咽后壁淋巴滤泡明显增生,而本证则表现打喷嚏、鼻塞、流涕、咳嗽、微恶风、脉浮数、舌尖红,邪热犯肺,则黄痰黏稠持续不减等症,以此鉴别。

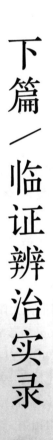

下篇／临证辨治实录

笔者临证五十余载,坚持读经典、勤临床、拜名师,勤求古训,融会新知,诠释求证前贤的理论,对经典原文力求学深学透,紧密联系临床。本书记录了笔者内、妇、儿科杂症中,疗效明显的验案,并详述辨证思路、用药经验,希望能为读者临床提供借鉴。

一、感冒

案1. 时行感冒

　　苏某,男,2岁。持续3天高热不退,2013年8月8日初诊。患儿4天前由已患感冒的爷爷照看,2天后发热,体温39.1℃,伴有鼻塞、恶风、汗出、鼻流清涕,烦躁,咳嗽而呼吸急促,两肺闻及湿啰音。经西医抗炎退热剂治疗后,虽然汗出,但热不退,于是欲中医治疗。刻下:患儿哭闹不宁,面颊潮红,头、身时汗时收,鼻塞,咽部充血。舌尖红,苔薄黄,指纹陷于气关,色青紫,体温39.2℃。

　　四诊合参:患时行感冒,辨证为太阳中风,兼肺热。方拟桂枝汤合麻杏石甘汤加减化裁:桂枝6g,白芍6g,生姜6g,炙甘草3g,荆芥穗9g,白芷6g,杏仁3g,生石膏(先下)15g,桔梗9g,金银花12g,羌活6g,紫菀9g。2剂,日1~2剂,水煎,2小时服一次。嘱患儿禁食生冷油腻。

　　二诊:患儿服半剂药约2小时后,症状略减轻,体温38.6℃。嘱其母让患儿2小时后继服,并令服药后啜稀粥,盖被取汗。约1小时余,患儿全身微汗出,安静入睡,2小时后体温37.4℃。

　　三诊:患儿母亲陈述,鼻塞、恶风已瘥,表解,减荆芥穗、白芷、羌活,加前胡9g。服2剂药后,体温降至36.7℃,咳喘明显减轻。治疗一周后查:咽部充血减轻,舌质淡红,苔薄白,指纹退至风关,略显淡紫,两肺湿啰音消失,诸症皆除而愈。

　　按:上述患儿发病急,高热39℃不退,烦躁,伴有下呼吸道感染,有流行病学史,全家均出现发热感冒症状,经西医治疗无效,予以中医治疗。由于患儿"脏腑娇嫩,形气未充",因感乖戾之气袭表,经西医抗炎及退热药治疗等二十日不见好转。其不愈原因,患儿初期患太阳中风表虚证,输入大量抗生素、冷液体及退热剂,此类物质均属寒性,压抑小儿阳气,因寒主凝滞,不利透表,又因汗出过多,致卫阳虚,加之小儿脾气虚,使之患儿表不解入里化热伤肺。证属太阳中风,手太阴肺表里相兼,治以桂枝汤解肌调和营卫,石膏、黄芩、紫菀清肺之里。方中桂枝既主开又主合,配合生姜,二药辛温,足以使人发汗解肌;患儿由于汗出伤阴,配合甘草,起健胃生津作用;芍药在《神农本草经》中载:味苦,微寒,用苦以制辛,防止汗出太过,又助安中养液,亢进卫气,增强精气,使邪不得伏留于肌肉而解肌;再以荆芥穗、羌活、白芷解表;生石膏、紫菀、杏仁、前胡清肺化痰止咳。药后啜热稀粥,以助药力,这点很重要。

案2. 时行感冒(太阳、少阳并病)

王某,女,30岁。发热1天,体温38.8℃。2013年8月10日初诊。

该患是病案1患儿母亲,因护理患儿劳累,2天后自觉全身疲劳无力,头项强痛,无汗,身上忽冷忽热,咽痛。4天前就感到全身不适,因患儿发热未顾及。刻下:全身酸痛乏力,颈部疼痛明显,咽痛,口苦,微呕。舌淡红,苔薄白,脉浮细,体温38.7℃。

四诊合参:患时行感冒,六经辨证太阳、少阳并病夹湿邪。方拟小柴胡汤合葛根汤加减:柴胡15g,黄芩12g,生姜9g,大枣4枚,炙甘草3g,葛根20g,桂枝9g,麻黄6g,荆芥穗9g,秦艽9g,牛蒡子12g。2剂,日1~2剂,水煎分3次温服。

二诊:上方服1剂后,寒热除,体温37.2℃,表证解,呕逆止,全身疲倦好转,颈部疼痛减轻。2剂服完,体温36.5℃,病遂告瘥。

按:病人同感乖戾之气,《医宗金鉴·伤寒心法要诀》曰:"六经为病尽伤寒,气同病异岂期然,推其形脏原非一,因从类化故多端。"因体质不同,病人以发热,微恶风,头身烦痛较剧,伴有乏力,欲呕为主症,表邪未解而传入少阳,枢机不利,辨证太阳、少阳并病,治以解表清热,和解少阳。一般在临床上,少阳病不能发汗。但有表证,患太阳、少阳病同时,用药是可以的。故以小柴胡汤和解少阳枢机,扶正祛邪,以治微呕,咽干口苦,颈项疼痛;取葛根汤解肌祛风,调和营卫,解太阳未尽之表邪,调和少阳治寒热往来,头、身疼痛之病症,得以太、少双解。

案3. 流感、咳嗽

刘某,女,68岁。主诉以恶寒,流涕,无汗,头身疼痛。2020年1月15日初诊。

病人感受风寒后,自觉恶寒,流清涕,倦怠,自服感冒清热冲剂、莲花清瘟胶囊,症状略减轻。第二天,突然出现咳嗽,咳吐黄稠痰,量多不易咳出,伴乏力,全身关节剧烈疼痛。第三天,出现发热,体温38.8℃,舌苔薄白,脉浮数,二便正常。

六经辨证:太阳风寒束表,手太阴肺经郁热之里兼痰湿,治以散寒解表,清肺化痰止咳,药用:炙麻黄6g,杏仁9g,炙甘草6g,紫菀12g,款冬花12g,荆芥穗12g,羌活6g,白芷6g,黄芩12g,金银花15g,法半夏15g,广陈皮15g,茯苓15g。2剂,水煎服,日1剂,分2次服。

二诊:2020年1月17日。病人恶寒流涕减轻,咳嗽,黄稠黏痰增加,不易咳出,伴有胸闷,周身乏力明显,疼痛难忍,无呼吸困难,上方金银花加至30g,加生石膏30g,射干9g。1剂。

三诊:2020年1月18日。病人表证减轻,体温退至37.8℃,咳嗽,黄痰呈颗粒状,不易咳出,影响睡眠,舌苔薄黄腻,脉滑数,不恶寒而恶热,汗出,口渴。寒郁化热,痰热蕴肺。上方加瓜蒌仁20g,前胡12g,浙贝20g。2剂。

四诊:2020年1月20日。病人发热两天,体温恢复正常,咳嗽、咳痰无明显改善,痰呈黄黏稠胶着,不易咳出。病初风寒束表,肺热夹痰,"太阳病,发热而渴,不恶寒者,为温病"。考虑表寒化热为温病,邪深入手太阴肺之焦膜。证随机转,方随证变,另辟蹊径辨证:手太阴风热表证,痰热里证夹湿、浊、瘀。方以银翘散、麻杏薏甘汤、小柴胡汤、小陷胸汤,合方化裁:金银花30g,桔梗12g,炙甘草12g,炙麻黄6g,杏仁10g,瓜蒌30g,海浮石30g,清半夏15g,柴胡15g,黄芩15g,茯苓15g,射干9g,浙贝母20g,桑白皮12g,生薏仁24g,桃仁12g,冬瓜仁20g。3剂。

五诊:2020年1月23日。病人服上方3剂,咳唾黄稠黏痰减轻。痰热、痰瘀闭阻上焦焦膜症状明显改善,切中肯綮。病人咳出痰液变稀,黄痰颜色变浅,痰易咳出,胸闷减轻。

六诊、七诊、八诊:2020年1月29日。针对病因痰、热、湿、浊邪,病机闭阻上焦焦膜,随症加减,病人邪退正虚加高丽参8g,治疗半月余,临床诸症消失而愈。

按:本案流感主要以下呼吸道感染,咳嗽、咳唾黄稠黏痰,病情缠绵,病程较长,与往年流感不同。

病因病位病机认识:本案病因感受乖庚之气,表现为寒、湿、热、浊瘀之邪。病位在手太阴肺之焦膜。病机外感受疫庚之气,人体正气不足,转化促进人体生理寒气，从化太过形成表寒，在表阳不足、表阴偏盛状态，疫毒迅速化热蕴肺，咳出大量黄黏痰，湿邪犯表郁于上焦，阻遏气机，肺失肃降。痰湿不除，化为痰浊，瘀阻上焦肺之焦膜。故胸闷不畅，黄黏稠痰液，缠绵胶着难出。经方用药体会：病人初诊表现太阳风寒、手太阴风热表证兼痰饮，故用麻黄汤、二陈汤加减化裁。炙麻黄、荆芥穗、白芷、羌活、杏仁解表疏散风寒。用黄芩、金银花、射干、紫菀、款冬花解风热表证，清热化痰止咳。半夏、广陈皮、茯苓、甘草燥湿化痰和中。针对病人发病第二天，出现咳唾黄稠黏痰，入里化热，黏痰难咳，重用紫菀、款冬花化痰止咳，溶解黏痰。二诊病人服上方2剂，外寒表证明显缓解，咳嗽减轻，咳黄痰量增加，黏稠不易咳出，发病第三天，体温38℃，不恶寒，全身骨节疼痛乏力，《伤寒论》6条："太阳病，发热而渴，不恶寒者为温病。"结合症状考虑，寒邪化热转为温病。"温邪上受，首先犯肺"，所以病人表现咳嗽咳痰，胸闷不畅。上方金银花加至30g，生石膏30g以清热解毒，瓜蒌仁20g以清热化痰，宽胸散结，前胡12g以降气祛痰，药后体温逐渐下降，持续两天恢复正常，咳嗽减轻，咳痰黄白相间，仍然自觉痰液不易咳出。

四诊2020年1月19日，病人表证已解，主要表现为下呼吸道咳嗽，咳吐黄稠黏痰，考虑疫毒深入手太阴肺之焦膜，采用多种经方化裁重用小陷胸汤，瓜蒌配海浮石，虎杖配冬瓜仁，清肺化顽痰，宽胸散结软坚起到较好疗效，服药后大便通畅，泻肺以通便，起到上病下取的作用。浙贝母配桑白皮治痰热瘀肺之咳嗽黄痰，生薏仁、桃仁、冬瓜仁，清肺排脓痰。由于邪退正虚，加高丽参以善后。至1月27日症状基本缓解，咳嗽咳痰明显缓解，乏力明显改善，食欲增加，治疗半月而愈。

案4. 感冒（高热不退）

范某，男，76岁。高热不退3天。2014年1月2日初诊。

病人三天前晚上受凉感冒，发热39.2℃，恶寒，无汗，头项强痛，第三天出现咳嗽少许黄痰。急诊到当地医院就诊。肺部摄片：两肺纹理粗糙、模糊。静点抗生素一周，肌注退热剂，体温下降至37.8℃，次日体温升至39.0℃。病人仍无汗，全身疼痛以项背明显，口干、咳喘，黄黏痰，口苦，偶尔心烦，便干，舌红，苔薄黄，脉沉数兼紧。病人发病第三天，予以中医治疗，经检查白细胞计数9.4×10⁹/L，N 0.80，L 0.20。嘱病人停用抗生素及西药退热，给予中药治疗。

四诊合参：辨证为太阳表寒、手太阴经之里肺热，治以发汗解表、清肺化痰。方以麻黄汤、麻杏石甘汤加减化裁：麻黄9g（去上沫），桂枝6g，炙甘草9g，荆芥穗12g，桔梗12g，石膏45g，杏仁9g，黄芩15g，半夏12g，陈皮15g。3剂，日 1 剂,水煎 2 次,分 3 次服。嘱病人服药后啜小米稀粥,盖被取汗并嘱药渣泡脚。

二诊:病人服完半剂药后,身微微汗出,喝完小米粥,盖被后 2 小时,体温降至 37.8℃。服完 1 剂后体温 36.5℃,头项强痛明显减轻,咳嗽,黄黏痰,胸片示两肺纹理粗糙、模糊,上方加金银花 15g、前胡 12g、紫菀 15g、款冬花 15g。7 剂。

三诊:病人胸闷减轻,咳嗽好转,痰液转白色,痰量减少,无口渴,便干,脉弦缓有力,表解肺热已清,继服 4 剂,以善其后。

按:该案乃外感风寒,恶寒发热,头身痛,证属太阳表寒,脉应浮紧,而现沉数兼紧,临证体会太阳伤寒初期脉多沉紧,因寒主收引、凝滞,气血凝泣,阳气抑遏,脉浮不起来,反见沉或兼紧,加之病人输入大量抗生素及冷液体,影响寒邪透表,所以表寒未解入里化热,则传入手太阴肺之里,症见咳喘上逆,咳黄黏痰,经中药清肺化痰止咳,里热清而病愈。

病人开始体温 39.2℃,经输抗生素及退热剂降至 37.8℃,次日体温复升到 39℃,是因表寒未外解,后经中医发汗解表,啜粥,覆被取汗,体温降至正常。

通过《伤寒论》学习表证有如下体会,太阳伤寒最主要是"恶寒"。《伤寒论》第 1 条:"太阳病……而恶寒",重点强调"恶寒";而第 3 条又强调"必恶寒";第 35 条"恶风无汗";134 条"太阳病……反恶寒者";164 条:"伤寒大下后,复发汗,心下痞,反恶寒者,表未解也"等条文均提及"恶寒",这是太阳表寒必备特征。

临床还见到,感冒初期多表现恶寒无汗,头身痛,因为"伤寒一日,太阳受之",因失治可以出现表热、里热,有些病人出现往来寒热,倦怠,脉浮细,转入少阳,症状可迁延 1~2 月不愈,用小柴胡汤而治愈。

表不解恶寒可始终存在,有些病人表证可以存在数十年,表不解不但感冒不愈,甚至内伤杂病兼见表证。如红斑狼疮表不解,西医应用免疫抑制剂治疗,红斑狼疮就很难治愈。

所以我们要认识表证,掌握表证在营卫的表现,感冒在卫分有恶寒,头身痛,鼻塞,流涕等症状,而过敏鼻炎是以鼻塞,连续性打喷嚏,鼻痒,鼻流清涕等;表证在营分,体表可出现斑疹,麻木感,瘙痒,瘾疹,疼痛以及肌表红肿等症状。所以只有懂得表证特征,才能治愈众多疑难杂病。

案5. 少阳感冒

周某,男,65 岁,主诉乏力、胸胁满闷一月余,2017 年 12 月 24 日初诊。

病人一月前,因患感冒经治疗症状已缓解,表证已解,无发热、鼻塞、头身痛,但是,自觉周身乏力、嗜卧,两胁胀满一月余,经胸部摄片,肝、脾、胆、胰超声检查无异常,中西医治疗罔效。经朋友介绍,予门诊治疗。

刻下:乏力嗜卧,胸闷,两胁胀满,食欲缺乏,无口干口苦,大便正常,舌黯红苔薄白,脉浮细。

六经辨证:证属病邪进入半表半里少阳证,《伤寒论》101 条:"伤寒中风,有柴胡证,但见一证便是,不必悉具。"病人初患外感已解,有柴胡证,即诊断少阳感冒,治以小柴胡汤加减,药用:柴胡 24g,清半夏 15g,生晒参(先下)9g,炙甘草 6g,黄芩 12g,生姜 12g,大枣 15g,生黄芪 30g,麦冬 15g,砂仁 9g(后下),三仙各 10g,枳壳 15g。7 剂,日一剂,三次口服。

二诊:2016 年 12 月 30 日。病人自述服 2 剂后症状减半,乏力明显改善,以往回家就卧床休息,现在能干点家务,胸闷心烦均减轻。诸症基本消失,上方加升麻 6g,白术 12g。7 剂,巩固治疗。

病人继服 7 剂后电话告之,上述症状完全缓解,一切如常。

按:本案根据《伤寒论》37 条:"太阳病,十日已去,脉浮细而嗜卧者,外已解也。设胸满胁痛者,与小柴胡汤。"诊断少阳感冒,予以小柴胡汤治疗。

本案外感已解,出现乏力,脉浮细而嗜卧,这是在表的津液已虚,"脉浮细而嗜卧"是病邪进入半表半里少阳病的特殊证候,有柴胡证则会"胸满胁痛"。故以小柴胡汤治疗,方中人参、甘草、大枣,健脾益气血,增加抗病能力,尤其人参扶正抗邪,使在半表半里邪气排出体表。故徐灵胎先生说,小柴胡汤之妙在于人参。《神农本草经》:"柴胡……主心腹,去肠胃中结气,饮食积聚,寒热邪气,推陈致新。"黄芩解热除烦,半夏下气治呕,生姜辛温,治胸满咳逆温中,切中病机。服两剂症状减半,七剂病愈。

本案需要指出的是,如果不懂《伤寒论》第 37 条、101 条、99 条,就无法理解用小柴胡汤治疗少阳感冒,因为病人乏力、嗜卧、胸满胁痛与感冒没什么直接联系,这些病人到呼吸科、消化科,经各种检查均异常,治疗经久不愈,所以不从少阳证入手很难治愈这类感冒。

二、咳嗽

案 1. 咳嗽(慢性支气管炎合并感染)

赵某,女,69 岁。2013 年 5 月 25 日初诊。

病人宿有慢性支气管炎,病史十余年。每冬季发作,连续不断地咳喘,半月前受凉感冒,诱发咳喘,胸满气喘,口出痰涎,经西医消炎止咳对症治疗无效,予以中医治疗。

刻下:发热,头身疼痛,微恶寒,无汗而喘,咳吐白色泡沫痰,倚息不得卧,干呕,倦怠乏力,口不渴,大便二日一次,溏便。舌质淡偏黯,苔薄白,脉沉滑。

四诊合参:证属为太阳、太阴合病,中阳虚气不化水,饮邪上逆,外寒内饮。治以温阳散寒,解表蠲饮,止咳平喘。方拟小青龙汤合麻黄汤加减:炙麻黄 6g(先煎,去上沫),桂枝 12g,干姜 9g,细辛 9g,半夏 15g,五味子 9g,白芍 9g,炙甘草 10g,砂仁 6g(后下),桔梗 12g,杏仁 9g,紫菀 12g,款冬花 15g,白芥子 10g,黄芩 12g,远志 12g。7 剂,日 1 剂,水煎分 2 次服。

二诊:自述上方服 3 剂后咳喘减轻,咳痰减少,身见微汗,已无恶寒、头身痛。7 剂服完,咳白泡沫痰明显减轻,饮食增加,伴有口渴,咽部有异物感,舌淡黯已减轻。上方减白芥子、紫菀、款冬花,半夏减至 10g,炙麻黄减至 3g。加苏叶 6g,厚朴 12g。7 剂,水煎服。

三诊:病人自述服 14 剂后,诸症尽退,能平卧呼吸自如,无咳喘,咽部异物感已消失,饮食、睡眠均好。既往用西药治疗 1~2 个月不好,这次中药治疗半个月,恢复得很快,随访一年,未复发。

按:该案宿有咳喘十余年,新感引动痼疾,恶寒,咳吐大量白泡沫稀痰,倚息不得卧,表现为外寒里饮的痰饮证。痰饮者,黏稠为痰,清稀为饮。该病人脾虚不能生金则咳嗽喘满,脾肾阳虚,水不化气。饮邪内停,阳不卫外,稍一冒寒触风,即引动伏邪,夹感而发,久咳不止。正气溃散,精气伤,肾精受伤,则非一般宣肺化痰所能胜任。且饮为阴邪,得温则化,寒则凝,故以温阳散寒、解表蠲饮,兼以宣肺止咳。

小青龙汤方中麻黄发汗解表,宣上焦而止咳平喘,通下焦利水;桂枝解肌发汗,助麻黄解表,通阳化气利水,降逆止咳;干姜温中化饮,主咳逆上气,三药恢复三焦功能,使水津升降无阻;细辛外散风寒,化寒饮;半夏益气和中,祛痰化饮;五味子收敛肺气,降逆下气;白芍敛阴和营,制约麻黄发汗太过;炙甘草益气,与白芍配伍缓气道挛急治喘;干姜、细辛、五味子三味药一温,一散,一敛,温化水饮,佐以黄芩、远志、紫菀、冬花、杏仁清热宣喘止咳,白芥子性温归肺经,化痰散结。

因上焦、下焦,均取决于中焦。故以中焦得运,肺气清肃则化水,肾水温升则化气,温解之余,饮邪渐化,津液敷布四周,则口渴必能自愈。病人二诊时出现口渴,表明"此寒去欲解也"。

案 2. 咳嗽（上呼吸道感染）

房某,男,39 岁。2013 年 2 月 28 日初诊。

该病人 1 个月前因感受风寒,恶寒发热,头身疼痛,咳嗽,咳痰白而黏稠,不易咳出。经口服感冒清热颗粒、抗生素,感冒减轻,唯一月余咳嗽不止,喉中痰鸣。经中西医治疗罔效。胸片示心肺正常。血常规:7.2×10⁹/L,N 0.72,L 0.28。予以中医诊疗。

刻下:干咳少痰一月余,咽痒痛,口苦咽干,恶心,寒热往来,舌边红,苔薄黄,脉弦细。

四诊合参:证属为太阳、少阳并病之咳嗽,枢机不利,素有内饮,又有上焦郁热夹杂。治以和解少阳,宣肺祛痰,下气止咳。方拟小柴胡汤合射干麻黄汤加减:柴胡 18g,黄芩 15g,半夏 12g,生甘草 9g,射干 9g,生姜 6g,大枣 4 枚,紫菀 10g,款冬花 12g,杏仁 10g,陈皮 15g。7 剂,日 1 剂,水煎 2 次,每次 30 分钟,混合分两次服。第三煎加水适量泡脚。

二诊:病人服完 7 剂,咳嗽、喉中痰鸣明显减轻,口苦咽干、恶心已消失。病人咳声偶有嘶哑,上方加百合 10g,7 剂。

三诊:诸症基本已缓解,偶尔咽部痒。上方减生姜、郁金,加西青果 6g,继服 7 剂,久咳不止告愈。

按:咳嗽一证,窃见诸家立论太繁,不得其要,治难得效。近代多尊崇《景岳全书》辨外感和内伤之法治疗。

本病案为外感咳嗽感受风寒,虽然汗出表未解,但咳而上气,喉中痰鸣,伴有恶心,口苦咽干,往来寒热的少阳半表半里证。

《伤寒论》第 97 条:"血弱气尽,腠理开,邪气因入,与正气相搏,结于胁下。正邪分争……"该患病初,"阳气重故也",大量体液充实在外,则恶寒,头身痛,表未解。"邪气因入",人体与外邪斗争是永不止息的,在表汗出,邪未解,人体精气就要撤到半表半里,利用胸腹腔间脏器抵御外邪,此时,在表的体液就不足,在表就是"血弱气尽",邪气乘表虚就进入半表半里,结于胁下,正邪纷争,表现口苦咽干,寒热往来,咳而上气,痰鸣,脉弦细的少阳咳嗽,以小柴胡汤和解少阳,疏利三焦,止咳逆,祛内饮,合射干麻黄汤解表,宣肺祛痰,下气止咳。方中柴胡、黄芩和解少阳,疏通三焦不利;射干、紫菀、款冬花治咳逆上气,祛痰清咽;麻黄、半夏、生姜逐饮止咳,降逆止呕,兼以解表,使久咳不止而愈。

案 3. 肺热咳嗽（肺炎）

黄某,女,42 岁。主诉发热、咳喘 3 天。2012 年 11 月 26 日初诊。

病人于 3 天前,因受凉而感冒,发热,微恶寒,继而出现颈项强痛,胸胁满闷,咳喘,痰呈黄色黏稠,咳时汗出。体温 39℃,口干,稍苦,欲呕。经西医消炎对症治疗,不见好转。胸片示:右肺可见模糊状小片阴影,血常规示:白细胞 12×10^9/L。诊断:右肺肺炎,予以中医治疗。

刻下:发热,汗出,微恶寒,头身痛,颈项强,胸痛,咳吐黄黏痰,口干口渴舌燥,欲呕,体温 39.2℃,大便干燥三日一行,脉浮弦数,舌质红,苔薄黄而燥。

四诊合参:证属太阳、少阳、阳明三阳并病,治在少阳佐以清热宣肺止咳。方拟小柴胡加石膏汤加减化裁:柴胡 24g,姜半夏 15g,党参 12g,炙甘草 12g,黄芩 15g,白芍 15g,桂枝 12g,石膏(先下)35g,麻黄(先下)9g,葛根(先下)30g,生姜 15g,大枣 15g,桑叶 15g。4 剂,日 1 剂,水煎,分 2 次服。

二诊:自诉服 2 剂后,热退至 36.8℃,项强已缓解,胸胁满闷,咳嗽减轻,黄黏痰略减,口渴舌燥,脉弦滑。表证已解,上述方中减桂枝、桑叶、生姜、麻黄。加杏仁 12g,知母 12g,石膏(先下)至 45g。继服 4 剂。

三诊:咳嗽轻,痰色变白,无口苦、恶心,食欲增加。上述方柴胡减至 15g,黄芩减至 12g,加陈皮 15g,前胡 12g,葶苈子 10g。7 剂。诸症改善,复查胸片:肺部阴影消失,白细胞正常,病遂告瘥。

按:本案病人初患太阳风寒表证,治疗不当,邪入少阳,结于胁下,则发热、颈强、胸痛,邪在胸腹腔间,正邪纷争,则欲呕而不思饮食,郁久化热则口苦。少阳不解,继传阳明,阳明性燥,上燥则化火为热,则高热不退,口舌干燥。辨证为太阳、少阳、阳明三阳并病。《伤寒论》99 条:"伤寒四五日,身热恶风,颈项强,胁下满,手足温而渴者,小柴胡汤主之。"本条即为三阳并病,治取少阳,小柴胡汤主之。因为太阳表证可汗,少阳病不能发汗,阳明里热实,里有热可下,少阳病不能下,所以三阳病存在,又不能汗,又不能下,只能取少阳治之,这是定法。故治从少阳兼以清热、宣肺止咳,使得肺炎告愈。

案 4. 咳嗽(小儿肺炎)

王某,女,8 岁,2018 年 1 月 2 日以发热 10 天初诊。

患儿 10 天前因感冒头痛,咳嗽,发热体温 39℃,持续 3 天,经检查:白细胞正常,中性偏高,静脉滴注头孢哌酮钠 1.25g,氨溴索 20mg,一日两次,静脉滴注后,体温 38℃左右持续不退,咳嗽不见好转,12 月 29 日经 CT 检查,诊断右下肺炎。静脉滴注阿奇霉素 7 天,症状仍无缓解,发热咳嗽加重,不思饮食,偶尔喘促,求治于中医。

刻下症:咳嗽,胸闷,气喘,咳白色泡沫痰为主,少许黄痰,黏稠不易咳出,无汗，恶心，纳呆，心下胀痛，大便一日两次，舌尖红，苔黄腻略厚，发热 37.8℃，右肺下野闻及干性和湿性啰音，心率 90 次 /min，经肺部 CT 诊断：右肺下肺炎，中医证属手太阴肺表里相兼、入里化热，太阴脾胃虚寒。治以解表宣肺、清里，佐以温脾化痰。方拟麻杏石甘汤、理中汤化裁：炙麻黄 6g（先下），杏仁 6g，生石膏 30g，炙甘草 6g，党参 9g，干姜 6g，苍术 12g，云苓 12g，藿香 12g，砂仁 6g，清半夏 9g，橘红 12g，紫菀 12g，款冬花 12g，金荞麦 15g，金银花 15g，前胡 9g，桔梗 10g，神曲 9g。6 剂。

二诊：口服上方两剂后，体温恢复正常，咳嗽减轻，咳白色泡沫痰明显减少，食欲增加。上方减藿香，加茯苓 9g，山药 9g。7 剂。

三诊：患儿服药后上症均明显减轻，胸片复查：右肺小片状阴影明显吸收，啰音消失，咳唾黄痰明显减少，一般状态明显好转，偶尔咳嗽，饮食、精神状态良好。右肺呼吸音略弱。上方加黄芪 15g，厚朴 9g，减金荞麦、桂枝，麻黄改为 4g。益气、宣肺对症巩固治疗，以善其后。7 剂。

按：该案患儿，初为外感风寒，发热，头痛，咳嗽呈泡沫样痰，由于治疗不当而表不解。因抗生素及液体均属寒凉之品，闭塞肌表，风寒之邪不易外透，加之脾胃虚弱，水湿不运，脾寒则咳痰清稀，右肺下叶闻啰音，证属手太阴肺之表入里化热，寒热相兼，咳嗽发热持续不退伴有咳喘，并出现恶心、纳呆、舌红苔黄腻，予以中医麻杏石膏汤、理中汤化裁，治以清肺平喘，培土生金法随症加减，口服中药 20 剂，两肺听诊啰音消失，食欲增加，精神状态转佳，诸症消失而病愈。

一般感冒初期，大部分多因寒邪凝滞引起，恶寒无汗，误服寒凉药物，可使表寒闭塞郁而化热，导致病情加重，变证百出，所以临证医者应审证求因，随证治之。

三、鼻鼽

案 1. 鼻鼽（过敏性鼻炎）

郝某，女，33 岁。主诉以鼻塞、鼻痒，流清涕，打喷嚏 5 天，2014 年 3 月 6 日初诊。

病人既往有过敏史，5 天前因受凉出现鼻塞、鼻痒，流清涕、打喷嚏，反复发作四年余，遇冷后连续打喷嚏十余个，伴有头痛、恶寒、口干、咳嗽，因鼻塞严重，多次用肾上腺素溶液喷鼻，当时缓解，以后反复加重而就诊。

刻下：鼻塞、流清涕、打喷嚏，恶寒、无汗，二便正常。舌质淡红，舌体胖有齿痕,苔薄白,脉浮紧。

四诊合参:辨证为太阳伤寒夹水饮,治以辛温解表、祛饮。方拟麻黄汤与五苓散合方加减:炙麻黄(先下)9g,桂枝10g,白芍12g,炙甘草10g,生姜15g,大枣4枚,辛夷10g,苍耳子10g,白芷6g,荆芥穗10g,白术15g,茯苓20g,薏苡仁30g。4剂,每日1剂,水煎分2次服。并嘱先将煎好的药液趁热气熏鼻,药温后再口服。

二诊:病人晨起吃完饭后打喷嚏、流清涕,上方加入黄芪、党参补肺气,五苓散利水、温阳化气。

药后,表解饮除,阳气得以恢复,反复发作四年的过敏性鼻炎得愈。

按:临证中过敏性鼻炎应与外感风寒表证相鉴别,过敏性鼻炎是以鼻塞、鼻痒、打喷嚏等症状,以风寒闭阻鼻窍的局部症状为主,伴有外感风寒夹饮,治疗应以通窍解表,辛夷散风寒通鼻窍,助胃中清阳上行头脑;苍耳子疏风散湿,上行脑顶;白芷通窍止痛,祛风散湿;辛温解表用麻黄、荆芥穗;除饮用白术、茯苓、薏苡仁。外感风寒的表证,病人则以恶寒发热,鼻塞流涕,周身疼痛,脉浮紧的全身症状为主,治疗以辛温解表发汗,二者应辨别清楚,知犯何逆,辛夷、白芷、苍耳子虽然均是辛温解表药,但以通窍为主,药有偏性,应扬长避短。二者的病机均以风寒束表,肺失宣降,太阳经气不畅,经脉闭阻周身皮肤四肢,则恶寒发热,头项强痛,过敏性鼻炎是以风寒之邪内陷,闭阻鼻子卫气,则出现鼻塞、鼻痒、打喷嚏等症状。其中麻黄不但发汗解表治疗外感风寒表证,而且对过敏性哮喘、过敏性鼻炎有较好的疗效。

案2. 鼻鼽、哮喘(过敏性鼻炎兼支气管哮喘)

兰某,女,29岁。鼻痒,流清涕,打喷嚏伴有胸闷憋气,偶尔闻及哮鸣音。于2019年8月24日初诊。

病人自述患过敏性鼻炎十余年,每年秋季复发,经西医抗过敏治疗,时好时犯,近几年反复发作,鼻塞,鼻痒,连续不断打喷嚏,并出现呼吸不畅,胸闷气喘偶尔闻及水鸡声,经消炎、激素治疗,当时缓解,反复不愈,欲以中医治疗。

刻下:鼻痒,连续不断打喷嚏,流大量清鼻涕,伴少量黄黏涕,胸部憋气,呼吸急促,肢冷,月经量少,经前烦躁,乳房胀痛,大便每日一次成形,舌淡红,苔薄白,脉沉弦有力。

四诊合参:太阳风寒束表,卫气不行,寒凝其水,寒邪壅遏手太阴肺之表,肺气失宣,气促连续不能以息者为喘促,喘促喉间如水鸡声为哮。肺气失宣影响肝气舒畅,肝气郁结。治以发汗解表,宣肺化气利水,佐以疏肝理气,方以麻黄汤、五苓散化裁：炙麻黄 5g，桂枝 10g，炙甘草 6g，杏仁 9g，泽泻 18g，猪苓 12g，茯苓 15g，白术 12g，柴胡 10g，香附 12g，当归 10g，白芷 9g，荆芥 9g。4剂，水煎服。

二诊：2019 年 8 月 27 日。自述药后流清涕减少，打喷嚏次数减少，仍呼吸短促，胸部憋气，上方加前胡 12g、射干 9g、紫菀 12g、款冬花 12g。7 剂。

三诊：2019 年 9 月 3 日，病人就诊后第三天感冒，发热 37.3℃，咳嗽，流黄色黏涕，脉滑数，上方加黄芩 15g、浙贝 20g。4 剂。

四诊：2019 年 9 月 7 日。自述鼻流黄涕减少，鼻塞，汗出，右寸脉浮。5 剂。

五诊：2019 年 9 月 12 日，鼻塞流涕已缓解，咳嗽少许黄痰不易咳出，上方加清半夏 15g、广陈皮 9g。7 剂。

六诊：2019 年 9 月 19 日，感冒咳嗽已愈，鼻痒，打喷嚏已缓解，喘促，胸憋明显减轻。因月经量少，腰酸软肢冷，治以补肾、益气温阳并兼顾哮喘治疗。方药：熟地 12g，川芎 10g，当归 15g，白芍 15g，桃仁 10g，红花 9g，柴胡 12g，枳实 12g，川断 15g，炒杜仲 15g，淫羊藿 15g，刺蒺藜 12g，炙甘草 6g，前胡 10g，菟丝子 15g。5 剂。

七诊：2019 年 9 月 24 日，自述腰膝酸软，肢冷减轻，呼吸平稳，未再憋气，无喉中水鸡声。

八诊：2019 年 10 月 26 日，病人随证治疗 1 月余，月经量增多，经前无烦躁，无乳房胀满，哮喘未复发。

按：本案病人患过敏性鼻炎十余年，每年秋季多发，反复发作，鼻塞，鼻痒，打喷嚏，流鼻涕，经西医治疗无效，近几年因敏性鼻炎诱发哮喘，呼吸不畅，胸憋闷，咳嗽，喉中可闻及水鸡声，经中医解表祛寒除饮、宣肺化痰止咳，过敏性鼻炎治愈。又因病人肾虚，肾阳气不足，在解表祛寒基础上加入补肾益气温阳治疗一月余，哮喘未再发作，追访一年，过敏性鼻炎、哮喘均未复发。

麻黄汤治疗风寒闭阻经脉之症。本案病人风寒闭阻鼻子卫气，寒邪凝滞，卫气不行，则鼻塞流清涕，白芷宣发卫气、除湿以治鼻流清涕；五苓散、荆芥助麻黄汤解表除水饮；柴胡、香附疏肝解郁；熟地、炒杜仲、淫羊藿、菟丝子补肾温阳；以当归、白芍、川芎养血活血；桃仁含有苦杏仁苷，即可止咳平喘，对久咳喘促，有活血化瘀之效；前胡降气祛痰；刺蒺藜解郁祛风止痒，众药合力，消除诸症，哮喘得以治愈。

笔者在临证应用麻黄不但治疗外感表证，而且善于治疗里证，对于内伤杂证,疑难病症均有较好疗效。凡寒邪入里,损伤阳气,气血闭阻,临证内伤、杂证不论何病,凡见到"沉而拘紧"为特点的"痉"脉(国医大师李士懋先生经验),均可汗法。急性肾炎的皮水,治疗用越婢加术汤,慢性肾炎及全身无明显原因的浮肿,重用麻黄宣肺通调水道,配合五苓散疗效明显。麻黄是治疗咳嗽、哮喘、过敏性鼻炎要药,过敏性鼻炎、咳嗽、哮喘具有伤寒表实夹饮,鼻塞、流清涕,麻黄加白芷显效,咳嗽、哮喘发作以寒邪多见,治疗不当可以化热、生湿浊,随证用药,麻黄必用,因为麻黄具有很强的免疫抑制作用。对荨麻疹、神经性皮炎及各种皮肤病通过抑制反应,有较好疗效。对于突然感受寒邪,突然说不出话,寒中太阳、少阴之表,治以宣肺,温肾暖脾,应用麻黄附子细辛汤加生姜、砂仁、桂枝,治疗暴哑,立竿见影。

四、哮喘

案 1. 哮喘(支气管哮喘)

姚某,女,37 岁。反复咳嗽哮喘 4 年,近 3 天加重,2016 年 11 月 4 日初诊。

病人反复性咳嗽哮喘 4 年多,每春秋两季多发,1 周前因感受风寒,哮喘发作,伴有呼吸困难,喉中带有哮喘声,咳嗽干咳无痰,伴有喘促、身痒,经对症治疗无效。以往喘促发作时,常用激素喷喉,很快即可缓解。本次发作,应用激素喷喉,消炎对症治疗,均无效,经朋友介绍,至我处就诊。

刻下:痛苦病容,呼吸急促,喘憋气逆,喉中水鸡声,咳轻而少痰,痰呈白泡沫样,无口干、口苦,大便日 1~2 次稀便,舌淡黯,边有紫斑,舌下络脉瘀曲,苔薄白,脉沉细涩。

四诊合参:证属寒痰伏肺,痰升瘀阻,肺失宣畅。治以宣肺散寒,化痰平喘,佐以活血止咳,方拟射干麻黄汤合小青龙汤加味:麻黄 9g,细辛 10g,五味子 10g,紫菀 15g,款冬花 15g,干姜 9g,白芍 12g,炙甘草 6g,茯苓 15g,杏仁 12g,瓜蒌 20g,厚朴 15g,黄芩 9g,桃仁 12g。6 剂,日一剂,水煎,分三次服。

二诊:2016 年 11 月 10 日。病人药后喘促明显缓解,咳嗽较前加重,身痒,未见皮肤丘疹,大便日一次,仍稀便。上方加山茱萸 15g,补骨脂 15g,干姜加至 12g,炙甘草加至 9g。7 剂。

三诊:2016 年 11 月 17 日。病人服药后未再发生哮喘,咳嗽减轻,时而打喷嚏,大便日一次稀便,上方加苍术 15g,生晒参(先下)6g,生姜 12g,大枣 15g,干姜加至 15g,减黄芩 9g。7 剂,服法同前。

四诊:2016年11月24日。病人咳喘平,身痒,胸部出现少量皮疹,这是哮喘好转之征,大便日一次,稀便较好转,舌苔白略厚,脉沉细涩较前好转,上方加土茯苓20g,川芎12g,随症加减治疗56天,哮喘得愈。

按:支气管哮喘病是一种发作性痰鸣气喘疾患,发作时喉中有哮喘声,呼吸急促困难,甚则喘息不能平卧。属于中医哮病、喘证、痰饮范畴。

哮病和喘证都有呼吸急促、困难表现。哮必兼喘,但喘未必兼哮。临证哮证分冷哮、热哮,冷哮多由痰喘久延,肺肾阳气日耗,复感外邪所诱发,热哮多由痰热素盛、肺气郁滞不宣,痰浊夹热阻塞气道。笔者临证体会:哮病多由寒邪引起,或郁而化热,或日久瘀血阻肺多见,故《灵枢·邪气脏腑病形》曰:"形寒寒饮则伤肺"。肺是寒邪入喉的第一道屏障,鼻孔是清气进入人体的第一道关口,因此,天气突然变冷时,人们受寒的首发症状就是鼻塞、流涕、打喷嚏。皮毛分布于人的体表,构成了抵御外邪的第一道屏障,寒气入喉首犯皮毛,引起恶寒、无汗,寒气入侵鼻子,首先影响肺的功能,引起咳嗽、气喘、胸闷。

发热、咳嗽,均属卫阳与邪气相争的一种特异性反应,皮肤瘙痒、丘疹也是哮喘病中邪气出表的一种反应,哮喘发病最重就属于只喘不咳。本案病人,初诊表现呼吸急促,喉中哮鸣声,少咳、无发热、打喷嚏,经宣肺散寒、化痰平喘治疗,初诊喘促消失,继而出现咳嗽、打喷嚏、皮肤丘疹,这是邪气出表的佳候,因久病瘀血阻肺,脾肾气虚,佐以健脾益肾活血,另加生晒参、苍术、补骨脂、桃仁,随症加减治疗56天而痊愈,随访至今未复发。

案2.喘证(慢性喘息型支气管炎)

赵某,男,64岁。2012年12月3日初诊。求诊时咳嗽喘促,痰鸣伴发热恶寒十余天。

病人既往慢性支气管炎病史二十余年,每年冬季复发,咳嗽、咳痰、发热,逐年加重,并出现胸闷、气短、喘促。10天前,因受寒感冒,出现恶寒发热症状,体温37.8℃。口服感冒清热冲剂及西药退热止痛剂,不见好转,继而出现咳嗽、胸闷气短,喉中痰鸣,咳吐大量清稀白痰,两肺闻及少许哮鸣音。经西药广谱抗生素滴注及口服氨茶碱缓释片治疗1周,不见好转,予以中医治疗。

刻下:咳嗽,恶寒发热,喉中痰鸣、喘促,伴神疲气短、乏力,咳吐白色泡沫稀痰,纳呆。舌质淡红,舌苔薄白略腻,脉浮细。

四诊合参:证属太阳、太阴合病,外寒引动水饮,上逆犯肺,咳逆上气,急则治其标,治宜散寒宣肺,下气止咳祛饮。缓则治本,培补脾肾。方拟射干麻黄汤合理中化痰丸(《明医杂著》)加味：射干12g，麻黄9g，生姜10g，细辛9g，紫菀12g，款冬花12g，大枣4枚，半夏15g，五味子6g，砂仁6g，干姜6g，党参15g，炙甘草9g，苍术12g，白术12g。4剂，水煎分2次服。

二诊：服药后汗出热退，咳嗽喘促明显减轻，白色稀痰减少，饮食增加。上方减五味子、干姜，麻黄减至6g，继服6剂。

三诊：已无恶寒发热，咳喘基本缓解，两肺哮鸣音已消失，自述便干，两日一次，减麻黄、生姜、干姜。口渴，身热，加生石膏(先下)40g。乏力、神疲，加人参(先下)10g。6剂。

四诊：上证已消，乏力明显减轻，精神佳，喘平咳止，缓则培补脾肾，以香砂六君子汤合右归丸加减化裁以求治本。

按：喘证，唯以实喘与虚喘而已。实喘者其责在肺，虚喘者其责在肾，盖肺为气之主，肾为气之根，肺主皮毛而主上焦，故邪气犯之，则上焦气壅而为喘，气之壅滞者，宜清宜破也。肾主精髓而在下焦，若太阴亏损，精不化气，则下不上交而为促，促者断之基也，气即短促。

咳喘，又有寒热虚实之分，新感沉痼之辨，在肺为气上逆，在脾则痰饮阻气，在肾为肾不纳气。虽然肺、脾、肾三脏同病，但以肺之气变为中心，故有"肺主一身之气"之说。肺合大肠，其气以下降为顺，以肃降为其要，外邪、寒热、痰浊、情志所伤，均可致肺气不利，治节失常，肃降受阻，气逆而上致喘。

本例由于新感引动沉痼，素有痰饮内停，卫阳不固，稍冒寒触风，即引动伏邪，夹感而发。久病不愈，正气溃散，脾肾气虚，非一般宣肺化痰之药所能胜任，且饮为阴邪，非温不化。辨证风寒束表、太阴痰饮上逆，兼以脾肾气虚，本证寒热虚实夹杂，方以射干麻黄汤合理中化痰丸加减，急则治标散寒宣肺、健脾益气、温化痰饮，缓则治本培土生金，补益脾肾。

《金匮要略》："咳而上气，喉中水鸡声，射干麻黄汤主之。"咳而上气是指外邪内饮，外邪勾动内饮，表气不通则上气，如果激动里饮，咳逆上气，则喘促，喉中水鸡声，即喉中痰鸣，射干麻黄汤切中病机。方中射干、紫菀、款冬花、五味子治咳逆上气，尤其射干微寒，祛痰的力量强，为方中主药，半夏、细辛、生姜去饮降逆，麻黄外解表邪内去里饮，病人素体脾虚，易生湿化饮。理中化痰丸，即四君子汤加干姜、半夏，益气健脾，温化痰涎。

咳嗽喘促已缓解，缓则治其本，从培土生金，补益脾肾，健脾利湿，以断生痰化饮之源，肾虚，肾不能纳气而子病及母，补肾纳气标本兼治，巩固咳喘疗效。

五、咯血

案 1. 咯血（支气管扩张）

周某,女,58 岁。咳嗽、咯血 10 个月,2012 年 1 月 17 日初诊。

病人 10 个月前,因感冒,发热,咳嗽,咳黄色痰液,经抗炎对症治疗好转。因反复咳嗽、咳痰,并出现咯血,大约间隔 20 天咯血一次,每次咯血 20~30ml,持续 10 个月。近十余天,感到胸憋闷,咳少许黄痰,经 CT 检查:左上肺可见囊状及条索状阴影,诊断左上肺叶支气管扩张。既往史:①大叶性肺炎;②反流性食管炎;③非萎缩性胃炎。

刻下:咳嗽阵阵,咳唾鲜血,多时达 100ml,痰少质黏,咳时胸憋闷不畅,口干,便干,纳呆,乏力,小溲黄赤。脉细数,舌质红,苔薄黄。

四诊合参:证属虚火灼肺,水亏火旺,肺燥伤络,气阴不足。治以滋阴清热、降气止血,自拟经验方:半夏 12g,茯苓 12g,瓜蒌 18g,黄芩 15g,知母 10g,杏仁 9g,浙贝 15g,川贝 6g,降香 15g,三七粉(冲)3g,花蕊石 30g,生地 15g,紫菀 15g,款冬花 15g,生甘草 9g,葶苈子 12g。7 剂,水煎服,一日 2 次。

二诊:药后咳唾黄痰变白,量减少,血止,自觉乏力,纳谷不香,上方加人参(先下)10g,升麻 6g,继服 7 剂。

三诊:咳嗽、咳痰明显减轻,咯血迄未再作,大便一日两次溏散,肠鸣,畏寒肢冷。上方黄芩减至 10g,知母减至 6g,减去浙贝、花蕊石,加干姜 6g,砂仁 6g,葛根 30g,麦冬 6g。继服 7 剂。

四诊:病人咳嗽明显缓解,食欲增加,大便一日一次,成形。一般状态佳。偶尔痰中带少量血丝,已知脾肾两虚,治以健脾益气,佐以清热止血,调理 2 月余,血止,诸症改善。以丸药善后,巩固疗效。

按:凡咯血嗽血者,诸家皆言其出于肺,咯血唾血者,皆言其出于肾。张介宾曰:"咳、嗽、咯、唾等血,无不有关于肾也。何也? 盖肾脉从肾上贯肝膈,入肺中,循喉咙,挟舌本……此肺肾相联,而病则俱病矣。"

本案咳唾鲜血,咳吐黄痰,便干溲黄,脉细数,为肾水不足,虚火灼肺,火盛刑金则肺燥,肺燥则络伤而嗽血,肺热咳唾黄痰。一旦阴阳偏盛,金水不交,则水不归经,水火不交,则水不化气,不仅为痰为饮,此病络伤血溢,火郁刑金。首诊治以滋阴清热、降气止血,治肺在标,瓜蒌清热化痰,浙贝苦寒宣肺化痰止咳。川贝配知母,川贝清肺化痰功胜,知母滋阴润燥力强,合用治燥热咳嗽。三七化瘀止血,花蕊石酸、涩,化瘀止血,止血不留瘀,降香理气入血分,散瘀止血,取上病下取之义,故三诊时咯血迄未再作。桔梗、杏仁,一宣一降,宣肺止咳。葶苈子泻肺降气,半夏降逆祛痰湿,合紫菀、款冬花,散结气,消血痰。茯苓开水道,泄痰湿,则邪去热清、气降,痰自消。佐以人参、生地益气滋阴,共奏其功,如桴鼓之相应也。

病人服上方14剂,热清血止,出现短气、便溏、肢冷,苦寒之剂黄芩、知母、川贝,未免伤及脾胃,及时减去上药,加温中健脾滋阴之干姜、砂仁,使后天谷气足,不致再冷为疾也。

邪气已去,培补脾肾治本,加人参、干姜、砂仁、黄芪、麦冬,脾肾双补,血已归经,肾已藏精,固摄则血止,症消病愈。

案2.咯血(右肺中心型肺癌)

丛某,女,82岁。主诉咳嗽、咳痰、痰中带血1月余。2008年2月13日初诊。

病人咳嗽咳喘1年余,就诊时经右肺X线检查发现:右肺中野可见4.5cm×4.3cm×4.3cm大肿块。曾在本地医院,按肺内炎症予以抗炎对症治疗,无效。1月前咳嗽加重,呈阵发性干咳,痰中带血,反复持续不断,每次咯血约20ml,伴有气短乏力、胸闷、失眠、食欲缺乏,左颌下淋巴结肿大约5cm×4.5cm×4.6cm,胸部超声可见少量胸水。在北京协和医院CT检查诊断:右中心型肺癌,伴胸膜、淋巴结转移。

刻下:咳嗽、咳吐白沫样黏痰,不易咳出,反复痰中带血,偶尔呛咳,胸憋闷不畅,气短,神疲,纳呆,舌红少苔,脉弦滑。

四诊合参:证属痰浊蕴肺,热毒炽盛,灼伤血络。治以健脾燥湿,宣肺化痰,解毒散结,泻火降气方药:党参15g、黄芪20g、生甘草10g、苍术15g、半夏15g、胆南星12g、牡蛎(先下)30g、苏子15g、白芥子15g、瓜蒌20g、三七粉(冲)3g、黄芩12g、厚朴15g、降香9g、桑叶9g、黄精15g、紫菀12g、款冬花12g、桔梗10g、细辛9g。7剂,每日1剂,水煎分2次服。

二诊:病人服药后,自觉咳嗽、胸闷减轻,咯血明显减少,上方减桑叶、紫菀、款冬花,继服7剂。

三诊:自觉乏力减轻,食欲增加,舌淡红,苔薄白。上方加夏枯草15g、川贝10g。继服7剂。

四诊:病人一般情况均好,左颌下淋巴结缩小,触及约2cm×1.7cm×1.7cm,胸闷减轻,上方减白芥子,加葶苈子30g、猪苓15g、桂枝10g、泽泻15g、杏仁9g。7剂,每日1剂,水煎分2次服。

五诊：病人自述胸憋闷明显好转，经 X 线胸透：胸水已消失。随证加减，巩固治疗。

按：本病肺癌迁延日久，经北京协和医院诊断肺癌，已属晚期，伴有胸膜、淋巴转移，表现肺热咯血，乏力，纳呆，脾失运化，水不化津，饮停胁下则为胸水，痰湿与瘀互结，淋巴肿大，初诊治以健脾燥湿，解毒散结，宣肺降气以止血，口服 21 剂药后，左颌下淋巴结明显缩小。

王节斋曰："大抵咳嗽见血，多是肺受热邪，气得热而变为火，火盛阴血不宁，从火上升。"故泻火降气用降香、黄芩、三七粉，则血止。因久病咯血，气阴两虚，舌红少苔，气短，神疲，纳呆，药用黄精、党参、麦冬补脾益气。葶苈子泻肺行水，桔梗宣肺，杏仁降气提壶揭盖，降肺制水。猪苓、桂枝、泽泻淡渗利水，综上所治胸水消失，肿大淋巴结缩小，丸药善后随证巩固治疗。

六、喉痹

案 1. 喉痹（慢性咽炎）

胡某，男，47 岁，教师。主诉咽痛，咽部异物感，伴胸闷、咳嗽持续不减 5 年，2015 年 9 月 25 日初诊。

病人近几天因感受风寒加之工作紧张，讲话时间过长，出现咽部不适，反复咽痛，经中西医治疗无效。刻下：胸闷而烦，无口苦咽干，时有偏头痛，耳鸣，微热 37.6℃，恶风，咽部明显充血，咽后壁有较多淋巴滤泡增生凸起，扁桃体不大，大便一日三次，溏便，脉微数，寸浮弦，舌红，苔薄黄腻。

四诊合参：证属少阳上焦风湿热表证，治宜辛凉解表，清少阳营分瘀热，燥湿解毒，方以银翘马勃散加味治少阳风湿热表证，药用：射干 12g，金银花 15g，连翘 12g，黄芩 9g，牛蒡子 12g，马勃 6g，僵蚕 9g，佩兰 12g，干姜 9g，姜半夏 12g，桔梗 12g，炙甘草 10g，木蝴蝶 12g，厚朴 12g。6 剂，水煎服，1 日 2 次，嘱咐病人服药时，在口腔中停留少许再咽下。

二诊：病人自觉咽部明显舒适，咽痛、咽痒消失，异物感减轻，大便每日 2 次，溏便好转。感到咽部时发紧感。口干，苔薄黄。上方加麦冬 15g，胡麻仁 15g。6 剂，水煎服，1 日 2 次。

三诊：诸症缓解，讲话时间长也不觉咽不适，加减治疗 20 剂而愈。

按：喉痹（慢性咽炎），其病程长，症状顽固，病因复杂，难见显效，不易治愈。本案病人咽部隐隐作痛而痒，长时间讲话声音嘶哑反复 5~6 年，因寒邪直接作用少阳之表。《伤寒论》264 条："少阳中风，两耳无所闻，目赤，胸中满而烦",本例病人病发少阳表证,郁久化热,为少阳风湿热表证,因为病人咽部明显充血,而无少阳里证的口苦咽干目眩,心烦喜呕,除外少阳半表半里证。治疗辛凉解表,除湿解毒。以金银花、连翘清营分瘀热,马勃、佩兰治咽部湿毒,凡火浮于上,热结咽喉者,最宜清降以治标,以射干、牛蒡子、桔梗清咽化痰,僵蚕清热解毒、化痰散结,干姜、半夏健脾温中,以防阳衰土湿、浊气埋郁、相火升炎以治本。标本兼治,随症治疗,故短期诸症皆消。

案 2. 喉痹(慢性咽炎)

王某,女,59 岁。2018 年 5 月 21 日初诊。

病人自述曾经受寒湿及因唱歌发声过度,出现咽痒、疼痛,逐渐感到咽部阻塞,有痰不易咳出,伴有食管部位憋闷,心下胀满,腹胀。经西医检查,诊断为慢性咽炎,经各种西药治疗 6 年多无效。

刻下:咽喉疼痛,咽部有阻塞感,但吞咽食物无阻碍,咽红略肿,查咽后壁红而肥厚。咽后壁有较多淋巴滤泡增生凸起,有持续明显的阻塞感,咽痒,微恶风发热,咽干,舌尖边红,舌苔微黄腻,脉浮略数,寸关脉浮。欲中医治疗。

六经辨证:属少阳上焦风湿热表证兼痰湿,治宜透风湿热以解少阳之表,兼以燥湿化痰、宣通上焦之气,方拟银翘马勃散加味:厚朴 15g,茯苓 15g,射干 9g,金银花 12g,连翘 12g,柴胡 12g,黄芩 9g,牛蒡子 9g,马勃 3g,僵蚕 6g,苍术 15g,枳壳 10g。5 剂。一日三次,水煎服。

二诊:服药后症状明显改善,咽痒、微恶风发热,咽干减轻。7 剂,继服。

三诊:自觉痰不易咳出,咽部有阻塞感,加清半夏 15g,橘红 12g,土贝母 12g,7 剂。

四诊:痰易咳出,咽部阻塞感消失,检查咽部,未见咽后壁淋巴滤泡。六年多的咽喉痒痛、阻塞感消失。

按:本案病人,咽中如有异物感,无吞咽食物阻碍,咽红略肿而痛,寸关脉浮,咽后壁红而肥厚,咽后壁有较多淋巴滤泡增生凸起为主要特点。

病位咽与上焦焦膜及三焦的关系密切,咽归肺所主,并与直通于肺的喉不同,因为与咽部解剖、生理、病理关系最为紧密的脏腑并不是肺,咽直接连通于食管,然后通于胃,咽部的病变与胃腑的关联最为紧密,与咽部毗邻最近的脏腑却是少阳之表,因为上焦焦膜就散布在咽部黏膜之下,所以《灵枢》才会说"上焦……并咽"。故表现手少阳风湿热表证。

从病机看湿郁上焦气机,伴有食管部位憋闷,痰不易咳出,《温病条辨》对喉痹治则"湿温喉阻咽痛,银翘马勃散主之"。辛凉微苦法,用连翘、牛蒡子、金银花、射干、马勃辛凉解表,清营分瘀热。又因脾湿痰瘀,肺气不宣,故燥湿化痰、宣通上焦之气,加入厚朴、茯苓、清半夏、橘红、土贝母,健脾温中,化痰散结。

七、慢喉喑

刘某,女,48岁。主诉以声音嘶哑1月余,于2012年10月21日初诊。

病人于1月前,因唱歌发声过度,出现声音嘶哑,伴有咽干、咽痛,自觉喉中有痰不易咳出,持续性发音嘶哑。在承德医学院附属医院口腔科,经喉镜检查诊断为声带结节,经对症治疗不见好转,欲以中医治疗。

刻下:声音嘶哑,咽干、疼痛,咽喉不利,喉中有痰不易咳出,胸憋闷,无口苦,二便调。舌红质黯体胖,苔薄黄,脉滑。

四诊合参:证属太阴病脾虚痰凝,郁而化热。治宜健脾化痰,清热润肺佐以理气活血。方拟二陈汤、半夏散及汤方、桔梗汤合方加减化裁:生半夏10g,陈皮12g,茯苓15g,生甘草9g,川贝10g,夏枯草10g,桔梗12g,桑叶9g,土贝母12g,玄参12g,前胡10g,三棱10g,莪术10g。7剂,水煎服,每日4次,服药时遵循《伤寒论》313条之"少少咽之"服法,少量多次口中含服片刻咽下。

二诊:声音嘶哑减轻,痰易咳出,咽部仍有阻塞感,上方加浙贝15g,青果15g,继服7剂。

三诊:短时间讲话声音恢复正常,还不能唱歌,口干,舌红少苔,上方减桑叶、前胡,加乌梅9g,诃子9g。继服7剂。

四诊:经复查喉镜声带结节消失,诸症消失,短时间唱歌发音正常。

按:本案因病人脾胃虚弱,过度用力唱歌,耗伤中气,痰湿聚集,结于声带,阻塞声音之户也,故发音嘶哑,故以健脾燥湿化痰为本,又因痰湿郁久化热伤阴,佐以清热宣肺养阴而愈。

方中二陈汤所治脾虚水湿所生之痰。生半夏、广陈皮既燥湿又能行气,陈皮理气向上,半夏行气向下而行且能散结,茯苓渗湿利水,炙甘草益气和中。

半夏散及汤方是《伤寒论》治疗少阴病、咽中痛的方子,其中半夏、甘草化痰利咽,治疗咽喉疼痛等症。

桔梗汤中桔梗具有辛散苦泄之功,能宣肺气而利胸膈散结,利咽开音,载药上行入肺。

治疗音哑、失音,应用桔梗、甘草、乌梅,有《仙拈集》的回声饮之意。

桔梗汤源于《伤寒论》通治咽喉口舌诸病。王好古的《医垒元戎》载之更详,如失音者加诃子,声不出加半夏,上气加陈皮。

方中佐加夏枯草清热散结,土贝母散结消肿,川贝清热化痰散结,玄参清热解毒滋阴散结,共奏药效,使声带结节消失,声音嘶哑发音恢复正常。

八、发热

案1. 发热(贫血)

秒某,女,38岁。主诉发热21天,体温38.5℃左右,于2015年9月18日初诊。

病人自觉无明显原因发热,应用各种抗生素及中西法治疗罔效,病人每天上午9点多体温在38℃以上,口服退热药,汗出热退,下午4点、晚上10时又开始发热38℃左右,持续21天。经胸部CT检查:心肺正常、头颅正常。超声检查:肝脾肾胰、胆囊均正常。C反应蛋白48mg/L,抗核抗体(−),尿常规(−),血常规示,白细胞5.7×10^9/L,中性粒细胞57%,淋巴细胞38%,单核细胞5%,血红蛋白97g/L。血沉42mm/h,类风湿因子(−),求诊中医治疗。

刻下:自觉恶寒发热,无汗,恶风,口渴,喜饮,恶心欲吐,默默不欲饮食,乏力。往来寒热,手足心热,眼眶痛。就诊时无口苦,大便每日1次,呈稀便。舌质淡白,苔黄腻,舌下络脉迂曲,右关浮弦,寸沉,左关弦。

六经辨证:恶寒发热,无汗,恶风属太阳伤寒。往来寒热,恶心欲吐,默默不欲饮食,属少阳表证。身热,汗多,口渴欲饮,前额、眼眶痛,属阳明风湿燥表证。证属三阳表证,即太阳伤寒、少阳表证、阳明风湿燥之表。治以和解达表,佐以清热。方拟小柴胡汤、葛根芩连汤加石膏化裁:柴胡24g,黄芩15g,姜半夏15g,生晒参(先下)10g,葛根(先下)40g,炙甘草12g,藿香15g,羌活12g,独活12g,金银花30g,连翘15g,生石膏50g,干姜10g,枳实15g,厚朴15g,佩兰15g。6剂,水煎服,一日三次。

二诊:进服2剂热退,诸症减轻,自觉乏力,继服中药。

三诊:病人自诉服完6剂后,体温一直正常,但是手心温度37.5℃,嘱病人测腋下温度36.3℃,这是手足自温,是太阴表证的重要指征,不同于手足心热。《伤寒论》278条:"伤寒脉浮而缓,手足自温者,系在太阴……"病人感乏力,出汗少,无恶寒,大便每日2次溏散。证随机转,药随证变,辨证为太阴表证。上方加草果9g,茯苓30g,白蔻仁9g,生黄芪30g,薏苡仁30g。减上方枳实、连翘、杏仁,金银花减至20g,生石膏减至20g,干姜加至12g。

四诊:手足自温正常,手心温度与腋下温度恢复正常。乏力减轻,苔薄黄,脉弦缓。大便每日 1~2 次，成形。上方减厚朴、佩兰，加当归 15g，白芍 15g，阿胶 6g。6 剂。

五诊：复查白细胞 6.7×10^9/L，血红蛋白 120g/L，体温 36.2℃，各恙悉蠲。

按：发热之类，本为火证，但当分辨表里，凡邪气在表发热者，此因寒邪。本案素体气血不足，复感外寒，恶寒发热，无汗则为太阳伤寒证，是太阳寒邪所伤营分。《伤寒论》97 条："血弱气尽，腠理开，邪气因入，与正气相搏，结于胁下，正邪分争，往来寒热，休作有时，嘿嘿不欲饮食……"病人因邪在太阳误治，输入大量抗生素及盐水，寒邪不得发散，则太阳伤寒传入少阳，邪在胁下正邪纷争，时而正气进，邪气出于表则汗出热退，正气弱，邪气进于里则无汗恶寒，邪在胸膈碍于食欲，则默默不欲饮食。因病人无口苦，咽干，目眩，仅有往来寒热，恶心欲吐，默默不欲饮食，故为少阳表证。《医理真传·少阳经证解》："少阳一经……有经症，有腑症，有半表半里症，不可不知也……经症者何？头痛在侧，耳聋，喜呕，不欲食，胸胁满，往来寒热是也。"

由于少阳失治，郁而化热，应用退热药后持续出汗，又反复发热、多汗、口渴，前额及目眶痛，这是阳明风热燥表证特征。病人热势轻，汗出无蒸蒸之势，口渴不是大烦渴，脉不洪数，不是阳明经证。素体脾胃虚弱，贫血，血红蛋白 97g/L，外邪入太阴之表则手足自温。《伤寒论》278 条："伤寒脉浮而缓，手足自温者，系在太阴。"其原因，伤寒名家陈慎吾曰："外寒中太阴，在阳气不足时全身无法斗争，就在四肢末相争，表现手足自温。"故上方加麻杏苡甘汤，脾健湿运，外邪得出，手足自温乃愈，持续 21 天发热，服中药二剂而退。

案 2. 发热（感冒、闭经）

李某，女，15 岁，发热一月余，于 2017 年 12 月 11 日初诊。

病人因感受风寒，上午发热体温在 38.4℃左右，下午五点后体温逐渐升高至 39 度左右，持续发热一月余，经各种方法治疗罔效，到北京某三甲医院就诊，检查血常规白细胞 7.98×10^9/L，血小板 133.6×10^9/L，红细胞 4.98×10^{12}/L，抗双链 DNA 抗体阳性，肺部 X 线片正常，流感病毒 B 型 IgM 阳性，EBV-CA-IgG 阳性，经中西医治疗仍无改善。

刻下：发热微恶寒，无汗，头身痛，头晕，胃脘部胀满，呃逆、恶心，纳呆乏力，便溏，口干不苦，月经五个月未行。舌淡红，苔根部黄腻，左脉寸浮，关滑数无力，右脉沉，关滑数有力，尺沉弦。

六经辨证：证属太阳伤寒、太阴并病，因脾胃虚寒，阳气不足无力祛邪外出，表未解郁而化为湿热。该患是外感疾病发热，另一个病症是闭经，疾病不同症状各异,怎么同治,只能分层次治疗。病人发热39℃左右,持续一个月余,表未解是因脾胃虚寒,正气不足以达邪外出,脾胃虚弱,运化无力,气血不足,冲任血虚,导致月事无行。中医治以解表、清利湿热、温中益气健脾。方拟麻黄汤、理中汤、白虎汤加减化裁:炙麻黄9g,桂枝10g,杏仁9g,炙甘草6g,人参9g,炙甘草9g,苍术15g,藿香15g,荆芥穗12g,厚朴15g,枳实15g,生石膏40g,知母9g,清半夏15g,吴茱萸6g。5剂,水煎日二次口服。嘱病人服药后啜以热粥,以助药力,盖被取微汗,如不汗出,两小时再服。

二诊:病人服2剂后,上午体温37.3℃(以往上午体温均在38.4℃以上),自觉乏力减轻,胃脘胀痛好转,无明显恶寒,上身微汗出,仍有纳呆。上方加砂仁6g,佛手12g,川芎12g,减枳实。6剂。

三诊:病人晨起体温37.5℃,头面部汗出,下半身仍无汗,每次汗出持续20分钟左右,时有寒热往来,心烦喜呕。乏力减轻,心下胀痛明显缓解。上方加柴胡18g,黄芩15g。清利少阳气分郁热。6剂,水煎一日二次口服。

四诊:病人服上方12剂,月经来潮,量多,色红伴有血块,持续六天不止,自觉乏力气短,头晕,下腹胀痛,超声检查:子宫、卵巢均正常。脉细数无力,舌质淡苔薄白,证随机转,改用益气活血止血法:岗稔根30g,地稔根20g,川断15g,制首乌15g,生晒参9g,野生黄芪30g,棕榈炭12g,延胡索12g,白芍30g,香附15g,当归9g,旱莲草12g,益母草15g。4剂,水煎服。

五诊:病人服4剂后经血停止,持续一月多的发热恢复正常,诸症悉除。

按:本案月经来潮后热退,为什么经解表、温中健脾治疗而使闭经后月经来潮,来潮后体温恢复正常。笔者认为,以往治疗无效,是因为仅从表证着手治疗,以后又出现寒热往来,心烦喜呕,这是因为病人脾胃虚弱,正气无力抗邪外出,通过温中益气健脾治疗,病人发热逐渐减轻,又因汗出不彻,表未全解,邪入少阳。故采用解表、健脾益气法,方用麻黄汤、理中汤,正气逐渐恢复,用以小柴胡汤中重用生晒参,故使体温逐渐降至正常。

对于闭经,治疗采用补益气血,使得太冲脉盛,因为冲脉承受诸精之血,血多而旺盛,则月事以时下。月经来潮血量多,是因为脾气尚未恢复,气不统血,所以需要益气活血、止血。故而治愈闭经。

治疗中以解表、温中益气为主,到月经来潮,体温恢复正常。《本草纲目》:"张仲景治伤寒无汗用麻黄,有汗用桂枝……津液为汗,汗即血也。在营则为血,在卫则为汗。夫寒伤营,营血内涩,不能外通于卫,卫气闭固,津液不行,故无汗发热而憎寒……故用麻黄、甘草同桂枝,引出营分之邪。"通过"汗血同源"医理,行经月事以下即起到发汗作用,故从太阳、太阴、少阳合病论治发热,经闭而愈。

案3.发热(流感)

潘某,男,68岁,医生。主诉以高热,全身肌肉剧烈疼痛,2019年1月17日初诊。

病人1月15日上午出门诊时,接触几个流感病人(当时正是流感高峰期),次日1月16日上午出诊时,自觉身体不适,下午又去滑冰,比较疲劳,而后出现轻微咳嗽,咽部痒痛,用淡盐水漱口后入睡,1月17日凌晨1时,突然全身肌肉、关节剧烈疼痛,体温从37.5℃升至40℃。恶寒发热,当时感到患上流感了,立即将家里的连花清瘟胶囊口服4粒,症状无缓解,又服了2袋清热感冒冲剂,症状仍然无缓解。

刻下:1月17日晨起8时,发热恶寒,体温38.5℃,周身疼痛加重,咽痛,无鼻塞、流涕,舌淡红薄白,脉浮紧有力。

四诊合参:证属外感风寒、疫毒,治以辛温解表,清咽解毒,药用:麻黄9g,射干12g,葛根20g,清半夏12g,黄芩12g,郁金6g,金银花24g,炙甘草6g。1剂,水煎服。体温降至37.5℃。

二诊:1月18日,自觉又出现寒热往来,极度乏力,肌肉剧痛,纳差,身热口渴,体温升至39.5℃。脉浮紧有力。证随机转,方随证变,辨为太阳、少阳、阳明合病,药用:炙麻黄10g,桂枝12g,杏仁9g,炙甘草6g,荆芥穗12g,羌独活各12g,柴胡24g,黄芩12g,生石膏60g,鱼腥草30g,贯众30g,清半夏15g,砂仁6g。颗粒剂3剂,一日二次冲服。

三诊:病人服2剂后咳嗽轻,恙情逐减,痰易咳出,证亦向善,全身疼痛,恶寒均减轻,体温恢复正常。

四诊:1月20日,流感症状均减轻,咳时带有铁锈痰较淡。两肺听诊未见异常。考虑流感合并大叶性肺炎,经胸透两肺正常,经中药解表、清肺化痰,咳铁锈色痰消失,症状改善,无恶寒,全身肌肉疼痛明显减轻。口唇可见8个病毒疱疹。用小柴胡汤加减善后。

按:本案提示"流感"病人虽然没有受寒史,仍然会形成表寒证,所表现的恶寒发热体温达40℃。这是因为流感病毒能转化促进人体生理性寒气从化太过,形成"表寒"所致的恶寒发热。

"发热恶寒"是人体感受外界风寒,由于正常人表阳有宣发邪气,固护阳气作用,一旦人体表阳功能低下,人体不能抵御外界风寒刺激,外边寒邪引动人体太阳生理寒气,寒邪就会凝固产生"表寒",不是外寒进入体表,而是体内从化太过的结果。

本案虽然未感受外寒,如果人体感受病毒、细菌等因素均会促进体表寒气从化太过形成"表寒",风寒湿邪所致的太阳外感风寒均需辛温解表,发散表寒,该病人重用麻黄汤辛温解表,发热恶寒而愈,由于疫毒作用表现少阳、阳明合病病症,采用小柴胡汤、石膏汤化裁,流感获愈。

九、偏头痛

张某,男,48 岁。病人左侧偏头痛,伴有眼眶、上牙疼痛 4 年,于 2020 年 1 月 18 日初诊。

病人 4 年前无明显诱因出现左侧偏头痛,连及眼眶、上牙牵拉性疼痛。曾在北京 301 医院、天坛医院、同仁医院、承德附属医院经 CT 及各种检查无器质性病变,治疗无效,近期又到山东脑科医院就诊,医生处方胞磷胆碱口服治疗 2 个月,天坛医院让病人口服脑得生治疗均无效。慕名求余治疗。

刻下:左侧偏头痛,连及前额眼眶,上牙疼痛呈牵拉样,时而疼痛难忍,口唇干燥,多汗,时而口苦,恶心,寐差,大便日一次成形,舌淡红,体略胖,苔薄白,舌下脉络色黯,右寸脉略浮,关脉弦有力,左寸浮弦,关沉弦有力。

四诊合参:六经辨证属太阳、少阳、阳明表证夹瘀热。治以小柴胡汤加生石膏等等化裁:柴胡 24g,法半夏 15g,生晒参(先下)9g,黄芩 15g,炙甘草 9g,葛根 24g,生石膏(先下)50g,天麻 15g,川芎 24g,蔓荆子 18g,生地 12g,细辛 12g,防风 10g,酸枣仁 15g,合欢皮 12g。7 剂,免煎颗粒,一日二次冲服。

二诊:2020 年 1 月 25 日,病人自述服两剂后,头痛减轻,口服五剂,头痛基本缓解。因 1 月 30 日患感冒,流清涕,咳嗽偶有黄痰,上方加白芷 9g、蒲公英 15g。7 剂,颗粒。

三诊:2020 年 2 月 2 日。感冒已愈。口苦恶心已愈,以前,前额眼眶无间断性疼痛,现在呈间断性痛。睡眠改善,无唇干,上方加治疗头痛专药土茯苓 45g。4 剂,颗粒剂。

四诊:2020 年 2 月 10 日,病人服上方 18 剂,左侧偏头痛及前额眼眶疼痛均无发作,其他症状均已恢复正常。电话追访未复发。

按:本案左侧偏头痛,连及前额眼眶呈牵拉性痛 4 年余。经多家医院治疗周效。笔者采用胡希恕先生治疗顽固性头痛,应用小柴胡汤加生石膏经验方,结合病人现症,头痛部位在头面部,两寸脉浮弦,证属表未解,加葛根,头痛在前额眼眶即为阳明经走行部位,结合口干咽燥即为阳明表证,重用石膏;口苦,恶心,脉沉弦邪热在少阳之表,用小柴胡汤疏解少阳郁热。天麻、川芎为治疗头痛要药;防风疏散风热痛;细辛疗头面诸风百疾,窜透开滞效能;蔓荆子疏散风热,清利头目治偏头痛;酸枣仁、合欢皮安神解郁。有临床报道,大剂量土茯苓30~60g,治疗顽固性头痛总有效率为97.8%。土茯苓药载于《本草纲目》,未言其治头痛,若此解毒清热,健脾除湿之药重用何以能止痛?百思不解,便重温清代徐灵胎关于"药性专长"的一段妙论:"凡药性有专长,此在可解不可解之间,虽圣人亦必试验而后知之"。故临证者除了熟悉四气五味、升降浮沉、归经及常规用法之外,还应掌握药物的特殊专长与优势,便于出奇兵而奏厥功。

十、胸痹

案1. 胸痹(冠心病)

高某,女,心前区憋闷,乏力一周。2015年7月13日就诊。

病人于2003年休息时,突然心前区憋闷,恐惧感持续5分钟,即刻到承德市中心医院就诊。经心电检查,心脏供血不足,经西药扩张冠状动脉血管治疗,好转。2005年上班途中,突然心前区憋闷,大汗淋漓,口含速效救心丸10粒,无缓解,即刻赶往承德市中心医院急诊科就诊。经心脏冠脉造影诊断:左降支梗阻95%,住院后,心脏植入支架治疗,术后症状均缓解。2015年9月13日,因几天前饮食生冷,自觉不适未介意,1周后天气炎热,出汗,烦躁,出现胸闷乏力,晚上有惊恐感,欲以中医治疗。

刻下:心前区憋闷,气短乏力,嗳气纳差,大便秘结三天一次,四肢背部寒凉,脉沉细,舌黯胖,苔薄白。

四诊合参:证属太阴、少阴合病兼水饮瘀血。太阴脾胃虚寒,脾失运化。少阴阴阳不和,胸阳痹阻。治以宣痹通阳,益气健脾利湿,兼以活血化瘀。方拟附子理中汤、枳实薤白桂枝汤、茯苓桂枝甘草大枣汤化裁:制附子(先下)20g,干姜15g,炙甘草15g,枳实20g,瓜蒌40g,薤白20g,桂枝15g,厚朴15g,黄芪30g,生白术30g,丹参20g,制大黄6g,人参(先下)9g。3剂,日1剂。水煎分2次服。

二诊:服1剂后,自述胸憋闷减轻,肢冷好转,背部仍冷。服完3剂,气短乏力均明显减轻。上方制附子加至25g,干姜加至18g,桂枝加至18g,黄芪减至20g,薤白减至15g。继服4剂。

三诊:嗳气减少,胃部舒适,既往排便困难(需用通便药或开塞露方可排便),现在可以主动排便。上方加火麻仁、白芍20g,减大黄。5剂。

四诊:胸闷明显减轻,心前区不痛,乏力基本恢复。身不痛,舌黯,脉沉细有力。上方制附子加至30g,胸闷明显减轻,心前区不痛,乏力基本改善,舌黯,脉沉细有力。上方加生蒲黄、水蛭粉,继服4剂,诸症悉除。

按:病人素体正气不足,心气虚,兼有瘀滞,患冠心病十余年。《金匮要略·胸痹心痛短气病脉证治》曰:"阳微阴弦。"病人因过劳,饮冷,受凉,病机为中阳虚弱,不能滋养脏腑,阳气不足,外邪中于少阴则胸背冷、乏力、气短、脉沉细。《伤寒论》323条"少阴病,脉沉者,急温之,宜四逆汤。"由于元阳不足,水湿内停,痰饮内生,导致痰瘀互结,阴占阳位,痹阻心阳。初诊以附子理中汤、枳实薤白桂枝汤加减。附子理中汤暗合四逆汤,回阳破阴,并温运脾阳,通适内外。附子初诊用20g,上助心阳以通脉,中温脾阳健运,下补肾阳以蓄火,外固卫阳,既能补元阳之不足,又能清表里之寒湿。附子辛温大热,干姜温而散阴,附子加干姜,干姜辛散为附子创造条件达到温中益阳作用,阳在水里,无姜作用附子不行,附子无干姜辛散,阳气无照射,达不到阴阳归顺效果。故服1剂自觉肢冷转温。附子逐渐至30g,病人全身冷感消失。《金匮要略·胸痹心痛短气病脉证治》:"胸痹心中痞气,气结在胸,胸满,胁下逆抢心,枳实薤白桂枝汤主之,人参汤亦主之。"病人胸痹是以胸闷短气乏力为主,以枳实薤白桂枝汤消心中痞气,补气消胀,通阳散结,清代医学家王朴庄提出:瓜蒌能使人心气"内洞",即消除胸闷的感觉。方中瓜蒌、薤白通阳宣痹。茯苓桂枝甘草大枣汤治脐下悸、惊恐。诸药合用,共奏益气健脾和营,通阳宣痹活血止痛之功效。仅服16剂,阳复痹解,诸症悉除。

笔者临证治疗的冠心病病人,凡出现脾气虚弱的症状,伴有胸部憋闷疼痛,故从脾论治,每每效验。因为脾与冠心病关系密切,从以下三方面看:其一,经脉关系,《灵枢·经脉》曰:"脾足太阴之脉……其支者,复从胃,别上膈,注心中。"经气互通,相互影响。其二,五行关系,脾主运化,为水谷精微生化之本,脾失健运,无以滋养心阳,是为子病及母。其三,气化关系,脾之受纳、运化水谷乃多气多血之脏腑,为气血生化之源,心脏血脉中气血之盈亏,实由脾之盛衰来决定。所以脾胃与心联系是全方位的,脾胃失调,可导致心脏病变。

各脏腑经络的生理活动,血的循环,津液的输布都要依靠气的激发和推动。如脾气虚运化失职,推动作用减退,脏腑经络功能就会减退,出现气滞血瘀。心气不足,心阳不宣,水液停留,津凝为痰,心络瘀阻,而致胸部憋闷疼痛。气滞、血瘀、寒凝、痰阻是标,心阳不宣、脾气不足是本,故治以健脾益气,通络宣痹,以通为主,通补兼施。

冠脉支架植入术后,由于手术耗伤正气,入损血脉,心气不足,心脉痹阻,治疗再狭窄及防止再狭窄,笔者体会在健脾益气、通络宣痹基础上加制附子、桂枝、生蒲黄、水蛭粉、柴胡,防止复发。

笔者多年治疗冠心病,在辨证论治基础上常喜用药物如下:

1. 祛邪通脉　①宣痹:辛香走窜,宣通心窍。冰片、降香、檀香。②通阳:散寒通利,化痰导瘀。瓜蒌、薤白、半夏、葱白、桂枝。③理气:缓解心痛,解除心络痹阻。枳壳、香附、降香。④活血:缓解心痛,解除心络痹阻。川芎、丹参、郁金、桃仁、红花、三七。⑤豁痰:用于痰浊,血瘀痹阻心阳。瓜蒌、半夏、广陈皮。

2. 扶正益气　①补气:人参、生黄芪、白术。②养血:熟地、当归、白芍。③滋阴:生地、麦冬、沙参;阴虚阳亢:菊花、钩藤、石决明、牡蛎。④温阳:桂枝、肉桂、制附子、淫羊藿。⑤气虚胆怯:远志、石菖蒲、磁石、酸枣仁;养血安神:酸枣仁、柏子仁、夜交藤;心悸不寐:龙骨、牡蛎、珍珠母。

案 2. 胸痹、痛经(冠心病、膜样痛经)

翁某,女,42 岁。心前区憋闷疼痛一周余,伴有心慌气短,于 2019 年 4 月 21 日初诊。

病人既往患有冠心病,心电图 ST-T 波改变,呈下壁心肌缺血,最近一周来因劳累,生气后心前区疼痛,阵发性憋闷乏力,月经前心烦,口干,乳房胀痛,既往月经量多,血色黯红,每次月经均排出膜性物质,腹痛难以忍受。

刻下:心中憋闷疼痛,刺痛为主,气短乏力。经期腹疼难忍,排出膜样物质,饮食、小便正常,大便偏干,二日一行,舌质黯红,苔薄白。舌下脉络增粗,色黯,两脉寸偏沉,关尺弦滑有力。

四诊合参:证属气虚、气滞血瘀,胸阳不振。辨病为胸痹、膜样痛经。治以宣痹通阳,益气健脾,疏肝理气。方拟瓜蒌薤白桂枝汤、小柴胡汤化裁:瓜蒌 24g,薤白 9g,桂枝 10g,厚朴 15g,枳实 12g,北柴胡 12g,黄芩 12g,生晒参 6g,炙甘草 6g,生白术 20g,当归 15g,郁金 12g,丹参 24g,生黄芪 24g,川芎 12g。5 剂,日 1 剂,水煎分 2 次服。

二诊:主诉服药后,心慌气短好转,胸憋闷改善,自述早醒后不易入睡。加酸枣仁 15g,柏子仁 15g。7 剂,日 1 剂,水煎分 2 次服。

三诊:病人自述本次月经来潮,腹痛较剧,经前烦躁,乳房胀痛,月经排出烂肉样血块,月经量增多,血色较黯,舌尖瘀,舌下脉络瘀血明显。上方加三棱 10g,莪术 10g,乌药 15g,7 剂,每日一剂,分 2 次服。

四诊：服四剂痛经明显减轻，心慌气短好转，未见心前区疼痛，睡眠改善，大便正常，乳房时有胀痛，上方加香附，生白术减至 15g。

五诊：本次月经周期 5 天，未出现腰腹疼痛，月经色红，经前无心烦、乳房胀痛。

六诊：随症加减治疗 48 天，胸憋闷疼痛完全缓解，无心慌气短，月经期未再出现痛经及膜样物质排出，临床治愈。

按：本案胸痹、膜性痛经，病机共为气虚、气滞血瘀。益气疏肝、活血化瘀，胸痹、痛经同时而愈，体现异病同治的效果。

膜性痛经是指子宫内膜整块排出，子宫收缩增强或不协调收缩所引起的痛经，其表现疼痛多数发生在月经第二天，阵发性剧烈疼痛，阴道排出烂肉样血块或片状血块，月经量增多，妇科称为膜样痛经。

痛经的中医病因病机与脏腑、血海、冲任有密切的关系，多因气滞、血瘀、寒凝实证多见，该患痛经以气虚血瘀为主，与胸痹病机一致，治疗胸痹同时加入三棱、莪术行气活血、逐瘀止痛，乌药散寒行气止痛，痛经明显缓解，月经未见排出膜样物质。同时胸痹而愈。

三棱、莪术是"沈氏女科"第十九代传人沈绍功治疗膜性痛经的经验。沈老认为：三棱、莪术有脱膜作用，使腹痛很快缓解。他对治疗痛经也具有丰富临床经验，认为痛经轻用延胡索、川楝子，重用丹参、三棱。镇痛用止痉散全蝎、蜈蚣。安神用酸枣仁、琥珀、钩藤、龙骨、牡蛎，临床屡用屡验。

案 3. 胸痹（冠心病）

刘某，女，59 岁。病人心前区憋闷，偶尔疼痛，伴有气短，乏力一月余，于 2018 年 11 月 17 日初诊。

病人心前区憋闷、疼痛两年余，经 CTA 心脏血管造影检查，右冠状动脉前降支可见斑块，阻塞 70%。医生令病人做心脏植入支架治疗，病人恐惧手术，经保守治疗，心绞痛经常发作，从齐齐哈尔市专程来中医院求诊。既往史，3 年前患过腔隙性脑梗死。

刻下：心胸憋闷，劳累后出现心前区刺痛，放射至肩背，心下胀满，大便每日 1 次呈溏散便，气短乏力，口苦口干，心烦，舌淡少苔，舌下脉络增粗色紫黯，双寸脉沉细无力，关沉弦无力。

四诊合参：证属痰浊、瘀血痹阻胸阳，脾胃虚寒，肝胆郁热。治以祛邪通脉，宣痹通阳，健脾益气，温中祛寒，佐以活血化瘀，方以瓜蒌薤白半夏汤、理中汤、小柴胡汤化裁：生晒参（先下）9g，苍术 15g，干姜 7g，炙甘草 7g，瓜蒌实

18g,薤白10g,法半夏12g,北柴胡15g,黄芩15g,野生黄芪20g,厚朴12g,枳壳10g,野生郁金6g,砂仁(后下)6g,香附12g。4剂,每日2次水煎服。

二诊:2018年11月20日。自述服药后胸憋闷减轻,心下胀满缓解,口苦好转,大便溏散改善,舌下紫黯,食欲缺乏,上方加水蛭粉3g冲服,砂仁加至9g。7剂。

三诊:2018年11月27日。自述倦怠乏力明显好转,食欲增加,上述症状逐渐好转,大便每日4次稀便,有少许黏液。上方干姜加至10g,加黄连6g,7剂。

四诊:2018年12月4日,自述头痛,头沉,血压160/80mmHg,胃胀,上方减枳壳加枳实12g、钩藤(后下)14g、泽泻18g、天麻12g。14剂。

五诊:2018年12月28日。头痛头沉缓解,血压120/80mmHg,自述服药以来未再出现心中憋闷。初诊诸症均恢复正常。上方研末为丸以善其后。

按:本案基本病机正如《金匮要略·胸痹心痛短气病脉证治》所讲"阳微阴弦",病人双寸脉沉细弱,重按无力,为"阳微"不足,推血无力,双关沉弦无力为痰浊、瘀血痹阻心阳,取瓜蒌薤白半夏汤宣痹通阳;理中汤补气、温中祛寒;小柴胡汤清少阳肝胆郁热;佐以野生金丝郁金、水蛭粉、香附理气化瘀消斑,治疗后诸症皆除。以丸药善后,巩固疗效。

人参分野生与栽培两种,野生者称"野山参",以年代久远者最佳,补力大,人工种植者称"园参"补力弱,又因加工不同而有生晒参,取其鲜参洗刷干净,晒干加工而成生晒参。笔者临证应用人参治疗各种疑难杂症,使用广泛,且多采用生晒参,因为本品不燥不热,多数病人易于接受。

冠心病乏力短气,胸憋闷疼痛,寸口脉沉而迟,关上小紧数,上虚下寒,寒乘阳位上迫胸阳,应用瓜蒌薤白白酒汤,加生晒参9~15g化裁,病人舌质黯,舌下脉络增粗色黯,加凌霄花15g活心血,活心包之血,定心痛。临床各种原因不明的低血压病人,用生晒参9~12g、五味子15g、葛根30g、北五加皮12g可以提高血压,症状改善明显。

案4.胸痹(冠心病)

刘某,女,66岁。该病人心前区憋闷,疼痛,心悸5年,近二十天加重,于2019年12月4日初诊。

病人患冠心病5年,经西药扩张冠状动脉血管对症治疗,时轻时重,近二十天因生气、劳累,胸憋闷,胸骨柄处疼痛,持续几分钟,口服速效救心丸可缓解,近几天疼痛连背部,伴有心悸肢冷,慕名欲余治疗。

刻下:胸闷憋气,胸胀,心中痞满,善太息,太息则缓解。胸骨柄处疼痛连及背部,伴有心悸、头痛,倦怠乏力,口干不苦,胃脘胀,两胁下逆抢心,大便每日一次成形。血压 160/100mmHg。脉沉弦有力,舌淡红,苔薄黄,舌下脉络增粗色黯。

四诊合参:证属胸痹气结,心包气郁,兼夹气虚,气滞血瘀。治以新绛汤、枳实薤白桂枝汤加减:枳实 12g,厚朴 15g,薤白 15g,瓜蒌皮 18g,瓜蒌仁 15g,凌霄花 12g,旋覆花 9g,葱白 4 节,北柴胡 12g,黄芩 9g,炙甘草 6g,桂枝 10g,天麻 15g,怀牛膝 30g,桑寄生 30g,生黄芪 15g,茯苓 15g。7 剂,免煎颗粒,一日二次。用葱白 4 节水煎 20 分钟冲上述颗粒,一日二次口服。

二诊:2019 年 12 月 11 日。自述药后胸闷憋气减轻,胃脘胀满好转,后背痛,上方加葛根 24g。7 剂,颗粒。

三诊:2019 年 12 月 18 日,自述后背疼痛减轻,头痛减轻,血压 140/90mmHg。自觉口干,眼干,上方加生地 12g。7 剂,颗粒。

四诊:2019 年 12 月 25 日。口干眼干减轻,胸闷,胸胀明显减轻。上方续服,7 剂,颗粒。

五诊:2020 年 1 月 2 日,自述因生气劳累后头痛头晕头沉,脉弦滑,舌苔薄白。血压 160/100mmHg。上方加泽泻 20g、白术 12g、钩藤(后下)24g、茺蔚子 30g。7 剂,颗粒。

六诊:2020 年 1 月 9 日。胸闷心悸减轻,头痛头晕好转,上方 7 剂,颗粒。

七诊:2020 年 1 月 15 日。头晕头沉减轻,未再头痛。因血脂、血糖偏高,上方加绞股蓝 10g、穿山龙 15g。7 剂,颗粒。

八诊:2020 年 1 月 22 日,自述胸憋闷,心中痞满,胸胀基本治愈,心悸乏力均得以明显改善,血压平稳,以丸药巩固治疗。

按:本案胸痹主症以胸闷憋气,心中痞满,胸胀,太息后则缓,胸骨柄处偶尔疼痛连及背部,肢冷,属于气结胸,上焦焦膜病,即手厥阴心包气郁。姚老常用旋覆花汤治疗早期冠心病疗效显著。该病人六经辨证病在厥阴,表现在手厥阴心包虚实寒热相兼,以心包气郁为主,又因气短形寒肢冷,胸痛兼有寒邪结胸,用枳实薤白桂枝汤通阳散结,以振阳气。

旋覆花汤是行气祛结的方剂,在《金匮要略·五脏风寒积聚病脉证并治》:"肝着,其人常欲蹈其胸上,先未苦时,但欲饮热,旋覆花汤主之。"组成为旋覆花、葱白、新绛三味,肝着,就是瘀滞,都是行气破结化瘀之药。新绛在市场买不到,用凌霄花代替,这是姚荷生先生最早发现的,凌霄花能散肝血,活心血,走心包之里,为定心痛首选药物;用葱白通胸阳,通心阳,疗效能提高一倍。

枳实薤白桂枝汤治疗胸痹心痛,主要功能是通阳散结、祛痰下气,其中瓜蒌实破结下气、祛痰,是指未成熟的瓜蒌实,而成熟的瓜蒌实主要功用为宽胸理气,而现在市场的瓜蒌均是成熟的瓜蒌,为了发挥未成熟瓜蒌实的功能,治疗胸痹心中痞,气结在胸,胸满,胁下逆抢心,临证用瓜蒌皮、瓜蒌仁、枳实三味药代替未成熟的瓜蒌实,疗效显著;方中枳实、厚朴行气畅中以消痞满;桂枝通阳,下气行瘀;薤白辛温,散结气,长于治胸痛;佐以柴胡、黄芩以解少阳郁热;天麻、怀牛膝、桑寄生、生黄芪、茯苓平肝,益气,利湿引血下行以降高血压。诸药合力对早期冠心病疗效显著。

十一、心悸

孙某,男,16 岁。周身疲乏无力,纳果,心悸,胸痛 1 月余,于 2018 年 4 月 28 日初诊。

病人母亲代述,病人 9 岁时,感冒后出现咽痛而痒,发热,心慌,经久不愈,经本地医院检查心肌酶、乳酸脱氢酶增高,诊断为病毒性心肌炎,经治疗症状消失。

本次就诊 1 月前因感受风寒,咳嗽,咽痛咽痒,胸闷,心慌,偶尔咳嗽黄痰,口干苦,周身乏力,食欲缺乏。2018 年 4 月 11 日检查心肌酶 199U/L(正常值 50~170U/L),肌酸肌酶 23U/L(正常 0~6U/L),心电图:一～二度房室传导阻滞,西医诊断为病毒性心肌炎,治疗半月余无效,欲以中医治疗。

刻下:胸闷,胸痛,心悸,咽痒,咳吐黄痰,扁桃体Ⅱ度肿大,纳果,大便一日 2 次溏便,舌淡红,苔薄白,左寸脉浮,关尺浮滑无力,右寸脉沉,关尺浮滑无力。根据症状及心肌酶检查诊断为病毒性心肌炎。

中医辨证:手太阴肺表证,足太阴脾虚寒。邪毒从咽部由表入里,表邪犯肺,手太阴肺风热表证,肺热邪陷三焦,三焦陷心包,脾失健运,心脾两虚。治以清热解毒,透表利咽,健脾益气。药用:金银花 15g,连翘 12g,薄荷 9g,桔梗 10g,牛蒡子 9g,蝉蜕 6g,柴胡 12g,黄芩 12g,鱼腥草 15g,清半夏 12g,生地 12g,五味子 6g,紫菀 9g,党参 15g,苍术 15g,干姜 6g,炙甘草 6g,砂仁 6g,厚朴 12g。7 剂,日一剂,分二次,水煎服。

二诊:5 月 4 日。服药后咽痒,咳吐黄痰均减轻,大便日 2 次稀便,上方加山药 12g,三仙各 10g,石菖蒲 12g,干姜加至 10g。上方 10 剂,日二次水煎服。

三诊:5 月 14 日,胸痛减轻,偶尔胸闷,心悸缓解,大便仍不成形。左脉浮脉已改善,关尺浮滑无力减轻。上方加郁金 12g,干姜加至 15g,减鱼腥草。5

剂,一日二次,水煎服。

四诊:5月19日。食欲增加,心下胀满已改善,大便日 1~2 次成形。上方减紫菀、秦艽。9 剂。

6月12日复查心肌酶、肌酸激酶恢复正常,临床治愈。

按:本案病人感受风热之邪,出现咽痛、发热。根据病原学特点及肌酶检查,临床出现胸闷、心慌、食欲缺乏、乏力等症状,诊断病毒性心肌炎。经过休学,西药应用激素、营养心肌细胞与代谢等治疗不见好转未愈,转为慢性病毒性心肌炎。

中医治病的第一原则是因势利导,首先,本案的病毒性心肌炎是由表而来,其次,风热表邪是该病的源头。由于手太阴风热表证治疗没有解表祛邪,从西医治疗病毒性心肌炎的角度,应用激素、营养心肌细胞等方法。结果使表邪陷里,加之激素可使体内聚湿生浊,使心肌炎迁延转为慢性病毒性心肌炎。只有透出表邪,采用辛凉解毒,使心肌得以安宁,所以我们治疗要"见病知源"。

中医对本病的认识,其一,是由于感受手太阴肺风热表证失治,"温邪上受,首先犯肺",温邪波及上焦焦膜,病人则胸闷,咽痛发热,咳吐黄痰。其二,病人伴有乏力,纳呆,心下胀满,便溏的症状,脾胃虚寒,脾失健运,生湿化痰,郁而化热。湿热之邪闭阻上焦焦膜,湿热煎熬成痰,内陷心包。所以治疗病毒性心肌炎,不能像西医应用营养心肌细胞与代谢药物治疗,因为有湿毒内犯,只有清热解毒透表,用金银花、连翘、薄荷、桔梗、牛蒡子,疏散宣透表邪用石菖蒲、蝉蜕。其三,三焦焦膜的气郁很容易内陷心包,症见胸闷,胸痛,胸胀甚至心悸,故以柴胡、黄芩、半夏疏利手少阳三焦气郁。宣畅胸中气郁用郁金、石菖蒲,使上焦焦膜湿热毒邪得以清除,再以补益心气、健脾益气、利湿之党参、苍术、干姜、炙甘草,使之气足血旺,心肌的气血得以滋养,故病毒性心肌炎症状改善,心肌酶恢复正常,临床治愈。

十二、瘾疹

案 1. 瘾疹(荨麻疹)

高某,女,69 岁,主诉全身瘙痒、风疹块 2 天,2015 年 2 月 3 日初诊。

病人于两天前因受凉,上半身及眼睑出现风疹块瘙痒,恶寒,无汗。前来中医诊治。

刻下:上半身可见散在斑块疹,突出皮肤,色红,伴恶寒,无汗,时而手心热,舌淡红,舌苔薄白,脉浮,二便正常,无口渴口苦、恶风,寐可。

四诊合参：证属太阳伤寒，营卫不和。治宜解表散寒，祛风止痒。方拟麻桂各半汤加荆芥、刺蒺藜化裁：炙麻黄6g，桂枝6g，杏仁6g，炙甘草6g，白芍12g，生姜10g，大枣4枚，荆芥穗10g，刺蒺藜10g，苍术12g，防风9g，蝉蜕6g，苦参15g。3剂，日1剂，水煎服。

二诊：病人自述服2剂后风疹块明显增多，瘙痒，疹块呈黯红色，手足心热，脉浮缓而数。病人第三剂未服即前来复诊，自述服药后身上微微出汗，身痒略轻，但风疹增多，面积扩大。仔细问了病人一些情况，笔者认为病症符合，治疗上方基础上加赤芍12g，地肤子20g。3剂。病人未再来复诊。

按：病人皮肤瘙痒而无汗，《伤寒论》23条"面色反有热色者，未欲解也，以其不能得小汗出，身必痒，宜桂枝麻黄各半汤。"病人不汗出，非桂枝不能解。邪气又微，故用麻黄汤变大剂为小剂，故麻桂各半汤加荆芥穗、刺蒺藜3剂，病人服后，身痒略轻，但风疹增多，面积扩大。上方基础上加赤芍、地肤子，病人未再来复诊，电话询问告知，初诊服药风疹块增多，是因为服药后外邪透出，所以疹块增多，也就说外邪表出来了。二诊药后汗出，外邪已透净，全身风疹块也就全消了，也未再出现瘙痒，服6剂而愈。

案2. 丘疹性荨麻疹（营分风热）

姜某，女，39岁，主诉以头颈、前胸丘疹，色鲜红伴有瘙痒，2015年9月1日初诊。

刻下：面色缘缘正赤，头颈、前胸散在鲜红色丘疹，瘙痒，面红，手足心热，无汗，发热，恶风，口渴不欲多饮，二便正常，寐可，舌红少苔，脉浮细数。

四诊合参：证属太阳、营分风热，治宜清营透表，祛风解毒止痒，方拟清营汤和麻桂各半汤加减化裁：金银花15g，连翘15g，生地12g，麦冬12g，升麻10g，玄参12g，竹叶6g，白芍10g，炙麻黄3g，炙甘草9g，防风12g，白鲜皮15g，路路通15g。3剂，日1剂，水煎服。

二诊：病人身上微微出汗，瘙痒减轻，皮肤丘疹面积扩大、成片，布于前胸及颈部，脉细数，舌红少苔。外邪已透，营分郁热未清，治以清热解毒、散瘀，加赤芍20g，丹皮12g，蝉蜕6g。5剂。水煎服。

三诊：服药后病人全身及前胸、颈部丘疹全部消退，已无瘙痒，面红、手足心热恢复正常，加桂枝用以合营。

按：本案风热之邪袭表入营，致营卫不和。热邪犯营：在体表组织，脸鲜红或嫣红，体表正赤。头项前胸散在鲜红色丘疹，瘙痒，面红，手足心热。该病人病机是风热之邪深入营分，热盛为火，"火者疹之根，疹者火之苗"。初诊宜清营解表,祛风解毒,拟以清营汤和麻桂各半汤加减,病人服 2 剂后身上微微出汗,瘙痒减轻,无恶风,皮肤丘疹扩大成片,布于胸颈部。外邪渐透,营分郁毒未清,加赤芍、丹皮清热解毒,散瘀。故营分热清疹退。

金银花、连翘、生地、麦冬、玄参、竹叶清营透热解表。炙麻黄、炙甘草、桂枝、白芍调和营卫,治以"面色反有热色者,未欲解也,以其不能得小汗出,身必痒,宜桂枝麻黄各半汤",赤芍、丹皮清热散瘀偏走孙络、浮络,清营分深部热毒。生地清热安营,蝉蜕透疹止痒,最后以桂枝合营。营清、疹退、痒消而愈。

案 3.瘾疹(慢性荨麻疹)

尹某,女,85 岁。主诉全身风疹块,瘙痒三个月,于 2019 年 9 月 12 日初诊。

病人感受风寒,全身起大小不等风疹块,奇痒三月余,曾经在承德、北京等三甲医院,经中西医治疗罔效,经病友介绍来我院门诊就诊。

刻下:全身上下肢、胸背见大小不等,成片风疹块,突出皮肤,干燥瘙痒,可见划破痕迹,大便干燥 2~3 天一次,呈球状,恶寒,无汗,口干、口渴,无口苦,舌淡红,苔薄白,脉沉弦有力。

四诊合参:证属太阳风寒表证、阳明风热燥表证,治以疏风散寒,解表止痒,兼以清阳明风热、通腑。药用:炙麻黄(先下)6g,桂枝 9g,荆芥穗 10g,炙甘草 9g,生白术 20g,厚朴 15g,枳实 12g,玄参 10g,生地 12g,蛇床子 15g,白鲜皮 12g,葛根(先下)20g,蝉蜕 9g,砂仁(后下)6g。7 剂,水煎服,日 1 剂,二次服,并嘱病人药后盖被取微汗。

二诊:2019 年 9 月 19 日。病人药后第三天电话告余,无诱因鼻出血,嘱病人继续服药,因血汗同源,利于透疹。7 剂后全身风疹块基本消退。瘙痒减轻,无恶寒,咳嗽少许黄痰,口苦心烦,上方减桂枝,加黄芩 10g,茯苓 15g。7 剂。

询诊:2019 年 9 月 27 日,病人应该复诊,电话询问,病人讲:"全身风疹块全部消退,基本不痒,仍有皮肤灼热,心烦",考虑风热之邪尚未透净,嘱病人再调方用药。

三诊:2019 年 12 月 22 日,病人停药二月余,电话告之,全身又见新起风疹块,色鲜红,瘙痒以腹部明显,口干口渴,口苦心烦,无汗,当时笔者在外地出差,询问症状后考虑太阳、阳明、少阳邪蕴肌肤。原方基础加柴胡 15g,黄芩 15g,赤芍 15g,丹皮 10g。3 剂。

四诊:2019 年 12 月 25 日,病人来复诊,症状改善,腹部风疹块基本消退,右上肢又见一小片新起米粒大小不等风疹,舌淡红,苔薄黄腻。上方加苦参 24g,浮萍 15g。4 剂。

五诊:2019年12月28日。全身风疹块减少,散在,病人身热口渴,心烦,脉弦滑有力,上方加生石膏40g,减荆芥穗、砂仁。5剂。

六诊:2020年1月2日。病人自述服12月25日的处方9剂,症状改善明显,右上肢小片新起米粒大风疹及全身风疹块已消退,瘙痒大减。随证加减巩固服药半月痊愈。

按:我治疗了很多经西医治疗不愈的急慢性荨麻疹,治疗思路是从表证入手。《湿热病篇》:"阳明之表,肌肉也,胸中也",荨麻疹表现在肌肤风疹块、瘙痒,可见风、湿、热、毒蕴结肌肤不得宣泄。再结合病人全身症状,经六经辨证从整体出发,结合个体脉证进行治疗,均能得以治愈。《伤寒论》23条:"面色反有热色者,未欲解也,以其不得小汗出,身必痒,宜桂枝麻黄各半汤。"中医通过解表发汗使邪毒外透,结合个人体质综合治疗,得以根治,不再复发。

本案病机为太阳风寒表证,阳明风热燥表证,任应秋先生认为荨麻疹是"寒水之气有余",故以寒宜温化,解表利湿为治疗原则。初诊采取辛温发汗解表,结合病症,清阳明燥热表邪,服中药7剂后,全身风疹块基本消退。二诊病人无诱因鼻出血,嘱咐病人继续服药,因血汗同源,利于透疹。疹消痒止。病人停药2月余,全身又见新起风疹块,色鲜红,瘙痒以腹部明显,自觉口苦心烦,舌苔薄黄腻,余邪未净,辨证为邪毒侵入少阳,表现口苦、烦热、两胁风疹块明显,上方加柴胡、黄芩、赤芍、浮萍,风疹块很快消退。五诊脉弦滑有力,口渴,身热,阳明热盛加生石膏,邪退病愈,巩固服药20天,追访至今未复发。

十三、结节性痒疹

姜某,女,21岁,主诉以满脸成片丘疹,色鲜红伴有瘙痒5年余,2015年4月11日初诊。

病人经朋友介绍从唐山来到承德治疗,病人满脸呈现大片融合丘疹、脓疱5年余,曾在北京各医院,经激素治疗后症状减轻,但是短时间又复发,而且病情加重,在天津某皮肤科医院诊断为激素依赖性皮炎。

刻下:脸部可见黄豆粒大小扁平丘疹,呈黯红色,部分呈结节,右眼角旁可见2cm×3cm大小隆起的脓疱,整个脸部皮损严重,可见抓痕,瘙痒,微恶寒,无汗,口干口苦,口水多,小腹冷,脉沉弦,舌黯红,舌水滑欲滴。

六经辨证:证属太阳、少阳风湿郁热表证兼营瘀,治以解表透营,清热解毒止痒。经验方:炙麻黄9g,金银花15g,连翘15g,竹叶6g,紫草12g,荆芥穗12g,刺蒺藜12g,忍冬藤30g,虎杖12g,全蝎3g,徐长卿15g,生地15g,丹参

20g,路路通15g,赤小豆15g,败酱草15g。3剂,每日一剂,日2次,水煎服。

外洗剂:生地榆15g,黄芪15g,金银花30g,公英30g,野菊花15g,黄柏10g,明矾6g。3剂,每日2~3次外敷。

二诊:病人自述口服2剂药后,微微汗出,皮损及丘疹明显减少,右眼角脓疱变浅变平,疼痛减轻。上方减徐长卿、竹叶,舌苔水滑加茯苓30g,苍术15g,利湿祛饮。4剂,继服。

三诊:皮损明显改善,脓疱消失,口水减少。上方加生薏米30g消肿排脓。

四诊:脸部仅剩下少许丘疹,病人很高兴,继续治疗一周后,上方制成丸药收功。

按:笔者治疗皮肤病如荨麻疹、神经性皮炎、银屑病等均从表证入手,结合六经论治,病因大多以寒、热、湿浊、瘀毒之邪为主。

该病人患激素依赖性顽固性皮炎,初诊微恶寒,无汗,风寒束表,小腹冷为虚寒证,脉沉弦,舌苔水滑,里有水湿。《素问·水热穴论》:"帝曰:人伤于寒而传为热,何也?岐伯曰:夫寒盛则生热也。"病人一派寒象,而就诊则表现脸部可见黯红色丘疹,脓疱,一派营热证象,是因表寒郁闭肌肤,表邪传里化热,长期应用激素,造成湿毒内陷,邪入营分,营分瘀热,则脸部可见大片丘疹、脓疱,脓疱黯红色,瘀热不得宣发,邪入少阳则口苦咽干,治疗以辛温透表,清营分瘀热,宣上焦肺气,通利三焦水道。药以炙麻黄、荆芥穗解表;金银花、连翘、竹叶、紫草、刺蒺藜、忍冬藤清营分郁热;虎杖、生地、丹参、路路通、赤小豆、败酱草清热解毒止痒;生薏米消肿排脓;茯苓、苍术健脾利湿、祛饮,证机契合,药证相应,顽固性皮炎而愈。

十四、痛风

刘某,男,79岁,主诉双下肢足背红肿热痛十余天,于2015年8月25日初诊。

病人十天前,双下肢踝部关节及足背红肿热痛,夜间加重,难以入眠,既往有风湿病史及痛风病史,本次发作较重,疼痛难以忍受,经西药治疗罔效。欲以中医治疗。

刻下:双下肢足背、踝关节明显红肿热痛,活动加剧,难以入眠,大便秘结4~5日一行,口不渴,不欲饮水,口臭,口干,略苦,饮食尚可,小便黄少,脉沉弦数,舌红苔黄腻厚。

四诊合参:证属湿热痹证,夹湿夹瘀。治宜清热泄浊兼以化瘀,方拟《医学入门》加味苍柏散化裁:苍术20g,黄柏20g,白术15g,生地12g,知母12g,

赤芍 15g,黄芩 15g,川牛膝 15g,生甘草 6g,木通 9g,防己 20g,制大黄 6g,木瓜 12g,槟榔 12g,桃仁 15g,红花 15g,草果 9g,连翘 15g,没药 15g,生薏仁 50g,土茯苓 40g。4 剂,每日 1 剂,水煎服。

二诊:病人服 2 剂后下肢足背红肿减轻,疼痛也明显好转,舌苔黄腻减轻,服完 4 剂诸症均有好转,自觉口干口苦,上方加柴胡 24g 泻胆经郁热、泽泻 30g 渗湿泄热、萆薢 15g 利湿祛浊除痹,继服 5 剂。

三诊:足踝部第 1、2 指肿消,下肢减轻,大便一日一次,上方减生地、槟榔、木瓜、连翘。土茯苓加至 50g,生薏仁加至 60g,二味药加重利湿作用,忍冬藤 30g 清热解毒通络,继续服 7 剂。

四诊:双下肢足趾、足背红肿基本消失,夜间能安然睡眠,活动后疼痛消失,随证治疗 27 天而愈。

按:西医认为痛风是由于嘌呤代谢紊乱所致,临床以血、尿酸增高,关节反复发作红肿热痛为主要表现,中医属于热痹范畴。

《医学入门》加味苍柏散,原方治疗脚气。《医宗金鉴·杂病心法要诀》:"内有湿热,外感风寒,相合为病。故往来寒热,状类伤寒。两脚腿痛肿热如火者,是火盛也。不肿不热而痛者,是寒盛也,名曰干脚气。"

该患双下肢红肿热痛属于实热,裴永清教授认为痛风病人无虚证,不要用补法治疗。病人局部红属热,肿属湿,痛属瘀,湿热兼瘀,阻滞下焦。治疗以清热泄浊为主,兼以化瘀,除湿热,通瘀滞,则痹证消,肿痛可除,病则愈。

十五、胃脘痛

关某,女,75 岁。主诉胃脘部胀满,气短,心口灼热 1 年余,2015 年 11 月 26 日初诊。

病人慢性糜烂性胃炎,反流性食管炎一年多,经常胃脘部胀满不舒,气短乏力,食管下部灼热感。一年前在某医院中西医治疗罔效,经本人治疗后,胃部不适、胀满不舒均缓解,而食管下部灼热无缓解,以后经多方医治仍无寸效,又欲余治疗。

刻下:食管下部灼热感,口干苦,心中懊恼、不安,寐差,饥不欲食,大便日一次,溏便,小便清。口渴,喜热饮,脉寸沉、关弦。舌质淡红有裂纹少苔。

四诊合参:证属少阳、太阴合病。少阳枢机不利,郁热伤阴。太阴脾胃虚寒,肝郁犯脾。治宜健脾益气,疏肝滋阴清热。方拟小柴胡汤、栀子豉汤、吴茱萸汤加花粉、生地、沙参化裁:柴胡 20g,姜半夏 9g,党参 15g,沙参 12g,炙甘草

12g,炒栀子 12g,淡豆豉 10g,生地 10g,天花粉 12g,黄连 12g,吴茱萸 3g,厚朴 15g,枳实 15g,砂仁 6g,麦冬 15g。5 剂,每日 1 剂,水煎分两次服。

二诊:病人口苦略改善,其他症状无变化,尤其胃灼热加重。病人讲我这胃灼热太难受了,影响我的饮食、生活等,我已经慕名找了很多医生,治疗仍无效果,今天就信任你了。我查阅了很多治疗脾胃病资料,无非就是脾胃虚寒,肝脾不和,气阴两虚,气滞,血瘀,郁而化热等。这些方面论治不效,这时想到病人素体脾虚,寒热夹杂,胃脘灼热的上热,便溏的下寒,于是从寒热辨证为厥阴病,上热下寒,寒郁化热。治宜辛开苦降,清上温下,佐以滋阴。方拟:乌梅 9g,炮姜 6g,黄连 12g,党参 15g,柴胡 15g,炒栀子 9g,淡豆豉 10g,沙参 12g,白芍 20g,砂仁 6g,麦冬 15g,生黄芪 20g,黄芩 10g,甘草 12g。3 剂,每日 1 剂,水煎分 2 次服。

三诊:病人反馈说,“一年多来,服用这 3 剂感觉最有效”。胃灼热明显减轻,口干舌燥好转,有食欲了,脉寸沉好转,关弦滑,舌红偏淡少苔。上方加山药 15g、白术 15g 治疗阴虚火旺的便溏。3 剂。

四诊:病人感受全身都舒服,乏力缓解,食欲增加,随证加减治疗 19 剂而愈。

按:病人年事已高,素体脾胃虚寒,以胃部灼热为最痛苦,久治无效。表现胃灼热、口苦,舌淡红少苔裂纹,很容易辨为脾虚郁而化热伤阴。首诊辨为少阳、太阴合病,虽然症状好转,辨证无误但无效,说明还是辨证不准,重新审视,《伤寒论》326 条:“厥阴之为病,消渴,气上撞心,心中疼热,饥而不欲食,食则吐蛔,下之利不止。”病人上热,下寒,乘虚向上撞,则心中痛而热,脾胃虚寒,生化不足,气血虚、津液不足则渴而引水自救。人阳气布于胸中,下边寒气往上,上边热不得下布,则食管下灼热,饥不欲食。正符合寒饮化热、上热下寒,乌梅丸治之。

反流性食管炎,西医多因进食过多,食管下段括约肌松弛,或胃酸分泌过多,引起食物反流而感胃灼热。在二诊审视辨证厥阴病基础上,加入黄芪、白芍、甘草减轻括约肌痉挛,并嘱病人少食多餐,取得疗效。

《伤寒论》76 条:“……虚烦不得眠,若剧者,必反复颠倒,心中懊憹,栀子豉汤主之;若少气者,栀子甘草豉汤主之。”病人以食管下段反复灼热不愈,长期不愈影响病人饮食、情志、睡眠,则表现心中懊憹、失眠,且食管下段灼热、窒塞感,伴少气,治以栀子豉汤合乌梅丸加减,取得满意疗效。

十六、痞满

案 1. 痞满(浅表性胃炎)

王某,男,50 岁。主诉以口臭、胃脘部不适 1 月余。2015 年 11 月 27 日初诊。

病人一月前胃脘部不适,胀满不舒,伴肠鸣,曾胃镜检查诊断为浅表性胃炎,经西药对症治疗无效,近十余天口中出气臭秽,影响社交,异常痛苦,经中药治疗十余天无效。现病情加重,经朋友介绍欲余治疗。

刻下:口气异常臭秽,口干口苦,心烦,肠鸣,大便每日 3 次,溏便,小便黄少。饮食佳,舌淡红,体胖,舌苔根黄腻,脉弦滑。

四诊合参:证属少阳、厥阴病合病兼湿热。中虚脾胃升降失常,上热下寒、寒热错杂,互结中焦,少阳枢机不利,化热生湿。治以清上温下,辛开苦降,方拟小柴胡汤、生姜泻心汤加减:姜半夏 20g,干姜 9g,黄芩 15g,黄连 9g,生甘草 15g,白芍 9g,柴胡 24g,佛手 15g,藿香 15g,佩兰 15g,生晒参(先下)6g,香附 15g,茯苓 20g,厚朴 15g,枳实 12g,砂仁 6g,生姜 18g,大枣 12g。6 剂,每日 1 剂,水煎分 2 次服。

二诊:自述服药后口臭、肠鸣明显减轻。基本恢复正常,大便日 1 次已成形,口苦、心烦均好转,舌苔薄黄,脉弦缓。上方加白豆蔻 6g,苍术 15g,继服 7 剂,诸症痊愈。

按:本案既往脾胃虚弱,治疗失当,损伤脾阳,阳虚生寒,寒饮湿浊内生,加上少阳邪热乘虚而入,寒热水火之邪互结心下,阻塞中焦气机则痞满。

其病机是中虚水饮郁滞而化热,少阳枢机不利,故用生姜泻心汤,和胃、祛湿、消痞,清热化浊,重用生姜,《神农本草经》:"肠澼,下利,生者尤良",合用生姜治中焦水湿热互结。合用小柴胡汤辛开苦降,疏通中焦,再加人参、生姜、大枣,安中养胃,扶正祛邪。该患以口臭最为痛苦就诊,方剂祛邪清热化浊,药味、药量重于养胃安中,则病人口臭很快病愈,再以善后,健脾和胃。

案 2. 虚痞(慢性结肠炎)

赵某,男,63 岁。主诉慢性泄泻三年。于 2011 年 3 月 7 日初诊。

病人近半个月感受寒凉,症状加重,大便稀溏,带有少许黏液便,一日十余次,腹中胀满不舒,四肢发凉,腰膝酸软,曾经口服理中汤加黄连、木香,服用 3 剂后,病情加重,出现恶心、呕吐数次,全身疲乏无力,遍身汗出,口渴,大便常规正常。

刻下:腹满不舒,腹泻吐利三年,发作频繁伴有肢厥,恶寒,舌淡红,苔薄白,脉微。

证属脾阳虚衰,命门不暖,阴阳将脱,治以扶阳复阴,阴阳同救,方以张景岳六味回阳饮加减:人参 12g,制附子 9g(先煎),炙甘草 6g,干姜 9g,熟地 10g,白术 12g,生黄芪 20g,茯苓 12g,乌药 9g。4 剂,水煎服。每剂分 3 次服。

二诊:病人服 4 剂后,吐利止,手足温,汗敛,精神好转,自觉周身有力。原方服至 7 剂获愈。

按:《伤寒论》149 条曰:"但满而不痛者,此为痞。"痞即闭塞不通,心下(胃脘部)有堵塞不适之感。《景岳全书·痞满》:"痞者,痞塞不开之谓。满者,胀满不行之谓,盖满则近胀,而痞则不必胀也。所以痞满一证,大有疑辨,则在虚实二字。""凡有邪有滞而痞者,实痞也。无物无滞而痞者,虚痞也。有胀有痛而满者,实满也。无胀无痛而满者,虚满也。实痞实满者,可散可消。虚痞虚满者,非大加温剂不可,此而错用,多致误人。"笔者临证采用六味回阳饮加味治疗虚痞,取得了显著疗效。

脾虚不运而痞塞不开,虚痞证型临床多见,不得其因,妄用消耗而致胃气日损,变证百出,治宜温补。此案脾肾兼寒,命门不暖,则中焦不化,便溏,畏寒,腹满不舒,恶寒,脉微而利,阳虚阴盛也,吐利频作,阴津大量外泄,亡阳脱液,证候凶险,故以四逆汤回阳固脱,加人参益气生津。

六味回阳饮是由《伤寒论》四逆汤加人参演化而来,其功能回阳复阴,主治阴阳将脱之候。本案应用张景岳六味回阳饮加减:人参既补阴又补阳,人参与附子同用,温肾回阳,益气固脱;干姜配甘草,干姜辛热助阳,甘草补中缓急止痛,两者合用辛甘化阳,既能复中焦阳气,又能缓急止痛;熟地滋肾水,补益真阴,因泄泻减当归,加茯苓利水渗湿止泄泻,加白术健脾益气,加乌药行气散寒止痛,加生黄芪益气固表止泻。阳回阴复,则阴阳欲脱可救,病人转安,症除病愈。

十七、留饮

赵某某,女,80 岁。主诉背部寒凉三年,2018 年 6 月就诊。病人背部寒凉,经常有冒风下雨的感觉,由于寒冷,三伏天还要穿羊毛衫及毛裤,曾多方治疗无效。

刻下:背部寒凉,胃脘喜温喜按,气短,腰背疼痛,脉沉弱,舌淡紫,苔薄白。

证属脾肾阳气虚馁,气虚血瘀,为留饮停滞背部之证。治以温阳益气,祛寒活血之法,自拟经验方:制附子 9g(先下),干姜 12g,黄芪 20g,丁香 9g,葛根 15g,羌活 9g,白术 15g,鸡血藤 15g,细辛 9g,鹿角胶 15g(烊化),炒杜仲 15g,炙甘草 9g。3 剂,水煎服,日 1 剂,分 2 次口服。

二诊:自诉服 1 剂后,背部寒凉冒风的感觉明显减轻,过去服药从来没有这样的效果,继服上方 7 剂,每日 1 剂,水煎分 2 次服。

三诊:自述服完 10 剂后,背部寒凉症状完全消失,数载之疾得以痊愈。

按：本案因阳气不能蒸化而内停，饮邪停留背部，证属脾肾阳气虚，气虚血瘀之象，治以温阳益气，祛寒活血之法，临证应用温阳祛寒活血法自拟经验方治疗留饮，疗效显著。方中附子、干姜为君；丁香辛温，温肾助阳；葛根解肌舒筋；羌活以疏导血气为用，通行脉络，能直上顶巅，横行支臂，以尽其搜风通痹之职；皂角刺辛散温通，直达病所，以上四味为臣药。鸡血藤活血通络，补血舒筋；地鳖虫逐瘀破积，通络理伤；鹿角胶益阳补肾，强精活血，通督脉，共为佐药。甘草主五脏六腑寒热邪气，强筋骨长肌肉，强力解毒，调和诸药，为使药。

十八、积聚

案1. 积聚（浅表性胃炎）

刘某，女，49岁。主诉上腹部硬满、起包，伴有嗳气2年余，于2019年10月23日初诊。

病人2年前，因过食生冷，自觉上腹部胀满不舒，嗳气，经中医对症治疗好转，尔后又因生气病情加重，剑突下顶胀、硬满，并触及鸭蛋大包块，痛无定处，聚散无常，边缘圆钝而软，经胃镜检查诊断为浅表性胃炎伴糜烂，除外肿瘤。病人四处求治均无好转。

刻下：心下硬满疼痛，伴有顶胀感，并触及5cm×6cm包块，时聚时散，伴有灼热，反酸，精神委靡，四肢厥冷，喜热饮，口干而烦，胸满，头晕头沉，腰膝酸软，大便偏溏，一日二次，舌黯，苔白腻，舌下脉络增粗色黯，脉寸取偏浮，关尺沉细无力。

四诊合参：证属少阳枢机不利，寒凝气滞，饮停少阴之表，水火结于中焦焦膜，治以调达气机，温散化饮，佐以清热。方拟桂枝去芍药加麻黄细辛附子汤化裁：桂枝10g，生姜15g，大枣12g，细辛9g，制附子（先下）15g，炙麻黄4g，厚朴15g，枳实15g，柴胡15g，黄连12g，生地12g，苍术15g。7剂。一日二次，水煎服。

二诊：2019年10月30日。病人自述服中药2剂后，上腹部顶胀感减轻，排气较多，心下包块消失，仍心烦，头沉，上腹部喜温喜按，乏力。上方加生晒参（先下）5g，川椒4g，乌梅6g，黄柏3g。7剂，水煎服。

询诊：病人应该于11月9日复诊，电话询问病情，病人讲吃完14剂药后，上腹部包块未再起，以往2年中每2~3天就能触及包块，很规律，这次服药后未再触及包块，上述症状基本缓解。随访至2020年7月11日未再复。

按：积聚是腹内结块，或痛或胀的病症。积属有形，包块固定不移，痛有定处，病在血分，是为脏病；聚属无形，包块聚散无常，痛无定处，病在气分，是为腑病。

本案上腹部触及鸭蛋大包块,时聚时散,2年未愈,属中医积聚"聚"的范畴。《金匮要略·水气病脉证并治》曰:"气分,心下坚大如盘,边如旋杯,水饮所作,桂枝去芍药加麻辛附子汤主之。"

病人临症表现,上实下虚,口干而烦,四肢厥冷,心下灼热,胸满,脉寸浮关沉细,水火结于中焦焦膜。治疗从桂枝去芍药加麻辛附子汤方分析,这是两个方的合方,一个是桂枝去芍药汤,是治疗气上冲,胸满,嗳气。桂枝治气上冲,芍药有碍桂枝发挥作用,故去芍药。麻黄附子细辛汤是治少阴寒水之气而解表。二方合用,治疗气分水饮所致的"心下坚大如盘,边如旋杯"。

水火结于中焦焦膜加入黄连、川椒、黄柏,寒热并用,使得上腹部持续2年不消的包块,14剂中药而愈。

案2.积聚胁痛(慢性乙型肝炎、肝硬化、脾功能亢进)

刘某,女,50岁。主诉以肝区疼痛,乏力五年,近一月加重,2010年12月1日初诊。

病人因劳累、生气,肝区疼痛,乏力,经常胃胀,胃灼热,眼干,口干,寐差,患乙肝病史五年。胃镜诊断:胃窦部糜烂性胃炎。肝脏超声诊断结果:慢性乙型肝炎,弥漫性病变,肝硬化癌变待除外。肝脏CT报告:肝脏弥漫性病变(轻度),肝左叶囊肿,胆囊增大,脾大7cm。

经抗乙肝病毒,口服恩替卡韦片,保肝对症治疗一年余,症状无改善,从黑龙江省梧桐河农场前来求治。

刻下:两胁及胃脘胀满疼痛,灼热吞酸,嗳气,纳呆,恶心,便溏,消瘦,乏力,两胁疼痛有定处,面色晦黯,舌紫苔薄白,脉沉弦。西医诊断:慢性乙型肝炎(活动期),肝硬化,脾功能亢进(除外肝肿瘤)。

四诊合参:证属肝郁脾虚,气虚血瘀,湿热疫毒隐伏血分。治以疏肝健脾和胃,佐以理气活血,清利湿毒。拟以经验方:炙黄芪20g,当归15g,白芍15g,柴胡12g,黄芩12g,党参15g,郁金15g,白术15g,丹参15g,五味子9g,香附15g,厚朴10g,生地15g,川断15g,茵陈15g,炒杜仲15g,佛手12g,苏梗12g,酸枣仁15g,柏子仁15g,炙甘草9g。7剂,每日1剂,水煎分2次服。

二诊:服药后自觉全身乏力减轻,食欲增加,眼睛干涩,肝区胀闷。上方加川楝子9g,山茱萸15g。14剂,继服。

三诊:服上方21剂,全身症状明显改善,时而有胃胀,肝区间断胀痛,上方加夜交藤20g,砂仁6g。10剂,继服。

四诊：自述全身无不舒服感觉，眼睛干涩减轻，胃胀缓解，肝区偶有不适，舌偏黯，脉弦涩，一般状态改善后，针对慢性乙型肝炎（活动期）、肝硬化治以疏肝健脾，软坚散结通络，清利隐伏血分疫毒湿热。方药：炙黄芪 24g，当归 15g，白芍 15g，柴胡 12g，生晒参 10g，郁金 12g，萆薢 15g，楮实子 15g，丹参 15g，生地 15g，鳖甲（先下）15g，茵陈 15g，败酱草 15g，山茱萸 15g，砂仁 6g，三棱 10g，莪术 10g，女贞子 12g，生牡蛎（先下）20g。随证加减治疗三月。

2011 年 3 月 31 日彩超结果：肝脏切面内径形态正常，轮廓规整，表面光滑，实质光点弥漫性增粗，回声欠均匀，未见明显异常光团回声，肝内管腔结构显示清晰，门静脉内径约 12.5mm，胆囊壁欠光滑，胆汁透声佳，未见明显异常光团回声，胰腺内径形态正常，脾脏厚度正常范围，内回声均匀。病人症状及辅助检查明显改善接近正常。精神状态好，上方加减巩固治疗 5 个月，临床治愈。

按：本案因肝郁气滞，脾失健运，气血失调，机体抗病能力降低，则湿热疫毒由血及气，以致枢机阻遏伤及中州，壅滞肝胆则发病，湿热浸淫中焦，胃脘胀满，湿热疫毒隐伏血分，深浸胶固，困脾日久，正气不行，湿气不化，湿浊顽痰凝聚胶结，气虚血瘀，与痰湿蕴结，阻滞血络则成痞块（脾大），气虚血瘀为肝硬化之本，而湿毒热邪积留血分为标。治以标本兼治，先以疏肝健脾益气，佐以清利湿毒，活血通络，软坚散结。

该病人治疗分两个阶段，初诊因全身倦怠，肝区疼痛，食纳、寐差，血液胎甲球蛋白、癌胚抗原增高，治疗一年余无效，经笔者治以疏肝健脾佐以清热利湿，口服中药 21 剂，全身状态明显改善，病人建立治疗信心。第二阶段重点治疗慢性乙型肝炎（活动期）、肝硬化，首先采取健脾益气养血，软坚散结通络，清利隐伏血分疫毒湿热，用生晒参、黄芪、当归、白芍健脾益气养血；生地、山茱萸、当归、白芍是笔者治疗肝硬化最常用养血柔肝之品，气足以行血，加三棱、莪术、郁金，祛瘀通脉，再加入鳖甲、生牡蛎软坚散结，使痞块缩小，脾脏恢复功能，抓住气虚血滞实质，提升抗病能力。然后针对余邪羁留，疫毒湿热采用草薢、败酱草、茵陈去邪之品。

十九、痹证

吴某，女，64 岁，主诉右上肢麻木疼痛，活动加重十余天，2015 年 11 月 24 日初诊。

病人半月前无明显诱因，右上肢麻木，活动后疼痛明显加重，转头时头晕，半年前因长期在电脑前工作，疼痛加重，曾住院治疗，静脉滴注甘露醇，应用各种物理方法治疗,缓解后出院。出院后经常复发,本次发作较重,予以中医治疗。

刻下:右上肢疼痛麻木,前额痛,身痛,背冷,发热,无汗,转头后头晕症状加重,尿少。大便日2次,排便黏腻不爽,口干口苦,舌胖,质黯,苔薄白,脉沉细。

四诊合参:证属少阴伤寒表证、阳明风寒表证合病,治以温经散寒,发汗解表,生津舒经佐以活络止痛。方拟麻黄细辛附子汤、葛根汤加减:炙麻黄(先下)6g,羌活15g,细辛12g,制附子(先下)15g,桂枝15g,白芍20g,炙甘草15g,生姜12g,大枣4枚,葛根(先下)60g,秦艽15g,鹿衔草15g,鸡血藤15g,威灵仙12g,蜂房9g,麦冬20g,穿山龙15g。3剂,日1剂,水煎服,分2次服。

二诊:自诉汗出,身痛,右上肢麻木疼痛均减轻,上方加苍术15g。4剂,日1剂,继服。

三诊:背冷减轻,发热改善。大便通畅,上方减麻黄,加木瓜12g,老鹳草25g。7剂,日1剂,继服。

药毕诸症悉除,追踪一年未复发。

按:该病人久病,素体虚弱,少阴伤寒表证失治,风寒邪气客于少阴,则背冷,脉沉细。邪客阳明之表则前额痛,项背拘急不舒。太阳经输不利则发热、头痛、无汗。《伤寒论》301条:"少阴病,始得之,反发热,脉沉者,麻黄附子细辛汤主之。"麻黄附子细辛汤重在温经扶阳,主治少阴表证。附子助阳,鼓动阳气,助麻黄细辛通达内外,祛散风寒,合葛根汤解肌调和营卫,治前额、头项痛。《伤寒论》182条:"阳明病外证云何?答曰,身热自汗出,不恶寒反恶热也。"病人外感风寒未解,侵入阳明之表,表现为前额痛或头眩。

二十、脱疽

贺某,男,41岁。病人右足大趾发凉,苍白,继而变黑,疼痛难忍两年。于2020年6月23日初诊。

该患两年前,无明显出现右足大趾局部红肿,伴有口干口苦、心烦,继而疼痛局部黯红溃破,又因受寒湿自觉右下肢足背发凉,怕冷,苍白,麻木,以右大趾显著,累及二趾。逐渐出现疼痛,足大趾从指甲往上3cm处由红变黑,指甲半脱落。夜间疼痛难以入眠。不思饮食,形寒肢冷,腰膝酸软,欲寻中医治疗。

刻下:面色晦黯,口唇发青,右足大趾喜暖怕冷,麻木,足二趾较轻,伴有间歇性跛行,稍歇痛减,近半年足大趾疼痛加重,夜间尤显,足背动脉搏动明显减弱,舌面可见瘀斑,舌下脉络增粗色黯,脉沉弦有力,倦怠乏力,纳呆,大便每日

2次,溏散,口干口苦,心烦,形寒肢冷,腰膝酸软。

四诊合参:证属脾肾阳虚为本,寒湿外袭为标,气血凝滞,经脉阻塞。中医治以健脾益气,温阳散寒,活血通络。自拟经验方:生晒参6g,苍术15g,干姜10g,炙甘草6g,柴胡15g,黄芩15g,厚朴15g,枳实15g,川芎12g,制附子(先煎)15g,桂枝12g,细辛9g,三棱12g,莪术12g,当归10g,木通10g。4剂,水煎,早晚2次服。并嘱病人第三煎药汁泡脚,禁忌吸烟。

二诊:2020年6月27日,自述口干口苦减轻,大便每日1次,较前成形,右足背冷。上方柴胡减至12g,黄芩减至10g,制附子加至20g,7剂,水煎服。

三诊:2020年7月4日。自述右足趾疼痛明显缓解,怕冷减轻,大便每日2次成形。上方制附子加至24g,7剂。

四诊:2020年7月14日,自述右足大趾颜色逐渐由黑变淡红,指甲由过去半脱落长出新指甲,局部凉、疼痛明显改善。足背动脉搏动较前好转。舌瘀斑大小面积均减轻。大便每日1次成形。饮食增加。上方制附子继续增加至30g。10剂。

五诊:2020年7月28日。病人随着制附子不断增加,自觉右大趾变黑、发凉、疼痛症状均有明显改善,甚至走路也不痛了。

六诊:2020年8月1日,病人右大趾凉、痛、麻木均消失,加炙麻黄4g,使寒湿之邪外透,促进其早日病愈。7剂。

按:该病人脾肾阳气不足,感受寒湿,内不能荣养脏腑,外不能充养四肢。感受寒湿,寒主涩滞,湿阻气机则气血凝滞。经络阻塞,不通则痛。四肢气血不充,失于濡养则皮肉枯槁,坏死脱落,寒邪久蕴则郁而化热,患趾红肿溃脓,热邪伤阴,病久阴血亏虚,肢节失养,坏疽脱落。经中医健脾益气,清少阳郁热,用生晒参、苍术、干姜、炙甘草、柴胡、黄芩使局部红肿消退;局部发凉变黑,麻木疼痛应用温阳祛寒,活血通络化瘀,用制附子、桂枝、细辛、三棱、莪术、当归、川芎,病人局部发凉疼痛逐渐改善,局部由黑变淡红,指甲脱落长出新甲。本案中附子每次复诊均是递增5g,直至达到祛除寒邪为止,且防止毒副反应。病人右足脱疽由黑变淡红长出新甲,局部由冷转温,疼痛缓解免受截趾之苦,余甚欣慰。

二十一、颈椎病

王某,女,52岁。主诉肩背疼痛,酸楚,眩晕三年,加重一月余,以2018年7月初诊。

刻下:眩晕,头痛,腰膝酸软,肢冷,二便正常,舌淡红,苔薄白,脉沉弦,左脉沉细无力。

四诊合参:证属气血亏虚,肝肾不足,清窍失养,寒湿之邪乘虚而入,气血阻闭经络,不通则痛。治以补益气血,滋补肝肾,祛风通络,散寒止痛。笔者自拟补肾益气通络止痛方:熟地12g,杜仲15g,骨碎补12g,生黄芪24g,党参15g,甘草6g,葛根24g,升麻6g,蔓荆子12g,川芎12g,白芍15g,羌活9g,防风9g,伸筋草15g,细辛9g,土鳖虫6g,乌梢蛇12g,露蜂房6g。7剂,日1剂,分2次口服。

二诊:肩背疼痛,屈伸不利明显减轻,头晕,短乏力缓解。上方加桂枝、淫羊藿、鸡血藤、鹿衔草,葛根加至50g。7剂。

三诊:眩晕明显减轻,随证加减治疗28剂而愈。

按:方中黄芪、党参、甘草,甘温健脾益气,气足则血旺;葛根解肌、舒筋、解痉治腰背强痛,改善头痛头晕,合升麻、蔓荆子轻扬升散,生发阳气。川芎血中之气药,上行头目,下行血海,白芍敛阴合营,两药合用散敛并举,活血养血兼顾,上行脑髓。熟地、杜仲、骨碎补补益肝肾。风寒湿邪流连于足太阳膀胱经、足少阴肾经,则颈肩、上肢疼痛,病深日久营卫之行涩,皮肤不营,则麻木不仁。方中羌活,味辛、温,入膀胱经,肾经,《医学启源》:"羌活,治肢节疼痛,手足太阳本经风药也。"加川芎治足太阳、少阴头痛,透关利节又治风湿。李杲云:"凡脊痛颈强,不可回顾,腰似折,颈似拔者,乃手足太阳证,正当用防风。"伸筋草辛温,入肾经,祛风散寒,通经活络,除湿消肿。细辛味辛温,入肾经,功擅发散风寒,祛风止痛,治肩背及上肢疼痛、眩晕、耳鸣、头痛、头蒙症状。

叶桂对于痹久不愈者,有"久病入络"之说,倡用活血化瘀及虫类药物搜剔宣通络脉,方中用土鳖虫、乌梢蛇、露蜂房即是此意。

颈椎病经久不愈,正虚邪实,用祛风散寒,燥湿通络之法常难获效。此类病人多为气血亏虚、肾精亏损、瘀血入络,治以标本兼顾。方中佐加当归、淫羊藿、鸡血藤、鹿衔草,补肾养血祛风湿,更集中虫药,活血化瘀,搜邪通络,故使眩晕、痹痛二证改善,疗效显著。

二十二、面瘫

苏某,男,43岁,主诉以右侧口角㖞斜一周,2008年4月9日就诊。

病人自述睡觉中感受风寒,右侧面部不适,麻木逐渐加重,时而抽动,面部肌肉㖞斜,僵硬感,影响吃饭。经CT检查排除脑血管病,诊断面神经炎,欲中医治疗。

刻下:右侧口眼㖞斜,麻木,恶风,手足肢体活动正常,右侧口角轻度压痛,时而汗出,乏力,耳鸣,口不苦。无恶心,饮食二便正常,口角流涎,舌淡红,苔薄白,脉浮弦。查体:鼓腮漏风,闭目露白,皱眉,右侧额纹变浅。

四诊合参:证属脉络空虚,风邪入中(急性期),治以祛风通络,益气养血和营,佐以清热解毒。自拟经验方:白附子 10g,防风 10g,羌活 10g,生黄芪 30g,当归 12g,天麻 10g,白僵蚕 9g,地龙 9g,川芎 12g,全蝎 6g,蜈蚣 2 条,白芍 12g,刺蒺藜 12g,蒲公英 30g,山豆根 30g。4 剂,日 1 剂,水煎分 2 次服,并用药渣面部热敷。

二诊:病人自述服药后,眼睑露白减轻,上方加红花 10g,淫羊藿 12g。7 剂,日一剂,水煎服。

三诊:病人服完二诊的药后,自觉右口角㖞斜明显减轻,上方 7 剂,水煎服。

四诊:病人自述右侧面部麻木消失,右侧口角㖞斜恢复正常。

按:病人素体脾胃虚弱,正气不足,脉络空虚,卫外不固,风邪入中经络,气血痹阻,运行不畅,筋脉失于荣养,故见口角㖞斜。风邪外袭,营卫不和,则见恶风,汗出,肢体拘急。苔薄白,脉浮弦为表邪入中之征。证属脉络空虚,风邪入中经络(急性期),治以祛风通络,益气养血和营,清热解毒。方中防风、羌活解表祛风通络。生黄芪、当归、白芍益气养血活血,加白附子、全蝎、蜈蚣祛风痰通经络。地龙配白僵蚕,地龙通络止痉,白僵蚕祛风化痰,两者相配,用于风痰阻络,口眼㖞斜。刺蒺藜、天麻祛风明目,通络止痉。蒲公英、山豆根清热解毒。治疗面神经炎多年经验,急性期治以祛风通络,益气养血和营,注重清热解毒,重用蒲公英、板蓝根抗病毒。恢复期以益气养血,祛风通络,重用生黄芪,益气固表,表里兼顾。

二十三、腰痛

案 1. 腰痛(腰椎间盘突出症)

姜某,男,44 岁。主诉腰痛,活动受限一年余,加重半月余,2016 年 1 月 10 日初诊。

病人半月前,因劳动腰部扭伤,出现腰痛,活动受限,休息后无缓解,咳嗽、打喷嚏时腰痛加重,疼痛伴有足跟痛,并放射向下肢、足背,足外侧轻度麻木。经 CT 检查,确诊为腰椎间盘突出症,经西医各种疗法治疗罔效。慕名从黑龙江省齐齐哈尔市前来治疗。

刻下:右侧腰痛固定不移,活动受限,伴有同侧足跟痛及轻度麻木,汗出,恶风,无恶寒,口苦咽干,腰背发凉、酸痛。大便每日 2 次溏便,饮食、睡眠可,舌淡红偏黯,苔薄白,脉沉弦。

四诊合参:证属气滞血瘀,督脉阻塞,损伤腰脊,肾阳不足,风寒外袭。治以补肾壮督,活血通络止痛。自拟经验方:生熟地各 12g,炒杜仲 15g,枸杞子 15g,菟丝子 20g,桂枝 12g,白芍 15g,炙甘草 12g,当归 15g,制附子(先下)12g,干姜 6g,鸡血藤 20g,土鳖虫 6g,乌梢蛇 10g,露蜂房 6g,补骨脂 12g,细辛 12g,威灵仙 12g,葛根(先下)30g,三七粉(冲)5g,赤芍 12g,豨莶草 15g。7 剂,日 1 剂,水煎分 2 次服。

外敷:制川乌 10g,红花 30g,丹参 20g,乳香 20g,没药 20g,独叶草 10g,艾叶 10g,葛根 30g,鸡血藤 30g,淫羊藿 10g,延胡索 30g,炙甘草 15g,桑寄生 30g,寻骨风 30g,忍冬藤 30g,透骨草 40g,麝香 0.5g。用毛巾浸湿外敷腰椎患处每次 30 分钟,一日 2 次,每剂可用 2~3 天,温阳通痹,舒筋活血止痛。

二诊:病人服上方 7 剂,腰痛明显减轻,出汗减少,活动后无不适感,大便日 2 次,仍溏。上方干姜加至 9g,减生地,继服 5 剂。

三诊:服 12 剂,症状基本痊愈,腰痛完全缓解,足跟痛减轻,大便较前成形,舌淡红,原舌黯之象已消失,苔薄白,脉沉缓有力。上方加肉豆蔻 9g,14 剂。回黑龙江巩固治疗。

按:腰椎间盘后方纤维环和后纵韧带较薄弱,椎间盘除在胎儿时期外,无血管供应,缺乏血液供给营养,同时髓核弹性强、弹力大,损伤后修复能力较弱,而日常生活和劳动,特别是重体力劳动中,由于负重和脊柱运动,椎间盘长期反复受到来自各个方面的挤压、牵拉的扭转作用,因而也不断受到慢性劳损,容易发生萎缩、弹性减弱等退行性变化,继之使椎间隙变窄,周围韧带松弛,如果遭受挤压、扭转过大,或椎间盘纤维环本身有退行性变,就可使髓核冲破纤维环从裂隙中突出,引起神经根压迫。(陈贵廷,杨思澍. 实用中西医结合诊断治疗学 [M]. 北京:中国医药科技出版社,1991:1601-1602.)

腰椎间盘突出症,必须具备三种因素:①在病因作用下,髓核突出。②椎管容积变窄。③椎管内神经根代偿功能破坏,腰椎管对突出的髓核组织有相当大的容纳能力,如果突出的髓核将神经根推挤到后关节突、黄韧带等椎管的后、侧壁,神经根受到前后挤压作用,此时破坏了椎管、神经根的代偿机制,椎管内解剖结构发生变化,引起椎旁肌肉痉挛、牵拉或压迫神经根,表现为腰腿疼痛。(冯伟,冯天友,王书勤. 突出髓核对神经根挤压作用的临床意义 [J]. 中国骨伤,2008,21(1):17.)《素问·骨空论》曰:"督脉为病,脊强反折。"腰椎正是督脉循行部位,由肾主管,而督脉总督一身之阳。《景岳全书》曰:"腰为肾之府，肾与膀胱为表里，故在经则属太阳，在脏则属肾气，而又为冲任督带之要会……"肾阳亏衰，督脉运行不畅，督脉为阳脉之海，太阳经为诸阳之表，太阳之脉失濡养，感受风、寒、湿、热之邪，多夹杂侵袭于太阳经脉，其病机为肾阳亏虚，外邪滞留，痰瘀痹阻，根据骨痹之候，具有"久痛多瘀，久痛入络，久痛多虚，久必及肾"的特点，病人阳气先虚，病邪遂乘虚袭踞经隧，气血为邪所阻，壅滞经脉，深入骨骱，甚者痰瘀交阻，凝涩不通，故笔者对腰椎间盘突出症提出"补肾壮督、活血通络"为大法随症加减。另外，外用温阳通痹，舒筋活血止痛中药，通过外敷直接透入腰椎间盘，其中麝香、透骨草透发起到关键作用，内外兼治，疗效桴鼓之应，目前已治疗 400 多例，治愈率达 90%，获省市科技进步奖。

笔者随症加减用药：全身乏力加黄芪、党参。肾虚加川断、杜仲、怀牛膝。麻木加豨莶草、天麻、威灵仙。颈性头晕加葛根、鹿衔草、川芎、补骨脂。湿热痛加秦艽、寻骨风、忍冬藤、黄柏、川牛膝、苍术、薏苡仁。瘀血加泽兰、川牛膝、桃仁、红花。风热加黄芩、络石藤、忍冬藤。风湿加海桐皮、络石藤、秦艽。痰瘀互结加土鳖虫、水蛭、蜈蚣、白芥子。

案 2. 骨痹（腰椎间盘突出症，颈、腰椎骨质增生）

于某，79 岁。主诉右侧腰痛，下肢麻木 6 年，2018 年 3 月就诊。

患者右侧腰痛，下肢麻木 6 年，1 周前因扭伤后腰痛加重，活动受限，经针灸按摩无缓解，欲以中医治疗。

刻下：腰腿疼痛、麻木、乏力伴有间歇性跛行，活动受限，腰膝酸软，形寒肢冷，头晕耳鸣，舌淡紫，苔薄白，两尺脉沉细无力。CT 检查：颈、腰椎骨质增生，腰椎间盘突出，椎管严重狭窄。

四诊合参：证属肾气不足夹瘀、痹阻经络。治以滋补肝肾、活血通络。药用：熟地 15g，骨碎补 15g，淫羊藿 15g，威灵仙 15g，葛根 24g，老鹳草 20g，豨莶草 15g，炒杜仲 15g，补骨脂 12g，威灵仙 12g，细辛 9g，怀牛膝 20g，全蝎 6g，秦艽 12g，甘草 10g，蜈蚣 1 条，鸡血藤 15g。7 剂。

骨刺外用药：威灵仙 12g，木瓜 15g，乳香 15g，没药 15g，地鳖虫 12g，自然铜 20g，细辛 10g。用法：上药研末，用鸡蛋清调成糊状，加热，外敷病人颈、腰椎痛处，每次 30min，一日 2 次。

患者服药 4 剂后，麻木减轻，腰痛减轻，随症加减再予 7 剂，外敷继用。

经内服、外敷治疗 3 个月，患者腰腿疼痛、麻木明显改善，活动自如。CT检查：腰椎骨质增生、椎管变窄较前减轻。

按：颈、腰椎骨质增生，腰椎间盘突出症，属骨痹、腰痛范畴，腰痛多伴下肢疼痛麻木,活动受限,行走困难,是老年人的一种退行性病变。

《景岳全书》曰:"腰为肾之府……所以凡病腰痛者,多由真阴之不足,最宜以培补肾气为主。其有实邪而为腰痛者,亦不过十中之二三耳。"该患腰膝酸软,头晕耳鸣,腰腿疼痛、麻木、乏力,证属肝肾不足,痹阻经络。对于颈腰椎骨质增生、腰椎间盘突出症的治疗,首先要注重肾虚之内因,肾虚使局部气血不畅,导致椎体及纤维环退变,椎管内骨质增生,椎管狭窄,加之久坐弯腰工作,更增加了病变程度。其次,外因感受寒湿之邪,二者作用使纤维环弹性日渐减退,病变易发。肝主冲任,肾主骨生髓,治以滋补肝肾、活血通络止痛。熟地、补骨脂、续断、怀牛膝滋补肝肾,现代研究表明可改善骨质营养。腰椎骨刺,笔者多采用川断、骨碎补、威灵仙、怀牛膝治疗;颈椎骨刺多采用葛根治疗,可升阳活血,治疗眩晕。治疗麻木,笔者多用伸筋草、老鹳草、豨莶草、鸡血藤。威灵仙善行走窜,通经络。沉疴痼疾,久病入络,缠绵不去,反复发作,体内气血受阻,也会导致久病及肾,在滋补肝肾基础上加以活血通络,则血流通畅,气机升降有常,有助病体复健。

案中骨刺外用药来自名老中医何绍奇先生经验:威灵仙、木瓜、乳香、没药、地鳖虫、自然铜(加黄酒,用火烧红后)、细辛研末,外敷。实践表明,对骨代谢有促进作用,对骨质增生所致的疼痛及骨刺均有很好的治疗作用。

二十四、历节病

案1. 历节病(风湿性关节炎)

郭某,女,72岁。主诉全身关节疼痛,双下肢浮肿三月余,2015年1月5日初诊。

病人全身关节疼痛三年余,右膝关节疼痛较剧伴肿胀,活动受限,右膝关节经CT检查诊断半月板损伤,经保守治疗无效,于去年2月行置换半月板手术。术后右膝关节疼痛减轻,其他关节疼痛无改善,双下肢凹陷性水肿,左侧内外踝部疼痛,予以中医治疗。

刻下:周身关节疼痛,活动受限,身重,双下肢水肿,口干口苦,善太息,头晕,气短,乏力,无汗。大便每日3次呈糊状,舌淡红,苔白略厚,脉沉而弱。

四诊合参:证属风寒湿客少阴之表,太阴脾失健运,寒湿内停,为少阴、太阴合病兼水饮内停,治以温阳发汗解表,健脾利湿止痛。方拟桂枝芍药知母汤加减化裁:桂枝15g,白芍12g,炙甘草12g,知母9g,炙麻黄(先下)6g,生薏仁30g,黄芩12g,川断15g,炒杜仲20g,干姜9g,茯苓20g,细辛10g,独活12g,生姜 15g,制附子 12g。3 剂,每日 1 剂,水煎分 3 次服。

二诊:病人自述全身疼痛减轻,踝部肿胀痛减轻,大便较前成形,无口苦,上方加葛根(先下)30g,减黄芩、防风。4 剂,继服。

三诊:自述全身疼痛明显减轻,双下肢水肿消失,气短乏力改善,饮食增加,脉沉细有力。病人仅服 7 剂,双下肢水肿消退,全身疼痛明显减轻。

按:病人长期周身关节疼痛,双下肢水肿,腰酸膝软。正如《金匮要略·中风历节病脉证并治》曰:"寸口脉沉而弱,沉即主骨,弱即主筋,沉即为肾,弱即为肝。汗出入水中,如水伤心,历节黄汗出,故曰历节。"病人年老肝肾不足,诸关节筋骨弛缓不收,客气邪风易入关节,汗郁为湿,留于关节,就成为历节病。

《金匮要略·中风历节病脉证并治》曰:"诸肢节疼痛,身体尪羸,脚肿如脱,头眩短气,温温欲吐,桂枝芍药知母汤主之。"病人与中风历节病脉证相符,以下肢关节肿痛较重,活动受限。头晕、短气也是因脾失运化水湿,体内有湿有饮。治以温阳发汗解表、健脾利湿止痛,7 剂而愈。

案 2. 历节病(左髌骨半脱位)

邵某,女,31 岁。2017 年 11 月 17 日初诊。

患者自述无明显诱因,左膝关节走路受限,局部关节疼痛肿胀伴有形寒肢冷,经磁共振对左膝关节平扫诊断为髌骨半脱位,曾经治疗一月余无效。医生告诉病人只有手术才能治愈,病人拒绝手术,寻求中医治疗。

刻下:左膝关节屈伸不利,走路受限,局部明显肿胀,疼痛难忍。四肢厥冷,无汗,口干不欲饮,腰膝酸软,精神萎靡,大便日一次,舌质淡红,舌尖及舌左右各见 0.2cm 大小溃疡,舌苔水滑并有脱落,双手寸脉沉弱,关脉沉无力。

四诊合参:病人左膝关节屈伸不利,局部疼痛肿胀,结合脉证,相当于历节病,证属少阴,表里皆寒,以表为主。肝肾不足,风寒入侵伤及阳气,气化不利,水湿内停留于关节,筋脉失养。治以温经散寒利湿、补益肝肾、活血通络。方拟乌头汤、麻黄附子细辛汤、独活寄生汤化裁,药用:川乌 9g,制附子 15g,桂枝 9g,白芍 15g,生甘草 6g,细辛 9g,羌独活各 12g,桑寄生 12g,秦艽 15g,川芎 15g,炒杜仲 15g,怀牛膝 15g,炒薏苡仁 30g,露蜂房 9g,地鳖虫 9g,威灵仙 12g。4 剂,水煎,每日分 2 次口服。并嘱第三煎外敷患处。

二诊:服药后左膝关节疼痛明显减轻,局部肿胀好转,口腔溃疡缩小。上方加海风藤 20g。7 剂,服法同上。

三诊:病人连服 11 剂后,左膝关节活动受限明显缓解,疼痛肿胀减半,口腔溃疡痊愈。上方减生甘草加炙甘草 6g。7 剂。

病人随症加减治疗两个月,左膝关节活动自如,疼痛肿胀消失。左膝关节磁共振平扫:左关节骨关节面下,内侧半月板后角可见长 T2 信号影,前后交叉韧带完整,宽度与信号正常,侧副韧带完整、密度正常,关节周围软组织和图像中所见的血管结构无异常。关节半脱位治愈。

按:本案病人自述没有明显外伤史,而产生髌骨半脱位。《经》云"正气存内,邪不可干""邪之所凑,其气必虚"。该患髌骨半脱位,因为病人平素肝肾不足,韧带为筋,肝主筋,肾主骨,病人寸口脉沉而弱,《金匮要略·中风历节病脉证并治》有云:"寸口脉沉而弱,沉即主骨,弱即主筋,沉即为肾,弱即为肝……故曰历节。"病人肝肾不足,风寒之邪易侵入关节,虚实夹杂,寒伤阳,脾失健运,水湿内停则局部肿胀,瘀血阻络则疼痛屈伸不利。

病人表现左膝关节屈伸不利、疼痛肿胀,怎样和历节病的关节疼痛、屈伸不利区别呢?治疗有什么不同呢?

所谓历节病就是多发性的一种关节痛,周身关节无有不痛,虽然此案病人仅表现在左膝关节屈伸不利,疼痛肿胀,但是主要反应在关节部位,是筋与骨交界的部位,与肝肾关系密切。辨证为少阴病,内外皆寒以表为主兼以水湿内停、瘀血阻络。治以温经散寒、利湿,兼以补益肝肾、活血通络,病者获愈,得免手术之苦。

二十五、痤疮

案 1. 痤疮

苏某,女,18 岁。病人面颊部痤疮半年余,于 2010 年 6 月 12 日初诊。

病人面颊部痤疮半年余,反复发作,月经前较重,面颊部可见红肿结节,影响外观形象,心情焦虑烦躁,经多方治疗,中药以清热利湿、疏肝治疗不见好转,欲以中医治疗。

刻下:面颊部痤疮呈淡红色结节,疼痛时伴有瘙痒。口干不苦,怯寒,月经错后 10 天,色黑,有块,量多。月经前心烦,面颊部痤疮痒而肿痛,面色苍白,大便 1~2 天一次,溏散,小便清,舌淡红,苔薄白,脉沉细。

四诊合参:证属太阴病,阳虚寒凝,营分郁热,郁毒不得发泄。治以温阳散寒,清营分郁热,佐以疏肝利湿,方拟理中汤、仙方活命饮、四逆散加减:干姜9g,桂枝 10g,党参 15g,甘草 10g,白术 12g,柴胡 18g,黄芩 12g,金银花 15g,连翘 15g,皂角刺 12g,当归尾 12g,赤芍 12g,枳实 12g,白芍 15g,紫草 15g。7剂,每日 1 剂,水煎服。忌生冷,油腻,辛辣。

二诊:面部痤疮减少,痒痛减轻。服药第 5 天,月经来潮,第一天量多,血块减少,月经前烦躁减轻,大便每日 1~2 次,溏散略好转,腰酸,形寒肢冷。上方干姜加至 12g,加川断 15g,炒杜仲 15g,淫羊藿 12g,减紫草、金银花。7 剂,日 1 剂,继服。

三诊:面部痤疮皆消,已无心烦,大便每日 1~2 次,成形。气色红润,脉沉细好转而有力。

按:痤疮的病因病机,传统认为系素体阳盛,血热外蕴,气血瘀于肌肤。笔者治疗痤疮体会,急性初发的病人表现为肺经风热,或肝胃湿热,治以清热利湿、活血化瘀,宣发营分郁热疗效较好,但是,目前大部分病人病机是阳虚寒凝,卫阳郁遏,本案病人表现较为典型,年轻人多喜冷饮,穿衣露脐膝,工作紧张,长期熬夜,苦寒伐伤阳气致阳虚寒凝。"阳气者,烦劳则张",尤其晚上阳气应内敛,回归原位,阳气不能归位就会耗散。痤疮红肿、心烦认为是实热,其实,为阳火上乘的虚热较多。

本案病人月经每次错后十余天,量多有块,为寒凝,面色白,怯寒,便溏,小便清,脉沉细无力,均为脾胃虚寒,气血不足,郁而化热,相火偏盛,阴火上乘则痤疮红肿,痒痛心烦,改变传统认为素体阳盛,血热外蕴,经治以温阳散寒,健脾清热,服 14 剂诸病痊愈。

案 2. 痤疮、酒糟鼻

刘某,男,66 岁。主诉鼻部、面颊红肿,表面不平,痛、痒、流脓六年,近一个月加重,于 2016 年 9 月 26 日初诊。

病人六年前无明显诱因,出现颜面以鼻尖、鼻翼为主,其次面颊充血、红肿,反复发作,面部出现丘疹、囊肿,经西医对症治疗无明显疗效,一年前曾在北京某三甲医院中医治疗半月余无效,症状逐渐加重,鼻端肥大、红肿,整个鼻子如同乒乓球大肿物,表面高低不平,面部形成赘瘤状,脓疱中心发红及脓点,疼痛而瘙痒,严重影响个人生活,特来我院就诊。

刻下:鼻尖、鼻翼部红肿如球,色红紫,微硬,面部形成丘疹、脓疱,流黄色脓水,鼻尖形赘瘤状,口干喜冷饮,恶寒身热,多汗而烦,口微苦,大便日一次正常,尿黄,饮食正常,体胖,舌淡红,苔黄腻,脉浮滑,关兼弦且有力。

四诊合参:证属阳明风热湿毒表证兼营瘀、湿毒。风热客阳明,胃火熏肺,营分郁热,血凝初红久紫黑。治以清阳明风热湿毒,兼透营解表,利湿消肿止痒,经验方:生石膏(先下)50g,知母 6g,山药 15g,炙甘草 6g,柴胡 15g,黄芩 15g,生地 12g,丹皮 10g,赤芍 15g,金银花 15g,连翘 20g,丹参 20g,生苦杏仁

30g,败酱草 15g,赤小豆 15g,蚕沙 6g,青蒿 12g,土茯苓 30g,皂角刺 15g,葛根 (先下)30g。10 剂,一日一剂,2 次分服。

外洗方:忍冬藤 30g,虎杖 30g,全虫 10g,生地榆 30g,黄芩 30g,金银花 30g,公英 30g,野菊花 15g,黄柏 15g,明矾 10g。5 剂,水煎 40 分,外洗一日三 次,一剂外洗三天。

2016 年 10 月 5 日病人电话告之,服完 8 剂后,鼻子紫黑变紫红,鼻子消 肿四分之一,流脓减少,痒痛减轻,口渴减轻,汗出多。上方石膏加至 70g,减丹 皮。7 剂,一日一剂,三次分服。

二诊:2016 年 10 月 11 日。病人服中药 14 剂,自述鼻子肿大如球状明显 改善,鼻子脓点、黑点明显减少。鼻子明显干净了很多,口干口苦、口渴均减 轻,身热,食欲佳,头后部可触小疖肿,舌淡红,舌苔水滑。生石膏加至 80g,知 母加至 10g,葛根加至 40g,加黄连 12g,王不留行 15g,茯苓 30g。20 剂。水煎 服,每日一剂,2 次服。

外洗方:黄连 20g,黄芩 20g,生大黄 15g,忍冬藤 30g。5 剂,水煎 40 分, 一日三次。

三诊:2016 年 11 月 5 日。病人服中药 34 剂,鼻子肿大成球基本消退,局 部略红偏黯,脓点、黑点已完全消退,口不渴身不热,无心烦口苦,无汗出,大便 每日一次,先干后稀,右脉滑数已缓,左脉关滑、尺沉。上方生石膏减至 40g,减 柴胡、皂角刺,加升麻 9g,僵蚕 9g,20 剂,一日一剂,服法同前。

外敷方:黄连 20g,黄芩 30g,忍冬藤 30g,公英 20g,连翘 30g,牛蒡子 20g, 生大黄 15g。6 剂,共研面加米醋调成糊状,药面适量,外敷鼻部及面部,每次 外敷 1 小时后清水洗净,6 剂用至 1 月余。

病人电话反馈,共服 54 剂中药,外洗、外敷中药 11 剂。鼻子恢复如常,局 部略红,丘疹、疖肿、囊肿均已消失,身热多汗,口渴喜冷饮均已消失,饮食二便 正常,临床治愈。

嘱病人禁烟酒,忌辛辣、油腻食物。生活规律,避免精神紧张。

按:本案表现颜面红斑,毛细血管扩张,毛囊丘疹及脓疱。皮脂腺异常增 大,鼻端肥大呈黯红色或紫红色,形成鼻赘。此证生于鼻准头及鼻两边,由胃 火熏肺,更因风寒外束,血瘀凝积,故先红后紫,久变为黑。最为缠绵。治宜宣 肺开郁气,化滞血,缓缓取效。

病人特征表现为面、鼻部,红黯、紫,肿痒痛,面部体表化脓、丘疹、结节、囊 肿。病机为营分热、毒、湿、瘀。营分证应从表证认识,凡是发生在四肢九窍,体表症状,均可以从表证入手。热在营分,病人则面部、鼻部嫩红、丘疹。风寒外束,血瘀则鼻头逐由红变紫或黑。营分毒热则鼻部呈脓点、脓肿。湿犯营,鼻头肿大如球,持久不消,鼻部痒痛流脓。病人除了局部症状外,身热,汗出,口渴喜冷饮,脉沉弦为阳明经表证。《湿热论》曰:"阳明之表,肌肉也,胸中也。"病人汗出无蒸蒸之势,口渴无大烦渴,脉滑数,不是洪大而有力,予以阳明经证区别,治以清阳明风热湿毒,清营透表,利湿消肿止痒。服中药54剂,临床痊愈。

二十六、腹痛

赵某,女,50岁。主诉肾移植术后3年,近半月腹痛、腹冷,胃脘胀痛,怯寒。2015年9月22日初诊。

病人因尿毒症,行肾移植术后3年,近半月自觉乏力,气短,胃脘胀痛,腹痛,形寒肢冷,经西药治疗无效,而欲中医治疗。

刻下:心下逆满,心腹绞痛,恶心,纳呆,伴气短、乏力、头晕,足跟痛,手足厥寒,大便每日2次,溏散,舌淡白体胖齿痕,舌苔薄白而润,脉沉细而滑。

四诊合参:证属太阴病兼水湿,气血不足,治以温阳散寒,健脾益气利湿。方拟附子理中汤、小建中汤、吴茱萸汤加减:制附子(先下)15g,干姜15g,苍白术各20g,炙甘草15g,红参9g,白芍18g,生姜15g,大枣15g,吴茱萸9g,茯苓20g,生黄芪30g,枳实15g,厚朴15g。6剂,每日1剂,水煎分2次服。

二诊:自述心下胀满减轻,乏力好转。足跟痛、腹冷同前。上方加桂枝15g,细辛10g,鸡血藤20g,制附子加至20g,干姜加至18g,吴茱萸加至12g。继服7剂。

三诊:胃脘部已转温,呃逆减少,足跟痛已消失,脉弱,右尺脉沉。上方加油桂粉(冲)3g引火归元,加当归12g。4剂,继服。

四诊:心下痞满、痛、冷已缓解,倦怠乏力、饮食均明显改善。大便每日1次,成形。口干口苦,头痛。上方附子、吴茱萸减量。加柴胡15g,黄芩12g,蔓荆子10g。4剂后诸症皆愈。

按:腹痛产生,素体脾胃虚弱,外邪侵袭,以致气血运行受阻或气血不足以温养者,均能产生腹痛。

本案腹痛若单独出现,多见于寒疝、疝气。《金匮要略·腹满寒疝宿食病脉证治》:"夫瘦人绕脐痛,必有风冷,谷气不行,而反下之,其气必冲。"沉寒克冷的人,或阴寒阻滞致绕脐痛的人,尤其是腹冷,但腹痛绵绵,刺激肠胃,不能纳食,"谷气不行",如果虚其胃,则为有寒,治以温阳补虚,健脾利湿,切中病机,症状很快得以改善。三诊加当归合生黄芪30g,暗含当归补血汤之义,头晕、气短均减轻。四诊脾胃虚寒均明显改善,且出现少阳枢机不利、胆经郁热之口苦咽干、头痛。合并少阳病,故加入柴胡、黄芩,暗含小柴胡汤之义。4剂。诸症除病痊愈。

类方用药经验:笔者临证非常注重脾胃,脾胃功能强弱关系药物吸收,所以六经辨证中首辨太阴病脉证,如中焦脾寒,气机阻滞,常用类方理中汤加味:生晒参、苍术、干姜、炙甘草、厚朴、枳实。临证见脾寒,便溏,胃脘胀满,右关脉虚弱无力,治以温中祛寒,补气健脾;胃气不降,嗳气行气消胀,常用类方治疗,收到桴鼓之效,临证见脾虚失运,阴津亏少,类方中苍术改用生白术30克以上,加当归、火麻仁增液行舟,润肠通腑。本案心下逆满,腹部绞痛,纳差,手足厥寒,治以温阳祛寒,益气健脾,在上述类方基础加制附子15g,随证化裁,治疗效果显著。

二十七、眩晕

案1. 眩晕、痞满(高血压、慢性胃炎)

赵某,女,53岁。主诉眩晕、胃脘胀满十余天,2015年12月28日初诊。

该病人患有高血压病五年余,既往患有慢性胃炎十余年,十天前因感受风寒,服中药解表不当,致使大汗淋漓,表未解出现眩晕,头沉重不清醒,心下胀满不舒,嗳气,大便每日二次,溏散,肢冷,治疗无效,欲以中医治疗。

刻下:眩晕,头沉,胸憋闷,心悸气短,脐下搏动,嗳气,背部、四肢发凉,小便清长,大便溏,脉沉细,舌淡红,苔水滑。

四诊合参:证属太阴、少阴合病兼气滞,肾阳不足,阳虚不能化气,水不化津,内素有寒饮水湿,解表不当伤及太阴。治宜温中扶阳,化气行水。方拟苓桂术甘汤合理中、真武汤加减化裁:茯苓30g,桂枝10g,苍术15g,炙甘草10g,生晒参9g,炮姜12g,制附子15g,白芍20g,生姜15g,枳实12g,厚朴15g,砂仁6g,柴胡12g,香附15g,4剂,每日一剂,水煎分二次口服。

二诊:病人心下胀满减轻,自觉脐下有气上冲于胸。胸中阳气不得下达,脐下水气上冲头则眩晕,头沉,乏力。上方桂枝加至12g,制附子加至20g,加泽泻12g,肉桂3g,酸枣仁15g,柏子仁15g。7剂,继服。

三诊:自觉眩晕、头沉明显减轻,心下胀满已缓解,大便每日一次,成形,饮食好转,继服4剂,诸症悉除。

按:病人素有脾胃虚寒,感受风寒,失治发汗太过,表未解伤及中阳。《伤寒论》67条:"伤寒若吐、若下后,心下逆满,气上冲胸,起则头眩,脉沉紧,发汗则动经,身为振振摇者,茯苓桂枝白术甘草汤主之。"脾气虚,不能运化水湿,水寒之气上冲，犯及胃脘则心下胀满嗳气。病人二诊中出现脐下水气上冲，头晕沉重，因肾阳不足，不能蒸化水液，里虚寒盛，则病人全身沉重、眩晕、便溏，心阳被凌则心悸不安，水气冲于脑则眩晕、头沉，动者尤甚。本案抓住关键病机虚寒、水盛。经温中扶阳，化气行水，佐以疏肝理气，药到病除。

案2. 眩晕（高血压病）

潘某，男，68岁，医生。2019年3月10日就诊。

该患2019年1月20日流感治愈后，自觉轻微头痛未介意，一个半月又出现头晕、头痛，血压在140~160/90~100mmHg之间，伴有胸闷，口苦咽干，急躁易怒，予以中医治疗。

刻下：头晕头沉，头痛，胸闷，口苦咽干，急躁易怒，脉弦而有力，舌质略红，苔偏密略白厚。

四诊合参：证属阴虚阳亢，邪入少阳，治以滋阴清肝，平肝潜阳。药以：柴胡12g，清半夏12g，黄芩10g，天麻12g，钩藤12g（后下），怀牛膝15g，罗布麻12g，茺蔚子24g，生地15g，珍珠母20g，夏枯草15g。7剂，一日二次水煎服。

二诊：上方加减20剂，诸症缓解，血压恢复至150/90mmHg，两脉弦，弦脉力度减缓。

三诊：4月3日，因生气出现头晕，偶尔头痛，恶心，急躁，血压152/94mmHg。双手脉略弦，寸及关偏浮，浮取偏弦，沉取略弦，脉略弦实。舌质略红，后半苔偏密略厚，板实浮黄微腻。结合脉证考虑表证存在，风邪上扰，邪实，正气足。治以解表清热，健脾利湿。方拟小柴胡汤合四苓汤：柴胡12g，黄芩9g，茯苓15g，白术10g，泽泻12g，猪苓9g，炙甘草3g，清半夏9g。5剂，颗粒剂，1日2次冲服。

四诊：服上方5剂后，脉弦有所缓解，仍有头晕不清醒，头痛不明显，血压无变化，舌苔略黄腻，舌下脉络充盈，略粗色黯，双手脉寸偏浮，双手偏弦。辨证表邪尚未除尽，上扰清阳，夹湿、夹瘀。治以疏肝、平肝、利湿，解表清热活血，方以小柴胡汤、四苓汤、泽泻汤、三妙散加减：柴胡12g，黄芩12g，清半夏12g，炙甘草6g，猪苓9g，苍术12g，泽泻24g，茯苓15g，黄柏9g，川牛膝15g，钩藤12g，葛根20g，茺蔚子30g，川芎10g，生地15g，生杜仲15g。5剂水煎服，一日2次。配合耳针压穴3天，血压仍无变化，头晕、头痛、头沉减轻，夹湿、夹瘀已缓解，上方减黄柏、川芎、茺蔚子。

五诊：病人上方加减口服22剂，症状均已缓解，但血压在140~150/90~98mmHg之间。

六诊：5月5日脉已不见浮脉，表证已解，证随方变，治以滋阴补肝肾，平肝，引血下行，降逆，健脾益气，祛痰。方药：怀牛膝30g，桑寄生30g，生龙牡各20g，盐炒杜仲15g，石决明20g，麦冬10g，枸杞子12g，法半夏12g，泽泻18g，白术12g，葛根30g，天麻12g，北柴胡12g，生姜15g，大枣12g。3剂，水煎服。

七诊：5月9日。上方服2剂头晕、头痛明显缓解。血压137/80mmHg，上方随证加减治疗一月余，表证已解，血压恢复134/82mmHg。

按：该病人于2019年1月17日患流感治愈后出现高血压，按照西医病种分类，流感与高血压似乎并无因果关系，可是病人出现头痛，头晕，伴有胸闷，口苦咽干，急躁易急，血压在140~160/90~100mmHg之间。两手脉略弦，寸脉及关偏浮，舌尖偏红，苔薄白，2019年3月10日就诊，经平肝潜阳，滋阴清热，症状略减，脉弦缓解，治疗后血压仍无明显改善。反思，流感与高血压关系，中医认为，高血压可能与流感有关，为什么会出现两寸及关偏浮，因为表邪未尽，邪入少阳，《伤寒论》97条："血弱气尽，腠理开，邪气因入，与正气相搏，结于胁下，正邪纷争，往来寒热，休作有时，嘿嘿不欲饮食，脏腑相连，其痛必下，邪高痛下，故使呕也，小柴胡汤主之。"这个病案提示高血压并不都是阴虚阳亢所致，表不解，邪入少阳，上扰清阳所致高血压只有辨证才能治愈。

案3. 眩晕（颈椎病）

赵某，男，64岁。主诉眩晕2天，于2018年8月15日初诊。

病人昨天晚上自觉睡姿不妥，感到头晕，轻度目眩，未太介意，次日晨起，自觉头晕目眩逐渐加重，感觉天旋地转，不敢睁眼，伴有恶心欲吐，无耳鸣，无手足震颤，四肢活动自如，语言清晰，呕吐2~3次为胃液并有胆汁，吐后眩晕减轻，口服小米粥一碗，20分钟后全部吐出。安静卧床30分钟后上班，当走到电梯间又呕吐一次，为胆汁。

刻下：头晕目眩伴有恶心呕吐，舌淡红，苔薄白水滑，脉沉弦。

四诊合参：六经辨证属太阴虚寒，胃虚寒饮冲逆于头。治以温中下气，降逆止呕。方拟吴茱萸汤方：吴茱萸9g，生晒参6g，生姜15g，大枣12g，颗粒剂1剂。

二诊：病人当即服颗粒剂半剂，20分钟后眩晕减轻，未再呕吐。下午又服半剂，安然入睡，眩晕明显缓解，第2天晨起正常如常人，仅服1剂眩晕而愈。

按：《伤寒论》243条："食谷欲呕，属阳明也，吴茱萸汤主之。得汤反剧者，属上焦也。""食谷欲呕"，病位有上焦、中焦之分，病性有寒有热之别，根据《伤寒论》190条"阳明病，若能食，名中风。不能食，名中寒"之说，如中阳不足，寒致内停，或中阳不足，浊阴上逆，则多不能食，且食谷欲呕之症。此案属胃虚有寒饮上充于脑，则头晕目眩，天旋地转，上冲于胃则呕吐，食谷频频呕吐。此证胃有虚寒用人参、大枣健脾补虚。《神农本草经》曰："吴茱萸，味辛温，主温中，下气，止痛，咳逆，寒热，除湿血痹，逐风邪，开腠理。"生姜散寒止呕，切中病机。

《伤寒论》67条："心下逆满，气上冲胸，起则头眩，脉沉紧"。凡临证见到水舌，舌胖大，苔水滑，脉沉弦，或沉紧，面色黧黑，应用苓桂术甘汤合吴茱萸汤，效如桴鼓。

苓桂术甘汤证的眩晕，是水饮中阻、清阳不升，是"起则头眩"的病因病机症结所在。

这种眩晕与风邪犯表、肝阳上亢、肝风上犯、阴虚阳虚等证所引起的眩晕证有明显不同的特征，苓桂术甘汤证中的眩晕的特征主要有四：第一，眩晕出现常与病人的体位改变相关联，尤其与头部或上半身的体位骤然升高相关联，在临床上常表现为病人由卧起坐时，或由蹲位站起时，甚至由座位站起时即感到眩晕，即"起则头眩"。第二，眩晕的同时多伴随着恶心呕吐，甚则呕吐涎水。第三，一般不伴头痛。第四，病人主观感觉多为头晕如坐舟中，视物天旋地转。这些不难与其他证候所致的眩晕鉴别。

另外，苓桂术甘汤证的眩晕尚需与湿痰中阻、清阳不升证（习称半夏天麻白术汤证）及脾胃气虚、脾阳不升证（习称补中益气汤证）的眩晕鉴别。

以上三证均可出现"起则头眩"，且一般均无头痛。苓桂术甘汤证与补中益气汤证二者眩晕的鉴别要点为：前者的眩晕机制属饮盛于中，从而阻碍清阳上升，病人阳气虚的程度都很轻，故其饮邪越重，则眩晕越甚，在临床上则可现眩晕越甚，则呕逆越甚，甚至呕吐大量涎水，其脉不虚而多弦（因饮脉多弦故也）。而后者眩晕的机制却因虚致眩，因病人骤然起身阳气不足以充养清灵之脑所致之眩，体内并无痰饮之邪，故病人之脉多为虚或弱，且眩晕常不伴呕吐，更不呕吐涎水。

半夏白术天麻汤证病人在发作眩晕时虽亦可呕吐痰涎，但此类病人呕出之物多有白色浓痰，其脉多现滑象；而苓桂术甘汤证之眩晕呕吐，其呕出之物多为清稀涎水，其脉多弦，且可现涩象（因涩脉亦主饮之故），故二者仍可鉴别。

案4. 眩晕（锁骨下动脉盗血综合征）

佟某，男，62岁，主诉以眩晕乏力，恶心，走路不稳，经磁共振检查诊断为左锁骨下动脉盗血综合征，锁骨下动脉植入支架术后2个月，症状无改善，于

2019 年 1 月 4 日初诊。

该病人 2 月前因眩晕,乏力,恶心,走路不稳,曾经在北京协和医院就诊。经磁共振检查:左椎动脉起始处近心端,锁骨下动脉管壁粥样硬化,斑块,管腔狭窄接近闭塞。诊断左锁骨下动脉盗血综合征,需要外科支架置入术治疗,病人在承德附属医院进行支架植入。术后一个月症状无缓解,而且头晕加重,乏力,出现耳鸣,听力减退,经朋友介绍来中医门诊治疗。

既往史:病人 2015 年因患冠心病,心脏植入支架治疗。

刻下:眩晕,恶心呕吐,畏寒,左上肢酸痛,发凉,心下胀满,无呃逆。大便日二次,成形。口干不苦,心中满闷,头晕时伴耳鸣,听力减退,活动汗出,血压 100/65mmHg。舌淡红,体胖,舌苔薄白而润,舌下脉络充盈增宽,右寸关脉沉弦有力,左寸关尺沉弦无力。

四诊合参:辨证为太阴虚寒,水饮上冲,治以温中补虚,升阳益气,通阳散结,佐以降逆止呕。拟以吴茱萸汤、枳实薤白桂枝汤加减:生晒参(先下)9g,苍术 15g,吴茱萸 6g,云苓 20g,葛根 40g,桂枝 9g,天麻 15g,姜半夏 12g,磁石 20g,远志 15g,石菖蒲 12g,瓜蒌 15g,桂枝 9g,枳实 10g,厚朴 12g,生姜 9g,炙甘草 6g。4 剂,水煎服,每日二次服。

二诊:自述服药后头晕减轻,乏力好转,睡眠欠佳,上方加生地 10g,酸枣仁 15g,夜交藤 30g。

三诊:自述头晕明显减轻,无目眩,恶心缓解,未再呕吐,血压 120/80mmHg。腹胀减轻,食欲增加。上方减瓜蒌、厚朴,加熟地 15g,野生黄芪 15g。5 剂,水煎服。

四诊、五诊:自觉阴囊冷,耳鸣如蝉。头晕、乏力、睡眠均逐渐改善。上方加沙苑子 15g、菟丝子 15g。滋补肝肾。30 剂。

病人随证加减服药 2 月余,病情恢复正常,支架植入术,症状无改善而加重,中医治疗后,锁骨下动脉置入术不适症状完全消失。

按:锁骨下动脉盗血综合征所表现症状属于中医眩晕范畴,西医目前治疗首选血管支架置入术,该病人经此治疗无效,而求中医治疗。

前人将眩晕的病因分为风、痰、虚、火、瘀五端。但中医临床变化,不论外感六淫,内伤七情均可引起,皆非五者所能概括。从虚而论亦非仅气、血、肾虚而已,十二经脉清阳之气皆上注于头,又称"诸阳之会"。

故脾胃之经是清阳之气生成之源,气机升降之枢。若脾气健运,纳化正常,脾升胃降,肾主骨生髓通于脑,肾气足则耳目聪明。反之,胸闷腹胀,头晕目眩,耳鸣。故治疗眩晕,唯有调理脾胃,补益肝肾。

该病人因眩晕,乏力,走路不稳,经北京协和医院诊断为左锁骨下动脉盗血综合征,经支架置入术治疗,症状仍无缓解,病情加重,既往患冠心病,心血管支架置入病史,考虑病人动脉硬化形成斑块,阻塞冠状动脉及锁骨下动脉。

病人眩晕,恶心,呕吐,肢冷,左脉沉弦无力为胃虚有寒饮,冲逆头。左上肢酸痛、肢冷,因左侧锁骨盗血,左上肢缺少气血滋养则酸痛肢冷。治以吴茱萸汤温中补虚,降逆止呕。又因病人心前区憋闷,短气,右脉沉弦有力,治以通阳散结,祛痰下气,方用枳实薤白桂枝汤、吴茱萸汤。二方随证加减,一虚一实,攻补兼施,经治二月余,正气足、痰浊祛,症状消失,病人得以临床治愈。

本案治疗,不离葛根一药。葛根临证主要为柴葛根和粉葛根两种,粉葛主要作用生津治消渴,关于柴葛,余经验主要有:

(1)治疗阳明风热燥表证:症见发热不恶寒反恶热,多汗,口渴,前额胀痛或目眶胀痛,治以《温病条辨》的银翘汤加葛根、黄芩。葛根需先煎15分钟,用量40~60g,葛根善于清陷入阳明之邪气,通过解肌发表透邪。

(2)用于冠心病,凡是胸憋闷疼痛,气血闭阻不通,外而肌肉筋脉疼痛,正如《本经》所讲葛根治疗"诸痹",可在辨证基础加葛根30g。

(3)临证凡是项背强急,沉重疼痛,用葛根30g,疗效显著,加羌活12g、制附子5g、片姜黄9g。疗效极佳。

(4)临证凡是因脑动脉狭窄而致脑供血不足之头晕,记忆减退,气短乏力,耳鸣耳聋,治以益气聪明汤重用葛根,升发清阳,上行头目。

(5)临证凡见血管性头痛及各种病证引发的头痛,伴少阳证,应用小柴胡汤加葛根40g、生石膏45g;伴寒水上冲头,"干呕吐涎沫,头痛者,吴茱萸汤主之",加葛根40g,尤其头痛、眩晕、呕吐效果更佳。

二十八、厥证

温某,女,17岁。病人突然昏倒,不省人事,四肢逆冷。于2020年6月4日初诊。

该病人是高中二年级学生,因近来学习紧张、劳累,自觉气短乏力,于2020年6月3日中午在学校,感到恶心,突然晕倒,意识不清持续一分钟,校医当时测血压105/60mmHg,休息片刻,意识苏醒,送医院急诊室,经检查血常规正常,心电图无改变,血生化全项均无变化。排除颈动脉斑块所致晕厥。

刻下:面色㿠白,气短乏力,心悸,胆怯,神清,五心烦热,心下无胀满,大便每日一次,成形,口干,月经 4 个月未行。舌质淡,左右寸脉沉细无力,关尺部沉弦无力,舌红呈杨梅舌样改变。

四诊合参:证属气血不足,清阳不升,气血阴阳不相顺接,致气机逆乱。治以益气、回阳、清热、化瘀。自拟经验方:生黄芪 24g,生晒参 6g,黄柏 12g,升麻 9g,葛根 30g,天麻 12g,生地 15g,女贞子 15g,鬼箭羽 20g,泽兰 10g,丹皮 12g,黄连 12g,柴胡 12g,香附 12g,川芎 10g,炙甘草 6g。7 剂,每日二次,水煎口服。

二诊:6 月 11 日。病人自述惊悸、气短、乏力明显改善,未再发生晕厥,6 月 5 日去医院经全面检查:24 小时动态心电图正常,脑电图正常,头颅 CT 正常,血糖正常,脑多普勒彩超显示:右颈动脉全程生理性狭窄 1.8mm,频谱呈高阻改变。左侧颈动脉 4mm 正常。病人自述月经 4 个月未行,望诊,病人面颊部少许痘疹,双上肢多毛,询问病人是否全身多毛,病人说是。笔者考虑为多囊卵巢综合征所致,嘱病人彩超检查卵巢及化验内分泌六项。彩超及内分泌六项检查结果,经妇科专家诊断为多囊卵巢综合征,上方中药鬼箭羽加至 30g,泽兰加至 15g,生芪加至 30g,川芎加至 15g。减炙甘草,加生甘草 9g,珍珠母 20g。7 剂。

三诊:6 月 18 日。病人杨梅舌转正常,舌尖略红,五心烦热减轻,大便每日 1~2 次。上方加五灵脂 15g、生蒲黄 15g。7 剂。

四诊:6 月 25 日。双手上肢毛发减少,面部痘疹减少,未再晕厥,轻度鼻塞,鼻流黄涕黏稠,上方加黄芩 15g,7 剂。

五诊:7 月 6 日。病人服药 1 月余,闭经 4 个月,今日月经来潮,量多有块,色鲜红,经期 5 天。心烦,面部痘疹恢复正常。病人全身状态明显好转,面色转红润,无心悸气短惊恐感觉。效不更方继服。

六诊:8 月 3 日。因月经紊乱一年余,经治疗月经来潮,上方减鬼箭羽、泽兰。又因下次月经 34 天未行,上方加鬼箭羽 20g、泽兰 15g,药后月经来潮,经期 4 天,量多,色鲜红,面部痘疹均已消失,继续巩固治疗。

按:厥证是由于气机逆乱,升降失常,阴阳之气不相顺接所致。本案病人因右颈动脉生理性狭窄,所致清阳之气不升,血不上达,神明失主而发。病人长期学习紧张劳累,饮食无规律,脾失健运,气血不足,痰湿内生,则气短乏力肢冷,脾虚肝旺,郁久化热伤阴,则五心烦热,舌红呈杨梅舌。该病人本虚标实,寒热虚实错杂,日久血瘀闭阻胞络则月经 4 月不行而致闭经。

中药生黄芪、生晒参、升麻、黄柏、葛根内含益气聪明汤之义,健脾益气,升清降火，活血通行经络，对颈椎病斑块形成，眩晕，脑供血不足有良效；生地养阴安营；女贞子补益肝肾，清热明目；川芎辛温上行头目，下行血海；天麻祛风通络，为治眩晕要药；丹皮入营入血，活血散瘀；柴胡、黄连疏肝清热，燥湿祛痰浊。上方配合鬼箭羽、泽兰，破血通经治疗血瘀闭经。众药合力，晕厥、闭经二证临床治愈。

二十九、类中风

陈某，女，57 岁，主诉反复间断性头晕，肢体平衡、活动障碍五个月，严重时出现晕厥，以 2011 年 4 月 19 日初诊。

病人五个月前因出现头晕、头脑昏沉感，颈部、后枕部僵硬感及肢体障碍，间断晕厥，于 2011 年 4 月 1 日曾经在承德市中心医院住院。头颅 CT 检查：①双侧基底节区及左侧脑室前角旁见点状低密度影，腔隙性脑梗死；②双侧小脑半球萎缩。彩色多普勒超声检查：双侧颈总动脉内中膜局部增厚，最厚 3.0mm。经颅多普勒超声检查：①脑动脉硬化，血流频谱改变；②右颈内动脉虹吸段及右大脑前动脉血流增快（轻 - 中级狭窄）；③双椎动脉基底动脉及右大脑后动脉 PI 段血流信号微弱，双椎动脉闭塞性病变。心电图：窦性心律，ST-T 改变。

诊断：①腔隙性脑梗死（椎 - 基底动脉系统）；②高血压病三级；③脑梗死后遗症。

住院治疗 18 天，眩晕及平衡失调无明显改善，出院经朋友介绍中医治疗。

刻下：眩晕动则加剧，乏力，肢冷麻木，走路不稳，平衡失调，倦怠懒言，语言欠清，食后心下胀满，纳呆，大便每日一次成形，舌淡暗、舌下络脉增粗色暗苔薄白，脉沉细无力。

四诊合参：证属心脾亏虚，痰湿中阻。脾为气血生化之源，脾虚则气血不足，心无所养，络脉空虚，虚风上扰，脾虚运化失常，生湿化痰阻络，清阳不升，络脉受阻则眩晕，走路不稳。治以益气健脾，通络祛风，祛湿化痰。经验方：生黄芪 50g，升麻 6g，茯苓 15g，葛根 24g（先下），羌活 12g，皂角刺 12g，川芎 15g，赤芍 15g，砂仁 6g，丹参 20g，菖蒲 12g，远志 12g，郁金 15g，香附 15g，瓜蒌 15g，天麻 15g，当归 15g，桂枝 10g，炙甘草 9g，生地 15g。4 剂，日一剂，水煮分 2 次服。

二诊：2011 年 4 月 23 日。病人自述食后胃部胀及背痛均减轻，自觉头晕乏力好转，上方葛根加至 40g，地龙 12g。5 剂，服法同前。

三诊：2011 年 4 月 28 日。自述走路较前平衡障碍减轻，双下肢走路有力，未再出现一过性头晕，偶尔出现呃逆，脉沉细，周身无力较前改善，上方加枳壳

9g,继服 7 剂。

自诉经中医治疗,各种症状逐渐好转,她说:"过去几次住院经西医治疗,虽然阵发性眩晕未再发作,但从未像现在这样精神愉快,全身有力,饮食二便正常,今后要配合大夫,坚持服药治病"。经随证加减治疗 4 个多月,眩晕一直未再发作,生活能够自理,为了恢复平衡失调,出院后病人要求于 2012 年 8 月 14 日再次服中药。

刻下症:走路不稳,乏力,肢冷,饮食二便睡眠正常,舌淡红,苔薄白,舌下脉络青紫,证属气虚血瘀,阳气不足,痰浊阻络,仍以上方化裁:炙黄芪 30g,茯苓 12g,葛根 40g,川芎 12g,砂仁 6g,丹参 30g,菖蒲 9g,天麻 15g,桂枝 10g,炙甘草 9g,生地 15g,苍术 15g,白术 15g,干姜 6g,水蛭粉(冲)3g,怀牛膝 15g,钩藤(后下)9g,红花 10g,制附子 20g。7 剂,一次,水煎服。

2012 年 8 月 21 日就诊:病人乏力减轻,肢冷好转,血压 140/90mmHg,下肢乏力改善。

随证加减治疗 56 天,在承德市中心医院复查:① MRI 检查,颅脑弥散显示,双侧大脑半球,脑干及小脑未见异常高信号。②彩色多普勒超声检查,左侧颅内动脉、右侧颅外动脉粥样硬化斑块形成。③经颅多普勒超声检查,双侧颈内动脉颅外段血流速度,及颅谱形态大致正常。右侧颈内动脉终末段及大脑中动脉,血流速度及颅谱形态大致正常,与前两次检查结果比较,血流速度有所改变,颅谱形态大致正常。右侧椎动脉血流速度略减慢,与前两次检查结果比较,血流速度明显改善,基底动脉近段血流速,及频谱形态大致正常,基底动脉中段血流速度略减慢,颅谱形态大致正常,与前两次检查结果比较基底动脉近、中段血流速度明显改善,基底动脉远段血流信号微弱,与前两次检查结果比较,血流速度明显改善。

2013 年 2 月 21 日复诊:因最近劳累,出现心前区不适,遇冷后加重,大便溏,偶头晕头痛,舌淡红,苔薄白,舌下瘀血,在原方基础上治以通阳宣痹、益气活血,药用炙黄芪 30g,茯苓 12g,葛根 30g,川芎 12g,砂仁 9g,丹参 30g,菖蒲 9g,天麻 12g,桂枝 9g,干姜 9g,水蛭粉(冲)4g,怀牛膝 15g,红花 12g,制附子 20g(先煎),地龙 9g,炒白术 15g,瓜蒌 15g,柴胡 12g,茵陈 15g,佛手 12g。7 剂,一日二次口服。

病人随证治疗 2 个月,诸症状缓解,心电图、血压均恢复正常。随访 9 年来均未发作眩晕,椎动脉系统斑块形成硬化、梗塞已经明显改善,血压恢复正常,生活基本自理。

三十、痰包

齐某,男,68岁,主诉以右上颌部肿胀,吞咽及说话障碍2月余,于2016年11月18日初诊。

病人2月前无明显诱因,自觉右上颌部肿胀,活动不利,说话及吞咽障碍,右上颌触及乒乓球样肿物,近十余天症状加重,北京首都医科大学宣武医院诊断为右上颌窦黏膜下囊肿。医生告诉病人需要手术治疗,病人拒绝,经对症治疗无改善,欲以中医治疗。

刻下:右上颌肿胀,触及乒乓球样大肿物,有碍饮食、说话,进食疼痛,口干苦,心烦,二便饮食正常,口中和,舌淡红,舌苔薄白,关脉弹指寸脉微。

四诊合参:证属痰湿凝结,郁而化火,治以化痰软坚散结,清少阳郁热,方以山西伤寒大家刘绍武软坚汤加减化裁:夏枯草20g,生牡蛎(先下)30g,王不留行30g,苏子10g,生石膏45g,柴胡15g,黄芩12g,皂角刺12g,昆布12g,炙甘草6g,川芎12g,山药15g。7剂,每日一剂,分二次口服。

二诊:2016年11月26日。病人服药后吃饭障碍明显减轻,上颌部肿物已消。口苦、心烦已缓解,上方生石膏减至30g,黄芩减至10g,生牡蛎减至20g,川芎加至15g,继服7剂。

三诊:2016年12月3日。自述右上颌部肿物已完全消退,说话饮食活动自如,诸症均消失而愈。

按:本案采用刘绍武攻坚汤加减治疗本病,攻坚汤主要适应一切肿瘤、囊肿、肿物。方中夏枯草辛、苦、寒,为清火散结要药。牡蛎咸涩微寒,软坚散结,二药合用祛瘀治瘰疬痰核。王不留行为攻坚要药,入血分而攻坚通利,配苏子降气化痰。笔者加入柴胡、黄芩清肝经郁热,皂角刺消肿排脓,昆布消痰软坚、消肿,川芎活血行气,上行头目,下行血海,诸药合用,使囊肿7剂而消退,随证加减而愈。

三十一、胆石症

周某,女,35岁。主诉右胁胀痛半年余,近1个月加重,2016年7月4日初诊。

病人右胁下疼痛近半年加重,时而刺痛难忍伴有右肩背痛,恶心,纳少,厌油腻。经肝脏彩色B超检查:肝脏大小形态正常,表面平,边缘锐,实质回声均,肝内管道系统走向清晰,胆囊大小正常,壁粗糙,厚约0.4cm,腔内可见多个散在中强回声点,改变体位可移动。诊断慢性胆囊炎、胆石症。经西医抗感染治疗无效,予以中医治疗。

刻下:右胁下胀痛,放射右肩背部,口苦咽干,心烦喜呕,纳呆,呃逆,反酸,大便两天一次而干,舌边红,苔薄白,舌下脉络增粗,色黯,脉沉弦。

四诊合参:证属肝气郁结,气滞血瘀,气郁化火,郁热煎熬互结形成结石,治以疏肝理气,利胆,清肝泄热,软坚散结化石。药用柴胡 18g,姜半夏 12g,党参 15g,炙甘草 6g,黄芩 15g,川楝子 12g,金钱草 50g,鸡内金 15g,王不留行 15g,焦三仙各 10g,莱菔子 12g,海金沙 20g,枳实 15g,厚朴 15g,白芍 15g。4 剂,每日一剂,二次口服。

二诊:2016 年 7 月 8 日。自觉胁下胀痛、心烦减轻,尿痛,排尿不畅,上方加石韦 20g,竹叶 6g。7 剂,服法同前。

三诊:2016 年 7 月 15 日。自觉尿痛不适感明显减轻,无恶心,食欲增加,胁下胀满、口苦咽干明显缓解。上方治疗 1 个月余。

四诊:2016 年 8 月 16 日。病人上述症状完全缓解,经肝胆彩色 B 超复查:肝脏包膜光滑,边缘锐利,肝实质回声均匀,肝内血管纹理清晰,肝内血管无扩张,门静脉 9.8mm。胆总管 3.5mm。胆囊大小为 49mm × 23mm,胆囊壁厚 2.9mm,腔内未见明显异常回声,临床治愈。

按:本案慢性胆囊炎、胆石症,属于中医胁痛范畴。张仲景对胁痛认识,提出了"胸胁苦满""胁下痞硬""胁下硬满",这三个症状作为邪入少阳的辨证依据。根据《伤寒论》六经辨证,证属少阳、太阴合病,少阳枢机不利,郁而化热成石。方中柴胡、黄芩、川楝子、白芍、枳实、厚朴疏肝理气,利胆泄热。党参、炙甘草、焦三仙健脾利湿。金钱草、王不留行、海金沙、姜半夏、鸡内金软坚散结、化石,共奏疏肝理气,利胆,健脾利湿,软坚散结化石之功。

治疗胆石症专药体会:金钱草是排石、溶石的专药,名目繁多,疗效有别。国内医药界公认的具有排石和溶石作用的为四川大金钱草,性味甘苦凉,功能清热利湿,溶石排石,治疗急慢性胆囊炎、胆石症,本案采用四川大金钱草,用量 50g,疗效显著。

三十二、银屑病

白某,女,43 岁,全身皮肤红斑,脱屑,瘙痒 4 年余,逐年加重,以 2016 年 9 月 23 初诊。

病人 4 年前无诱因出现双下肢局部点状红斑,突出皮肤,表面有白屑,瘙痒,未介意,以后逐渐出现双上下肢、腹部红斑面积增大,红斑处皮肤增厚,一块块脱屑,曾在各地中西治疗罔效。经朋友介绍,欲余中医治疗。

刻下:双下肢可见红色斑点,最大融合成片状约 15cm×8.6cm,双上肢及腹部见点滴样红斑,表皮覆盖多层白色鳞屑,脱落伴瘙痒,口干,无汗,发热,背部怯寒,肤冷,心下胀满,脉沉微细无力,舌淡红苔白,大便一日三次,溏便。

四诊合参:辨证属少阴表证、太阴虚寒合病,外寒中直少阴,郁而化热,热入营分。治以温阳解表,清营分气分郁热,利湿止痒。经验方:炙麻黄(先下)9g,制附子(先下)12g,细辛 15g,荆芥穗 12g,刺蒺藜 15g,羌活 9g,败酱草 20g,生薏苡仁 30g,赤小豆 20g,金银花 15g,连翘 15g,浮萍 10g,紫草 9g,升麻 9g,地肤子 20g,蛇床子 20g,桂枝 9g,竹叶 6g,赤芍 15g。5 剂,日一剂,水煎 2 次服。

二诊:2016 年 9 月 28 日。病人自述服上方 5 剂后,双上肢红斑明显缩小,颜色变淡,瘙痒减轻,双下肢及腹部红斑、鳞屑、瘙痒均好转,背冷、酸痛消失,大便不成形略好转,上方加干姜 9g,土茯苓 30g。7 剂,每日一剂。服药同前,嘱病人将中药水煎第三次,温覆患病皮肤及泡脚。

三诊:2016 年 10 月 5 日。双上肢皮肤红斑、鳞屑基本褪尽,下肢皮肤、红斑、鳞屑颜色明显变浅,皮肤变薄,大便成形,每日一次,脉沉细较前改善。上方减金银花,制附子减至 12g,细辛减至 10g。7 剂,日一次,服药同上,另加外洗方。

外洗方:透骨草 60g,紫草 20g,红花 20g,白鲜皮 30g,枯矾 20g,苦参 30g,酒大黄 30g,百部 30g。用法:水煎煮 40 分钟后即可外洗患病局部,一日 2~3 次外洗,每次洗时将药液再煎 20 分钟,水温适宜外用,一剂外洗 2~3 天。

四诊:2016 年 10 月 12 日。病人双上肢皮肤已恢复正常。双下肢融合成片红斑变成局部红斑,面积缩小,鳞屑明显减小,颜色变浅,局部红斑好转,腹部点滴样红斑减少,白色鳞屑减少,上方加防风 10g,土槿皮 15g。

病人服药 42 剂后,每次就诊均有明显改善,双上下肢、腹部皮肤基本恢复正常。

2016 年 11 月 30 日。病人服药 68 剂后,全身成片红斑、鳞屑全部消退,无瘙痒,大便一日二次,成形,既往肢冷、口干、心烦、乏力、背痛均已恢复正常,病人顾忌疾病复发,制成丸剂善后,继续巩固。

追踪至 2020 年 6 月 5 日未见复发。

按:银屑病属于中医"白疕"范畴。《医宗金鉴·外科心法要诀》:"白疕之形如疹疥,色白而痒多不快,固有风邪客皮肤,亦由血燥难荣外。"近代皮肤病名家均有不同论述,赵炳南教授将银屑病分为血热型和血燥型,分别以清热凉血与养血润肤治疗。秦万章教授认为银屑病以血为本，血热为先，血虚、血燥、血寒在后，血毒是疾病的恶性发展，血瘀贯穿疾病全过程中。顾伯华教授认为银屑病病因是营血亏损，生风化燥，肌肤失养，病久气血耗伤，血虚风燥，破损严重。朱仁康教授认为，银屑病以血热风燥证、血虚风燥证最为多见，分别以清热凉血、祛风、养血活血治疗。

本案笔者吸收历代名家治疗银屑病的学术观点及经验，按照姚梅龄教授《伤寒论》六经辨证，按照"六经皆有表证"的观点，"凡是外邪侵袭四肢九窍、体表的症状均可称为表证"。

银屑病红斑、血疹、鳞屑均发生在皮肤，笔者从表证入手，结合六经所见症状及兼夹症辨证论治，六经辨证为少阴表证、太阴病脾胃虚寒合病，病人素体脾胃气虚，气机不畅，外寒直中少阴，郁而化热，热入营分，化为浊毒，气血凝结，肌肤失养。

太阴虚寒病人则形寒肢冷，脘腹胀满，大便常年溏散，舌淡白，脉沉细无力。少阴表证，真阳不足，寒邪束表则脉沉微细无力。郁而化热，热入营分，生风化燥，浊毒凝结，瘀于皮肤则皮肤红斑、丘疹、脱屑。清代明医喻昌："脉沉为在里，证见少阴，不当复有外热，若发热者，乃是少阴之表邪，即当行表散之法者也，但三阴之表法与阳迥异，三阴必以温经之药为表，而少阴尤为紧关，故麻黄与附子合用，俾外邪出而真阳不出，才是少阴表法之正也。"

真阳不足，寒邪束表，郁而化热，热入营分。热毒瘀在营分则皮肤体表红斑、丘疹，火者疹之根，疹者火之苗。湿郁在营则皮肤红斑、血疹、瘙痒，抓而不消，化燥郁在营分则皮肤红斑干燥，脱白色一块块鳞屑。风邪郁在营分则皮肤瘙痒走串。故治以温阳解表透邪，清营分瘀热，解毒，祛风利湿，止痛，服药二月余而诸症痊愈，追访四年半未发。

三十三、遗尿

苏某，男，12岁。主诉尿床12年，近1月加重，2017年7月24日初诊。

患儿从小尿床，从小学4年级，尿床逐渐加重，每晚尿床2~3次，苦不堪言，难以启齿，因住校尿床后也不敢晒被褥，尿床次数逐渐增多，经中药补肾固摄治疗半年余无效，经朋友介绍予以中医治疗。

刻诊：面色萎黄，瘦小，尿床十二年，每晚2~3次，心下胀满、纳呆，大便溏，无口干口苦，盗汗，入睡难，舌尖红，苔白，脉细。

四诊合参：证属土虚不能制水，上不制下，方拟甘草干姜汤、四君子汤，佐以益气固涩加味治疗,药以干姜 9g,甘草 6g,苍术 15g,茯苓 15g,生黄芪 24g,乌药 12g,益智仁 15g,金樱子 12g,黄连 9g,肉桂 6g,酸枣仁 15g,柏子仁 12g。7 剂,每日一剂,水煎服。

二诊:服药后尿床明显好转,醒后患儿排尿后,未再尿床,大便成形,自觉身热盗汗,上方加葛根 20g。7 剂,水煎服。

三诊:患儿尿失禁症状改善,连续四天没尿床,大便一日一次,成形,食欲增加。随症加减治疗一月余,十二年遗尿治愈。

按:遗尿以往多从肾虚失封藏、固涩治疗,疗效欠佳,本案患儿 12 岁从肾治疗半年无效。本案治疗未循习惯思维,针对"上虚不能制下",治以甘草干姜汤或理中汤,佐以益气固涩,温中复阳,由中制上,由上制下,而收良效。

三十四、胃痞、口糜

张某,男,74 岁,病人以上腹部胀满,空腹疼痛反复不愈,于 2017 年 2 月 3 日初诊。

病人就诊前经胃镜检查确诊慢性萎缩性胃炎,胃黏膜糜烂,伴有幽门螺旋杆菌阳性,病理报告伴肠上皮化生,经西药治疗 3 个月,胃部不适、恶心、纳差无明显改善,欲以中医治疗。

既往史:反复口腔溃疡,1 个月前患过口腔溃疡。

刻下:心下胀满,空腹疼痛,嗳气,倦怠乏力,背部疼痛,口干口苦,伴有胁肋胀痛,大便不爽,舌质淡红,舌苔薄黄,舌下脉络瘀滞,脉弦数。

四诊合参:证属太阴、少阳合病兼湿热,气虚血瘀,治以益气健脾,活血化瘀,兼以清利湿热。方拟理中汤、小柴胡汤加减:党参 15g,苍术 15g,炙甘草 6g,炮姜 6g,茯苓 12g,柴胡 18g,黄芩 15g,姜半夏 12g,佛手 12g,陈皮 15g,山药 15g,黄连 12g,砂仁 6g,枳实 15g,厚朴 15g。4 剂,一日二次,水煎口服。

二诊:自述嗳气缓解,大便不爽好转,空腹胃部仍疼痛,加五灵脂 12g,蒲黄 10g,黄芪 60g,莪术 18g,蒲公英 20g。7 剂。

三诊:自述心下胀满,空腹疼痛缓解,口干,舌头痛,减苍术、炮姜、茯苓。7 剂。

四诊:胁肋胀痛伴刺痛,加刺猬皮 15g,八月札 12g,三七粉 6g(冲服)、虎杖 15g。7 剂,水煎服。

五诊:病人胁肋胀痛、刺痛缓解,食欲增加,一般状态均明显好转,随症治疗 4 月余,经胃镜、病理复查,胃黏膜苍白有明显改善,胃黏膜糜烂已消失,未见肠上皮化生,幽门螺旋杆菌正常。诊断浅表性胃炎。

六诊:6月26日,无明显原因舌下见0.3cm溃疡,口鼻干,舌根苔黄腻,脉弦滑有力,停上方中药,予以甘草泻心汤加减治疗口腔溃疡,口服7剂治愈。

一周后舌下又出新的溃疡伴疼痛,舌苔黄腻,上方配合封髓丹治疗,舌下溃疡变小,8月18日舌下又起4~7个大小不等溃疡,疼痛难忍,不能进食,苦不堪言,仔细询问病史症状,查舌按脉。口腔溃疡多年,经常遇冷打喷嚏,流鼻涕,怕冷,两尺脉沉细,关脉滑数,虽然前症表现一派热象,本次病症表现脉沉细的特点,心肾阳气素虚,感寒郁而化热,气血不能外达,投以升降散加味,僵蚕12g,蝉蜕9g,炙大黄3g,制附子10g,木香15g,佩兰15g。4剂,水煎服。

病人服1剂后疼痛减轻,能进流食,两剂服后舌下溃疡全部消失,查两尺脉见沉脉浮起,舌苔已变薄白,服4剂诸症消失,能正常饮食。

按:本案慢性萎缩性胃炎属于中医胃痞,口腔溃疡属于口糜范畴。病人证属太阴、少阳合病兼湿热,气虚血瘀。治以健脾益气,疏肝理气,活血化瘀基础上重用黄芪配莪术,五灵脂配蒲黄,结合病人四诊表现,胁肋胀痛伴刺痛,加入朱良春治疗萎缩性胃炎常用的刺猬皮、八月札、三七粉、虎杖疏肝理气。朱老认为刺猬皮有促进肠上皮化生逆转作用。病人太阴脾胃虚寒用党参、苍术、陈皮、炙甘草、炮姜、茯苓含理中汤之意。健脾理气用山药、佛手、枳实、厚朴、砂仁。少阳枢机不利,疏肝清热用柴胡、黄芩、姜半夏,含小柴胡汤之意。蒲公英、黄连清热利湿消除幽门螺杆菌,随症治疗4月余,胃痛缓解,食欲增加,2018年经胃镜复查:胃黏膜苍白转为红润,胃黏膜糜烂已消失,幽门螺旋杆菌恢复正常,病理报告,肠上皮化生逆转,慢性萎缩性胃炎治愈。追访4年仍无复发。

口腔溃疡多见于甘草泻心汤证、封髓丹或潜阳封髓丹证,笔者以往治疗口腔溃疡,用上方多能取效,本例复发性口腔溃疡,开始用甘草泻心汤六剂而愈,再次发病配以封髓丹取效,而8月18日再次发生口腔溃疡,病人自述口鼻干燥,身热心烦,舌苔薄黄腻,尺脉沉细,关脉弦滑数,表现热象,按以往经验采用清热滋阴降火治疗取效,这次反而无效,出现多处溃疡,最多达7处,最大0.6cm×0.7cm,不能进食,审证求因,病人尺脉沉细,既往经常怕冷,心肾阳气不足,气血不能外达,郁而化热,采用虚实寒热并治,投以升降散加味,僵蚕、蝉蜕、炙大黄、制附子、木香、佩兰透邪疏通郁热,畅达气机,给邪以出路,2剂而愈。

升降散恰为郁热而设,了解郁热形成机制及临床特征,就会掌握运用好升降散。

人身之阳气,升降出入,运行不息,神明变化所由生焉,一旦阳气郁遏不达,升降出入不畅,则失其冲和之性,郁而化热,此即"气有余便是火"之谓。

"六淫七情,皆足以致郁",气不足郁而化火,东垣所谓阳虚发热也。

透邪外达是郁热的治疗原则。透邪关键是畅达气机,而升降散行气活血,能升能降,正可疏通郁热外达之路。

郁热致郁原因不同,所郁部位之异,正气强弱之别,兼杂邪气之殊,但热郁于内的临床表现仍有共性可循。

郁热的典型脉象是沉而燥数,郁热主要病理变化是气机郁结,使气血不能外达以充盈鼓荡血脉,故而脉沉,脉何以燥,因热邪伏于内使然。必不肯宁静,奔冲激荡,扰动气血。故本案就根据尺脉沉细,关脉滑数,表现内呈一派热象,外呈怕冷寒象,气机郁滞,阳郁不达,采用升降散加味一剂显效,二剂而愈,可谓经验之谈。

三十五、糖尿病肾病

丰某,女,65岁。病人乏力,腰膝酸软,肾功能不全。于2019年12月29日初诊。

病人患糖尿病、高血压十年余,口服降糖药,血糖餐前7~8mmol/L,餐后13~14mmol/L,一年前体验发现尿蛋白(+),肌酐131μmol/L,(正常84μmol/L),肾脏超声,左肾10.6cm×4.6cm,右肾9.8cm×4.9cm,诊断肾功能不全。糖化血红蛋白6.4%。自觉乏力,口干,心烦,夜尿多,口服尿毒清三月余,肾功能无变化。

刻下:气短乏力,膝关节以下发凉,身冷,每晚夜尿2次,肝区胀满,心烦,腰酸膝软。大便每日一次,成形,小便黄,舌苔黄腻,舌下脉络增粗色黯,脉沉弦有力,寸脉偏沉,两尺偏沉。

四诊合参:证属脾肾虚衰,气化不利,脾虚运化失常,湿浊内停,脾虚肝旺,郁而化为湿热。湿浊毒邪内蕴,瘀血阻滞三焦。治以健脾益肾,清热化湿降浊,佐以活血。方药:西洋参6g,生黄芪30g,柴胡15g,黄芩15g,炙甘草6g,炒栀子6g,黄柏12g,苍术15g,川牛膝15g,茵陈30g,蒲黄炭15g,五灵脂15g,水蛭(冲)4g,生地15g,升麻9g,枳壳15g,淫羊藿9g,葛根(先下)30g,薏苡仁20g。8剂。水煎服,每日二次。

二诊:自述乏力减轻,肝区胀满,心烦好转,下肢冷减轻。上方14剂。

三诊：病人口干，夜尿均好转，餐前血糖 6.7mmol/L，餐后 8.1mmol/L。胃脘部不适，上方加砂仁 6g。14 剂。

四诊：病人感受风寒，乏力鼻塞，尿常规尿蛋白(++)，血糖 6.48mmol/L，血尿素氮 6.46mmol/L（正常 2.14~7.0mmol/L），糖化血红蛋白 5.2%。口服感冒清热冲剂，三天后感冒痊愈。

五诊：病人腰酸膝软，身痒，可见少许斑疹块。尿常规尿蛋白 2+，上方加补肾、利咽解毒、清热利湿中药。金樱子 15g，芡实 12g，蝉蜕 6g，益母草 15g，土茯苓 15g。10 剂。

六诊：身痒缓解，斑疹消失，尿蛋白(+)。血糖正常。上方加三七粉 3g（冲服），地榆 12g。14 剂。

七诊：上方调整后口服 24 剂，自觉周身有力，腰酸膝软及全身不适症状已缓解。复查尿常规尿蛋白阴性。肾功能肌酐由原来 131μmol/L 降至 95.5μmol/L，基本正常。

按：病人患糖尿病十余年，属于中医消渴范畴，近一年来发现慢性肾功能不全，属中医虚损范畴。该病人患糖尿病肾病，肾功能损伤较轻，尚属肾功能不全阶段。由于病人积极治疗，中药随证治疗三月余，血糖恢复正常，糖化血红蛋白 5.2%，尿蛋白转阴，肾功能基本恢复正常，阻断了肾功能继续损伤，防止肾功能衰竭。

本案主要治疗慢性肾功能不全，证属脾肾虚衰，气化不利，湿浊热毒瘀内蕴三焦。病性为本虚标实。治疗应认清脏损之先后，分清标本，做到有的放矢。在顾护脾肾同时，特别注意气机升降出入，还要重视邪气阻遏气机之升降。如病人湿浊热毒瘀炽盛，盖湿浊毒邪可壅滞气机，阻碍气机升降。本案补益脾肾之气，用西洋参、生黄芪、生地、淫羊藿基础上，以复其运化之职；调气机升降之法首选少阳，少阳枢机不利，蕴结三焦浊毒，使之上下流行转输体外，故用小柴胡汤之柴胡、黄芩、炙甘草；清利湿热则用四妙散加味，黄柏、苍术、川牛膝、薏苡仁。排出湿浊瘀采用国医大师张大宁治疗肾衰竭经验，补肾健脾，活血化瘀排出浊毒，《药性论》云：黄芪"内补，主虚喘，肾衰，耳聋，疗寒热……下补五脏。"茵陈配失笑散之蒲黄炭、五灵脂，黄芪配水蛭具有消除蛋白尿作用。治疗蛋白尿、血尿，张大宁教授指出要升提与固涩同用，故用金樱子、芡实、升麻、三七粉、地榆。病人服 24 剂后尿蛋白转阴。《神农本草经》记载：升麻"主解百毒……辟温疾、瘴邪、毒蛊。"众药合力，血糖、糖化血红蛋白恢复正常，尿蛋白转阴，肾功能恢复正常，临床症状明显改善，得以治愈。

三十六、不孕症

案 1. 不孕症（输卵管阻塞）

林某,女,34 岁。病人婚后 3 年未孕,于 2008 年 10 月 10 日就诊。

病人 3 年前怀孕 2 个月无明显原因流产,半年后第二次怀孕,每次怀孕均在 2~3 月时流产,习惯性流产 3 次。经西医检查未查出器质性病变,休息治疗一年余,欲想要小孩,两年来一直未孕。经输卵管通液检查:提示输卵管阻塞,经妇科腹腔镜下输卵管通液治疗两次,均未通开,大夫讲:由于反复流产,炎症使输卵管阻塞,内膜被炎症破坏,管壁变僵硬,影响受孕。

刻下:腰膝酸软,肢冷,尿频,小便清长,性生活后腹胀下坠,白带多,经期提前 2~3 天,腹痛,经色黯有块。脉沉弦,舌淡红,苔根部薄黄。大便每日 1~2次,溏便,饮食正常。

四诊合参:证属肾阳不足,肾阴亏损,气滞血瘀,冲任不畅兼夹血瘀。治以温肾阳兼以滋阴,固胎气,佐以活血化瘀。自拟经验方:菟丝子 20g,当归15g,川芎 10g,肉桂 9g,小茴香 10g,黄芩 10g,延胡索 12g,何首乌 10g,生甘草9g,党参 15g,黄芪 20g,川断 15g,炒杜仲 15g,生地 12g,苍白术各 10g,石菖蒲10g,路路通 15g,香附 15g,五灵脂 15g,蒲黄 10g,黄柏 10g。7 剂,日 1 剂,水煎分 2 次服。

二诊:自述腰膝酸软减轻,白带减少,舌苔薄白,脉沉弦。上方减黄柏、小茴香,加清半夏 12g,白芥子 10g,海螵蛸 15g,三棱 12g,莪术 12g,水蛭粉(冲)3g。继服 7 剂。

三诊:小腹部下坠感消失,腰膝有力,精力较前充沛,白带正常无臭味,腹痛明显减轻。上方减延胡索、何首乌、生地,加川楝子 12g,穿山甲 6g。继服10 剂。

四诊:病人服中药 24 剂,经妇科输卵管通液检查,医生讲输卵管已经通畅。病人非常高兴,经中药滋补肝肾、温阳及疏肝活血加减化裁治疗 1 月余,喜得贵子。

按: 不孕症女方主要有排卵障碍、输卵管因素、子宫因素、免疫因素等。本案主要以反复流产,盆腔感染引起炎症,炎症使输卵管阻塞,内膜被炎症破坏,管壁变僵硬,输卵管不通,病人素体肾阴阳不足,冲任不盛,影响受孕。

病人因三次习惯性流产,出现腰痛,小腹下坠胀痛连骶骨,腹胀。为肝肾之气不足,不能载摄胎元。补肾健脾固胎气用菟丝子、川断、党参、白术、黄芩。

二诊加入软坚散结、活血化瘀温通之法的清半夏、白芥子、海螵蛸、三棱、莪术、水蛭粉。三诊加重通络之品,使盆腔炎痊愈,输卵管恢复正常,治以补肾健脾固胎,调畅情志,故得以受孕,喜得贵子。

案 2. 不孕症

于某,女,29 岁,主诉月经错后五十余天,于 2014 年 6 月 10 日初诊。

病人婚后两年来未孕,最近月经不正常,就诊时月经错后 50 天未行经,经妇科超声检查:子宫内膜稍厚,输卵管通液检查,输卵管通畅,经西医对症治疗无改善,予以中医治疗。

刻下:月经错后五十余天,经前乳房胀满不舒,肢冷,白带多,大便每日一次,溏便,舌尖红,苔薄白,舌下脉络迂曲,脉沉弦。

四诊合参:证属为肝郁气滞,气滞血瘀,脾胃虚寒,气血化生不足,冲任失养,胞宫不能摄精而成不孕症。治以疏肝理气活血,健脾益肾,药用:柴胡 15g,香附 15g,桃仁 12g,川芎 9g,当归 12g,生地 12g,白芍 15g,艾叶 6g,小茴香 9g,苍术 12g,党参 15g,云苓 15g,鬼箭羽 20g,炙甘草 9g,怀牛膝 15g,炒杜仲 15g。7 剂,日一剂,二次服。

二诊:2014 年 6 月 17 日。病人服药 6 剂,月经来潮,色正常,量中等,经期 5 天,无其他不适症状,舌淡红苔薄白。予以月经周期治疗。

经后期:2014 年 6 月 22 日。补肾滋阴,促卵泡发育。药用:熟地 15g,山药 15g,枸杞子 12g,山茱萸 12g,川牛膝 15g,菟丝子 15g,龟板胶(烊化)10g,鹿角胶(烊化)6g,小茴香 9g,当归 12g,白芍 15g,炒杜仲 15g,炙甘草 9g,川断 15g。8 剂,服法同上。

三诊:2014 年 6 月 30 日。自述肢冷明显缓解,大便成形每日一次,精力较前充沛,舌淡红苔薄白,脉略沉有力。上方继服 3 剂。

四诊:经间期,2014 年 7 月 3 日。温补肾阳,调理冲任,理气活血,促进排卵,调理冲任,药用:制附子(先下)10g,肉桂 3g,熟地 20g,黄芪 15g,仙茅 9g,淫羊藿 9g,覆盆子 12g,当归 15g,川芎 12g,鸡血藤 15g,香附 15g,乌药 12g,茯苓 15g,白芍 15g,桃仁 10g,丹皮 9g。3 剂,服法同上。

五诊:经前期:2014 年 7 月 6 日。滋阴补肾,助阳健脾,结合目前症状加减:熟地 15g,山药 15g,山茱萸 12g,枸杞子 10g,鹿角胶(烊化)10g,菟丝子 15g,生杜仲 15g,当归 15g,肉桂 3g,制附子 10g,葛根 30g。12 剂,服法同前。

六诊:2014 年 7 月 18 日,病人服完经间期 3 剂及经前期的 12 剂药后,月经 40 余天未来,经尿检妊娠试验阳性,予以健脾和胃丸调理,次年生一男婴。

按：本案不孕因脏腑功能失调，脾胃虚寒，气血生化不足，充任失养，兼以肝气郁结，气滞血瘀，致胞宫不能摄精成孕。该患治疗首先着重调经，《景岳全书·妇人规》曰："调经之要，贵在补脾胃以资血之源，养肾气以安血之室。"脾胃健旺，不仅足以调经，也是调治不孕不育的基础。首诊疏肝理气，活血化瘀，健脾益气，补肾。

不孕症多以肾虚多见，阴损及阳，阳损及阴，气病及血，血病及气，往往需要气血阴阳俱调。不孕症其根本原因由于肾虚不能摄精成孕，但其标病却各有不同，标病不除，难以固本，病人经前乳房胀痛，肢冷，舌下络脉血瘀，经疏肝理气活血、温阳健脾益肾中药6剂，月经来潮。标病去后，按月经周期治疗取效。

月经来潮后，即为经后期（卵泡发育期第5~12天），予以补肾滋阴，促进卵泡发育的左归丸加减。月经后期后即为经间期（排卵期第13~15天），温补肾阳理气活血，排卵以右归丸，调冲任促排卵，加桂枝茯苓丸。经间期过后，即为月经前期（黄体期第16~28天），治以滋阴补肾为主，右归丸为主配合助阳健脾调经，以利卵子着床受孕。

三十七、崩漏

案1. 崩漏（功能失调性子宫出血）

张某，女，47岁。2019年4月2日初诊。主诉：月经周期紊乱，经期延长、量多，伴有心慌气短乏力。

病人无规律性子宫出血二年，月经周期20~40天一次，每次月经经期10多天，量多伴有血块，心悸气短，周身疲乏无力，血红蛋白95g/L。欲求中医治疗。

刻下：月经血非时而至，崩中漏下，经期量多有块，色淡，神疲气短，面色㿠白，五心烦热。舌淡红，苔薄白，脉弦数无力。

四诊合参：结合妇科内诊及B超检查，诊断为功能性失调性子宫出血。中医诊断为崩漏，证属脾肾不足，冲任失固，阴虚火旺。治以健脾益肾，滋阴清热止血。药用：生晒参（先下）9g，生白术20g，当归15g，柴胡12g，香附15g，山萸肉12g，茯苓15g，盐杜仲30g，生牡蛎（先下）20g，茜草10g，阿胶珠（烊化）6g，炙甘草6g。7剂。

二诊：4月9日。服药后自觉心下胀满减轻，食欲增加，气短乏力好转，服药期间正值月经来潮，持续半月余，服药后月经停止，自觉腰酸，手足心热。上方加龟板（先下）10g滋阴养血以清虚热，滋补肝肾以壮根本：益母草15g、仙鹤草15g以调月经周期。7剂。

三诊:4月16日。气短乏力明显改善,手足心热减轻,上方加丹皮6g。9剂。

四诊:4月25日。本次月经周期24天来潮,月经第三天量比上次减少,经前未见腹痛,舌淡红,口干。上方加三七粉(冲服)3g及女贞子10g、墨旱莲15g补肝肾而益阴血,加地稔根20g活血止血以治崩漏。5剂。

五诊:4月30日。本次月经期8天,月经量明显减少,上方减柴胡、香附、加白芍15g、菟丝子15g、川续断15g。10剂。

病人随证加减治疗一个半月,月经周期正常,月经经期7天,出血量基本正常,气短乏力完全改善,血红蛋白复查120g/L,临床治愈。

按:本案病人初诊症见崩中漏下、气短乏力、五心烦热,治以益气健脾、滋阴清热、止血。病人服7剂后,气短乏力明显改善,食欲增加。脾统血功能改善,出血减少。《傅青主女科》谓"经水出诸肾",肾以封藏为本,病人出血量减少后,仍有腰膝酸软、五心烦热,故用龟板、女贞子、墨旱莲、丹皮等滋补肝肾,固摄冲任,以防阴虚火旺动血。由于出血导致瘀血,故在补益肝肾、益气健脾基础上加入益母草、仙鹤草活血调经,地稔根活血止血。最后以补益肾之阴阳收功。

案2. 崩漏(无排卵功能失调性子宫出血)

孙某,女,17岁,高三学生。因月经紊乱、持续出血二月余,于2018年10月27日初诊。

病人月经紊乱二年余,本次月经淋漓不断二月余,月经周期缩短,经应用黄体酮治疗后,月经周期21天一次,经期延长,出血时多时少伴有血块,经期无腹痛,基础体温呈单相曲线。

刻下:月经紊乱,月经期出血淋漓不断,量少色黑,手足冷,心烦,自觉腰痛,耳鸣,舌尖红苔薄黄,两寸脉沉细,关沉弦无力,尺脉沉细无力,结合病史临证表现,诊断为无排卵功能失调性子宫出血。

四诊合参:证属脾气不足,肝肾阴虚,相火妄动,夹郁夹热,治以益气健脾摄血、补益肝肾,佐以止血。药用:生晒参(先下)6g,苍术12g,炮姜9g,炙甘草6g,九蒸熟地30g,柴胡12g,黄芩10g,三七粉(冲服)3g,菟丝子15g,椿根白皮15g,山药15g,山萸肉20g,阿胶(烊化)6g,姜半夏10g。7剂。

二诊:服药后月经出血量减少,心烦减轻,腰痛已缓解,上方加杜仲炭15g、棕榈炭15g。7剂。

三诊:11月10日。病人服14剂后,月经出血已停止,自述腰痛,纳差。上方加乌药10g、焦三仙各10g,减棕榈炭防止留瘀。7剂。

四诊：11月24日，病人腰痛减轻，本次月经期明显缩短，经色偏暗，纳差，腹胀，呃逆，大便一日2次，两寸脉由沉细无力见浮，尺脉仍无力。证随机转，方随法变，治以健脾益气、活血止血、滋补肝肾，药用：生晒参（先下）9g、炒白术15g、炙甘草6g、厚朴15g、姜半夏12g、枳实10g、砂仁后下6g、柴胡12g、九蒸熟地20g、川续断15g、生黄芪30g、山萸肉12g、岗稔根12g、椿根白皮15g、三七粉（冲服）4g、焦三仙各10g。

五诊：病人经上方治疗1月余。现月经淋漓不断持续14天，较初诊时月经淋漓不断2月余的情况已有明显改善，出血减少，腰痛减轻，乏力改善，本次月经周期26天。月经期过后，针对肝肾阴虚这一主要病机，以"澄源"为目的，治以滋补肝肾、益气摄血。方药：生黄芪15g、盐炒杜仲15g、茜草12g、枸杞子10g、九制熟地24g、当归10g、龟板（先下）12g、山萸肉12g、党参15g、三七粉（冲服）3g、炙甘草6g、川续断15g。

结合病人月经周期随证加减治疗三个月，月经周期27~30天。月经期出血4~6天，出血量正常，淡红色。经期、周期均恢复正常，腰痛、腰酸耳鸣已缓解，食欲增加，两脉沉细无力已明显改善。上方以改做为丸药服用以巩固疗效。

按：无排卵功能失调性子宫出血多发生于青春期和绝经期。本案病人就诊时年龄17岁，从15岁起即有月经不规律的表现，经期时长时短，出血时多时少，伴有腰痛、腰膝酸软、手足心热。就诊时月经持续两月余淋漓不断，量不多，激素五项检查，雌激素偏低，基础体温呈单相曲线，中医诊断为崩漏，以漏证为主。漏下一证主要因肝肾不足，相火妄动，夹瘀夹郁，肾阳虚不能温煦脾阳，致使脾虚不能统血、摄血而成漏证。《傅青主女科》曰"经水出诸肾"。病人初诊时见肝肾不足、脾气虚弱诸症，治以补脾摄血、补益肝肾，佐以止血化瘀法。服14剂后，出血停止，诸症减轻。继之以滋阴补肾、益气以固冲任，使病人月经周期正常，病遂告愈。

三十八、幻听

杨某，女，89岁。因幻听烦躁不安，病人的儿子带着母亲，于2016年9月10日就诊。

病人患病前三个月因老伴去世，心情不佳，烦躁，前几天突然出现幻听、幻想，有一天和儿子在家，母亲突然感觉家里来一帮人并说："你们这些人在我这屋里太挤，留下两个人，其他人上六楼去。"当时儿子在场，家里根本没有人来。

刻下：幻听、幻觉，记忆力减退，口干口苦，坐卧不安，大便秘结，时而呃逆，脉沉弦,尺部沉细无力,苔白腻。

四诊合参:证属肝木克脾土、生痰阻心窍,治以疏肝理气、清热化痰、安神。药用:柴胡 18g,清半夏 15g,生晒参(先下)6g,炙甘草 6g,黄芩 15g,郁金 15g,香附 15g,竹茹 10g,浙贝 15g,淡豆豉 6g,炒栀子 9g,桂枝 10g,通草 6g,细辛 9g,生龙牡(先下)20g。4 剂,每日一剂,水煎分二次口服。

二诊:病人服完 4 剂中药幻听、幻觉消失了,自述纳呆,大便干,两日一行,乏力。上方加生黄芪 20g,枳实 15g,砂仁 6g,三仙各 10g。7 剂。

按:本案由于情志郁结,木失调达,肝气横逆,顺乘脾胃,年事已高,脾气不足,致脾失健运,化湿生痰,因痰阻气,蒙蔽心窍,则幻听幻想,心烦不安。经疏肝清热、化痰通窍安神,七剂而愈。临证体会,治疗疑难杂症,应重视情志因素,审因求证,观其脉证,知犯何逆,注重寒热错杂,虚实相兼,疗效才会显著提升。

三十九、呃逆、失眠

王某,女,69 岁。因胸闷心烦、坐卧不安、呃逆连声不断,于 2016 年 10 月 25 日就诊。

一月前,病人之子在工地因事故去世,精神受到强烈打击。刻下:胸胁胀满、呃逆不断,响亮,胃脘痞塞,矢气则舒,心烦不安,倦怠乏力,大便溏散,一日四次,小便黄,失眠多梦,脉沉弦有力,舌红少苔。

四诊合参:证属肝气郁结、横逆犯胃,治以疏肝理气降逆和胃,佐以安神,药用:柴胡 18g,清半夏 18g,生晒参(先下)6g,炙甘草 6g,黄芩 10g,郁金 15g,炒栀子 12g,淡豆豉 6g,代赭石(先下)30g,旋覆花 8g,枳实 12g,厚朴 12g,沉香 6g,苍术 12g,茯苓 15g,酸枣仁 25g。4 剂。

二诊:病人心情烦躁明显好转,胸胁胀满打呃基本缓解,夜间下肢痉挛,上方加白芍 30g,减代赭石、旋覆花。7 剂。

三诊:夜间痉挛缓解,夜寐安,大便溏散,小便频,上方加干姜 9g 温脾止泻。12 剂。

四诊:二便正常,心情舒畅,呃逆愈,睡眠恢复正常。

按:"郁"首犯的病位为肝,而肝的主证为胁痛、横逆直泄,病人以胸胁胀满,胃脘痞满,呃逆不断就诊,病因是肝郁犯脾,脾胃的升降失常,原发在肝,横逆脾土。其郁化热则便秘、小便黄,热扰心神则心烦、失眠等。木郁克土化寒则大便溏散,甚至痛泄并行,治以疏肝降逆,温中和胃,安神而愈。

四十、郁证

案 1. 郁证

佟某,女,44岁,患者是上案王某去世之子的爱人。表现为精神抑郁,沉默痴呆,太息则舒,多疑多虑,严重失眠,纳呆乏力。大便每日一次,舌红苔白腻,脉弦滑。就诊时说:"当听到爱人去世的消息,几乎崩溃,但是想到家中老人年龄大了,只能默默承受痛苦,劝二位老人放宽心"。

四诊合参:证属肝郁气滞、脾失健运、痰郁气结、蒙蔽神窍,治以疏肝解郁、化痰醒神,方以逍遥散、温胆汤、小柴胡汤化裁:柴胡18g、当归15g,清半夏15g、陈皮15g、茯苓15g、炙甘草6g、黄芩10g、枳壳15g、郁金15g、香附15g、竹茹12g、炒酸枣仁20g、夜交藤30g、琥珀粉(冲服)5g。7剂,一日一剂,三次服。

二诊:病人服药后心情好转,失眠改善,上方加白芥子15g、胆南星15g、石菖蒲15g、礞石30g。加强清热、豁痰开窍、平肝镇惊之力。7剂,并配合心理疏导。

三诊:病人表情淡漠、沉默痴呆好转,失眠、纳呆均改善,上方加生晒参6g。在给病人心理治疗时,耐心倾听病人痛苦的陈述,并赞扬她的尊老美德。热心劝导病人走出情感障碍的误区,建立治愈疾病病的信心。

四诊:病人再诊时自觉头脑清晰,心烦、抑郁情绪好转,愿意与朋友进行交流了,睡眠得到明显改善,每天能睡4~5小时。

五诊:上方加泽兰15g,桃仁15g。7剂。嘱咐病人多与朋友交流,加强室外运动量。

病人经过中药及心理治疗,症状基本缓解,饮食睡眠正常。

按:疑难病症均涉及气血,病程缠绵,病因复杂,本案病因是长时间情志所伤。病位主要在心肝,涉及脾胃,久病多瘀,久病多虚。唐容川亦谓:"一切不治之症,总有不善去瘀之故,故而攻治无效,补之无益,唯有疏其气血,令气血条达,方能奏效。"本案病机关键以气、痰、火、瘀为主,四者有因果兼夹关系,处方用药需统筹斟酌。又,对于郁证病友,心理疏导不可或缺,这也是医者仁心的基本要求。

案 2. 郁证(抑郁症)

陆某,男,46岁。主诉对任何事情无兴趣,失眠2个月余。2011年7月21日初诊。

患者2个月前,与单位领导产生矛盾,又因家庭琐事,心情憋闷,不能与别人表述,逐渐发生失眠,每晚只能睡三小时左右,记忆力减退,近来,对任何事情无兴趣,不愿意与别人交流,饮食欠佳,乏力,经西医治疗无效,欲以中医治疗。

刻下:精神抑郁,心烦,胸胁苦满,失眠少寐,倦怠乏力,语言低微,纳呆食少,嗳气,二便正常,脉沉弦,舌淡红,苔薄白。

四诊合参:证属肝气郁滞,横逆克脾,心气耗伤,营血暗亏,不能奉养心神。治以疏肝理气,健脾益气,养心安神。方拟柴胡疏肝散合归脾汤化裁:柴胡15,赤白芍各12g,黄芩12g,香附15g,川芎15g,炙甘草10g,郁金15g,当归15g,生黄芪20g,酸枣仁18g,柏子仁15g,党参15g,龙齿(先下)30g,续断12g,炒杜仲15g。4剂,水煎分2次口服。

二诊:自述胸闷减轻,心烦好转,仍不愿意与别人交流。二诊配合心理治疗,并对病人讲:"因单位和家庭的事情很不愉快,这是一种生理反应,但不能太过,正确方法应该有效地控制情绪,应该把这些不良情绪,向朋友表达出来,让它得以发泄。"

三诊:经过心理疏导和中药治疗,病人心情转佳,对自己的病因有了初步认识,能主动与朋友进行交流,睡眠也得以改善,每晚能睡五小时以上,胸胁胀满减轻。上方减杜仲,加白术、葛根,并鼓励病人户外运动,增强体质。上方7剂。

病人经过一段时间心理、中药治疗,上述症状好转。一次,病人又遇到不顺心的事,又感到胸闷、心烦、乏力晨起加重,不愿和朋友交流,甚至有时失去治疗信心,复诊时看到病人闷闷不乐的表情,主动给病人做心理治疗并说:"这种病治疗过程中会有反复,但是通过治疗,会产生阶梯样上升好转,医患之间应密切配合,你要有战胜疾病的信心,坚持户外运动,这样可促使心情愉快,提高睡眠质量。"抑郁症的心理治疗很重要,经过几次心理疏导,病人讲:"心情好多了,好像心里打开一扇窗户,树立了治病的信心,焕发了精神。"由于积极配合医生,经过2个月心理、药物治疗,患者感到心情愉悦,生活充实,躯体痛苦也已缓解。

按:此案为情志为患,因郁致病。元代著名医学家朱震亨认为,"血气冲和,万病不生,一有怫郁,诸病生焉",创立了六郁之说,先有气郁,而后湿、痰、热、血、食等随之因郁为病。患者内伤于情,肝气郁结,木失调达,逆乘脾胃,致脾失健运,气血不足,心神不安,倦怠乏力,精神抑郁,失眠多梦。

情志病治疗,先治其心后治其身,改变认知行为,转变急躁性格。药物上,采用几种治法:柔肝以抑制疏泄太过,常用白芍、甘草、生地、当归;泄肝以清心安神,常用黄连、栀子、夏枯草;疏肝以调畅情志,常用柴胡、香附、郁金、川楝子、青皮。滋阴以缓心肝阳亢，常用天冬、玄参、生地、龟板；抑肝降逆用于肝气上逆，常用旋覆花、代赭石；苦泻其火，酸甘化阴，用于热扰心神，常用丹参、酸枣仁、柏子仁、黄连等药。《临证指南医案》说："盖郁证全在病者能移情易性""医者……不重在攻补，而在乎用苦泄热，而不损胃，用辛理气，而不破气，用滑润燥涩，而不滋腻气机，用宣通而不揠苗助长，庶几或有俾成耳。"心理疾病，除中医治疗外，医生应耐心与病人交流，倾听病人的诉说，同情病人的病痛，并合理疏导。医患配合很重要，这样才能使病人树立战胜疾病的信心。

四十一、焦虑症

案1. 焦虑症（上学恐怖症）

高某，男，17岁。不愿上学半月余（父亲代诉），2016年4月19日初诊。

父亲带着儿子就诊时说："孩子从胆小怕事，近半月来不知什么原因，不去上学了……家长很焦急"。笔者耐心询问孩子为什么不上学，他说："我一上学就感到有压力，心里紧张、不安，就找各种理由不上学"。经过耐心细致的询问，孩子终于讲出了不愿意上学的原因：两周前，在学校因为与同学争吵被打，老师批评他，他感到很委屈，认为老师处理不公。第二天，没有能够回答老师的提问，老师说他太笨，心理有压力，对老师也产生了反感。另外，孩子平时学习成绩差，一到考试时就过分担心、焦虑，总怕自己考不好，受到家长指责、打骂。所以，"我就找各种理由不上学了"。

刻下：胸闷心烦，口干口苦，胆怯，情绪低落，自卑，不思饮食，嗳气，头晕，记忆力下降，失眠，早醒，舌尖红，舌苔白，脉沉弦。

四诊合参：证属肝阳不足，肝失疏泄，郁而化热。治以补肝阳、疏肝清热、益气安神。方拟《辅行诀》大补肝汤合小柴胡汤加减化裁：桂枝15g，干姜9g，五味子12g，竹叶9g，生黄芪15g，党参12g，柴胡18g，黄芩12g，郁金12g，栀子10g，酸枣仁15g，柏子仁15g，半夏12g，竹茹15g，夜交藤20g，炙甘草10g。7付，日一剂，分二次口服。

诊疗处方之余，我与患者及其父亲进行了深入交流，对孩子进行了耐心的开导，心理治疗是非常重要的。另外，嘱咐家长和老师联系一下，以家访的名义与孩子谈心，并邀请他回到同学们中间，化解同学之间的矛盾。

二诊：七天后，家长带着儿子复诊，家长说："经过老师耐心的思想工作，心情好多了"，又服了中药，睡眠也明显好转，口苦、心烦减轻，能到室外散步。上方继服10剂。

半月后,家长来电话告诉,上次复诊回来,儿子又服了7剂,老师与学生之间进行了沟通,孩子压力减轻了,各种不适症状改善,已经上学去了。

按:情志疾病多由肝失主疏泄、肝气郁滞所致,临证肝气不足所引起肝失疏泄也不少见,并非都是因肝气郁滞。虚实均可影响肝的疏泄。该患者从小胆小怕事,肝气不足则胆失升发。肝气虚为本,肝气郁结为标。《灵枢·本神》云"肝气虚则恐"。故治以补肝阳,疏肝清热,益气安神。

四十二、失眠

李某,女,52岁,2020年5月4日初诊。

主诉失眠、惊恐不安三月余。病人一月前无明显诱因出现失眠,心烦,口干,多汗,经口服中药出汗好转,失眠无改善,清晨2点多醒后难以入睡,经多方治疗无好转。后有异人云,须"如此这般行事",否则三月后必死。病人听后非常害怕,恐惧,失眠加重。每当夜晚睡觉,觉身在床神离体,惊悸多魇。

刻下:睡眠表浅,易醒,醒后难以入寐,心烦善太息。口苦咽干,时而半夜恶梦惊醒。左下唇内有溃疡。大便3天一次,秘结成球。右脉弦滑有力弹指,左脉寸浮,关脉弦滑有力。

四诊合参:证属神气不宁,肝经因虚,邪气袭之,致惊恐不安,失眠。失眠一证定位在肝,不从心治而从肝论治。治以疏肝清热,安神定惊。方药:柴胡15g,黄芩15g,生甘草12g,知母9g,黄连12g,葛根18g,生地15g,玄参15g,珍珠母30g,生龙牡各15g,酸枣仁20g,柏子仁15g,夜交藤30g,合欢花15g。4剂。

二诊:病人自述口干口苦减轻,心烦好转,仍有惊恐,脉弦滑有力,舌尖暗红,上方加赤芍12g,减生龙牡,加龙齿20g。6剂。

三诊:惊恐好转,睡眠改善,无口苦咽干,大便1~2天一次,为成形软便。

继续治疗失眠,病人自述服中药20多剂,惊悸不安,完全缓解。病人讲:"只要夜间不做恶梦,没有恐惧感觉,入睡就不难了,也不早醒了"。

按:该案中患者经多医治疗罔效,甚至受到惊吓。失眠多由心病所致,而该患系肝经受邪致惊悸失眠。方中黄连、知母、生地、玄参滋阴清热,重用珍珠母安神定惊入肝经,龙齿安魂。佐以酸枣仁养肝,柏子仁养心。夜交藤、合欢花,二药皆有宁心安神之功,夜交藤能养血宁心,引阳入阴而收安神之效,治疗早醒,合欢花能开郁解忧除烦安神。

后 记

　　大医喻昌在《医门法律》中说:"医,仁术也。仁人君子,必笃于情"。笔者从医近半个世纪,到了古稀之年,对医心仁术这样的话更加感慨系之。退休以后,还坚持每周六个半天的门诊。我觉得,于安适自在的退休生活中,赋我以最大快乐者,莫过于为病人解除疑难病症之痛苦。

　　与此同时,深感作为一个祖国医学的践行者,尤其全国中医药专家学术经验传承指导老师,自己有这份责任和义务,把几十年的学习心得体会奉献给同道,传承祖国医学,弘扬中华文化。

　　本书出版之时,承蒙中国中医科学院博士生导师、全国名中医,我的恩师余瀛鳌教授作序,鼓励鞭策,深表感谢。在书稿编写过程中,得到了好友侯云福先生的指导帮助,谨致谢忱。

　　中医学有着广博的维度、精深的内涵,奥妙无穷,魅力无限。古人有云,"医者意也",我之所思,化诸文字,虽沥辞镌思,仍恐有所不达。书中难免有疏漏之处,尚祈诸贤达同道宽以谅解,严以教正。

潘树和

2020 年 4 月 30 日